不安障害

─精神療法の視点から─

著

中村　敬

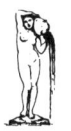

星和書店

Seiwa Shoten Publishers

2-5 Kamitakaido 1-Chome
Suginamiku Tokyo 168-0074, Japan

はじめに

　本書は，不安障害とその近縁の病態に関する精神病理学と精神療法について，著者が過去10年あまりの間に発表した論文の中から編まれた論文集である。例外として全般性不安障害に関する論文は未刊行のものであり，また AIDS 恐怖に関する論文の発表は 1989 年に遡る。

　著者が精神科医として歩んできた四半世紀の間に，神経症に関するパラダイムチェンジとでもいうべき事態が進行してきた。それは主として神経症の生物学的研究の進展によってもたらされた変化である。そのような変化の幕開けを告げたのは，1980 年に発表された DSM-Ⅲ において，神経症から不安障害へと呼称の変更がなされたことであった。精神医学の診断分類から仮説的病因論を排するという DSM-Ⅲ の思想によって，心因性に生ずるという神経症の基本的概念は脱構築されていったのである。著者は今なお神経症の概念が治療的有用性を持つと考えているが，本書では ICD-10 や DSM-Ⅳ といった今日の診断分類にしたがって不安障害，身体表現性障害などと表記することにした。
　さて不安障害に関する生物学的研究の発展に伴って，選択的セロトニン再取り込み阻害薬（SSRI）をはじめとした薬物療法が広く普及し，精神療法に代わって治療の主役に躍り出た感がある。薬物の普及によって，精神療法の限られた専門家だけでなく一般の臨床医が不安障害の治療に積極的になり，治療の門戸が広がったことは歓迎すべき事態である。だがその一方で，薬物療法の背景にある治療観については，拭い去ることのできない違和を感じ続けてきた。本文で述べたように，薬物療法には，医師が薬物を用いて患者の症状（不安）を操作するという図式が自明の前提として存在する。そこでは治療の主体が医師であるのに対し，患者は操作を受ける対象の位置におかれ，患者が体験する不安は薬物の標的症状とされる。しかし著者がこれまで森田療法を通して目の当たりにしてきた患者の回復過程はそのような図式と異なり，本質的な変化は

患者自身のうちにある回復力が治療の場で発露してくるというふうにして訪れるのであった．つまり機が熟したとき，不安に対する患者の態度が自ずから変化するというプロセスに度々遭遇してきたのである．このような臨床経験からすると，不安障害の治療とは患者という対象の病理を操作するという図式であるより，患者の自然治癒力が発揮されるような経験の広がりを援助し，内発的な変化が起こりやすくなるような条件を整えることだと思えてくる．もちろん薬物もそのような変化をもたらす重要な条件ではあるが，なんといっても回復の主体は患者自身をおいて他には存在しない．

　第1章は，このような立脚点から不安障害の精神療法を論じたものを収録した，いわば総論の部分に相当する．治療的ストラテジーの基軸に森田療法をおいているが，日常臨床において薬物療法と精神療法をいかに統合するかという実践的な課題についての論文も加えた．また患者を回復の主体に据えるということは，患者の生活世界に視点をおくということであり，仕事から撤退した患者の社会復帰をいかにして援助するかというテーマの論文もこの章に収めた．

　第2章から第5章までは，社会恐怖（社会不安障害，対人恐怖症），強迫性障害，全般性不安障害およびパニック障害といった主な不安障害に関して，それぞれ精神病理学的論考と治療論を配した．なかでも対人恐怖症あるいは社会恐怖（社会不安障害）は著者がもっとも精力を傾けてきた研究テーマであり，結果として比較的多数の論文を収録することになった．特に著者らが着目したのは，過去10数年の間に目立ってきた，対人恐怖症の型崩れともいうべき事態である．対人恐怖症状の焦点がぼやけ，妄想的な発展には至りにくくなった反面，容易にひきこもりに陥る症例をしばしば目にするようになり，「（回避）ひきこもり型の対人恐怖症」と呼んで治療的取り組みを続けてきた．この主題について特にひとつの章（「対人恐怖症からひきこもりへ」）を設けたゆえんである．これらの病態を検討するうちに，彼らを取り巻く社会関係の変容をも考察の対象としないわけにはいかなくなった．

　第6章には，不安障害近縁の病態に関する論文をまとめた．中年期の不安や

抑うつ，高齢者の心気症状は，特定の病態というよりはこの時期を迎えた人間の普遍的な心性に基づいており，森田療法による治療もこれらの心性を人間性の事実として認めたうえで，いかにこの時期を生きるかという問題に行き着くといえる。なおこの章には，心身症やうつ病など，不安障害に関わりが深く，近年森田療法が積極的に適用されてきた領域についての論考も収録した。なお患者のプライバシーを保護するため，本書に提示した症例はいずれも生活史や病歴の一部に若干の改変を行ったことをお断りしておく。

　本書に掲載された論文には今からすると不十分な点も目に付くが，それも含めて自己の歩みを「あるがまま」に示すことに意を決し，若干の語句を改訂した他はほぼ初出の論文のまま出版することにした。本書が不安障害の臨床に携わる方々の目にとまれば幸いである。

　著者は臨床研究に際して「学説からではなく，自分たち自身の経験から出発する」ということにこだわってきたが，そのような愚直の念を暖かく見守りご指導を賜った先生方や，共に臨床に携わってきた同僚諸氏に心から感謝申し上げたい。なお本書は大分以前に星和書店，石澤雄司氏から不安障害の解説書を著すよう要請されたことが発端であり，石澤氏には当初の企画と大分異なる形での出版をご快諾いただいた。また近藤達哉氏，竹内由則氏には原稿をまとめるに当たって多大なご助力いただいた。これらの方々に改めて深謝する次第である。

2007 年 5 月
中村　敬

目　次

　　　はじめに　iii

第1章　不安障害に対する治療の視座

　　精神療法の基本とは何だろうか ……………………………………… 3
　　服薬の心理を考慮した薬物療法・投薬を踏まえた精神療法 ……… 13
　　神経症圏障害の森田療法の原則 ……………………………………… 25
　　長期休業者への精神医学的な理解と戦略―神経症の視点から― ……… 37

第2章　社会恐怖（社会不安障害）と対人恐怖症

　　対人恐怖症／社会恐怖の精神病理―多次元的モデルによる検討― ………… 49
　　今日の対人恐怖症の臨床特徴について ……………………………… 61
　　Social phobia と対人恐怖症
　　　　―文献およびカナダ人自験例についての予備的考察 …………… 73
　　社会恐怖と対人恐怖症の比較―森田療法の視点から― …………… 91
　　社会不安障害／対人恐怖症の治療戦略 ……………………………… 105

第3章　対人恐怖症からひきこもりへ

　　回避・ひきこもりを特徴とする対人恐怖症について ……………… 125

長期にひきこもりを続けた対人恐怖症の1例 …………………………………145

　回避性人格障害再考 …………………………………………………………157

　ひきこもりの森田療法を考える………………………………………………175

第4章　強迫性障害

　強迫行為 …………………………………………………………………………195

　AIDS恐怖―社会・文化精神医学的観点から― ……………………………209

　強迫性障害に対する森田療法の進め方 ………………………………………219

第5章　全般性不安障害，パニック障害

　全般性不安障害をめぐって―森田神経質との比較から― ………………233

　パニック障害の精神療法 ………………………………………………………245

第6章　不安障害近縁の病態

　中年期の危機と森田療法 ………………………………………………………267

　高齢者心気障害の臨床 …………………………………………………………277

　心身医学と森田療法 ……………………………………………………………291

　うつ病の森田療法 ………………………………………………………………307

　　　初出一覧　　321

第 1 章
不安障害に対する治療の視座

精神療法の基本とは何だろうか

I. はじめに

　精神療法の基本とは何だろうか。その問いに答えるひとつの方向性は，精神療法諸学派の治療理論を比較して共通する要素を抽出し基礎付ける作業であり，すでにそうした試みもなされている[1]。しかし今回は，もう少し個別的，経験的な地平に留まって，筆者にとっての「精神療法の基本」というべきものを論じることにする。筆者は森田療法を専門にしているが，これまで精神療法の基本はこれだというような形ではっきりした教えを受けた記憶はない。しかし想い起こしてみると，精神療法を志してから何を専門とするかがはっきり定まるまでの数年間，今で言えばおよそ前期および後期臨床研修に相当するくらいの間に接した幾人かの先達たちの影響が，自分の基本的な精神療法観に深く刻印されているように思う。したがって精神療法の基本について自問することは，結局のところ自分の歩んできた経験を振り返る作業のような気がする。ここでは多少の自戒を込めながら，筆者の考えを記すことにしたい。

II. 人の話に虚心に耳を傾けること

　傾聴という言葉は，臨床家にとってあまりにも当たり前のこととして受け止められており，あえて論ずる必要も新鮮味もないと思われるかも知れない。しかし何といっても，患者の話に虚心に耳を傾けるということは精神療法のアルファでありオメガである。あえてそう強調しなければならないのは，実際にはそうすることには様々な困難がつきまとうからである。もちろん患者の説得に熱心な余り，聞くよりしゃべることに専心する治療者は論外である。しかし単

純に時間をかけて聞けばいいという問題でもない。たとえば患者の精神病理に関する理論的知識は，患者の体験を理解するための大切な手がかりであるはずだが，しばしばそれが先入見になって，患者のありのままの体験を知ることの妨げになってしまう。また臨床経験を重ねるということは，患者の体験を治療者の見取り図の中に置くこと，つまり過去に経験した症例と付き合わせ，類推を通してその患者の体験を適切に位置付けるための重要な条件である。しかし個々の治療者の経験は限定されたものであり，その見取り図は不完全で穴だらけのものであることを忘れてはならない。経験からの類推は時として自分の間尺に合わせて患者の体験を切りとることになりかねない。このように理論と臨床経験はいずれも患者の理解に重要なものであるのだが，それらが先入見となって目前の患者を見る眼が曇る危険と背中合わせのものなのである。実際には患者の体験が他者と全く同じであるはずはない。患者はひとりひとり独自の世界を生きてきたのである。それだけに精神療法家は，理論と経験を動員する前に，それらを一旦括弧に入れて，未知のものとして，そのつど新しい経験として目前の患者の話に耳を傾けることが出発点でなければならない。虚心に，というのはそのような意味である。恩師の一人である荻野恒一がもっとも強調していたのはこの点であった。

　もちろん耳を傾けるべき対象は患者のみではない。患者の家族や周囲にいる人々の話から，患者に対する誤解に気づかされることはしばしばある。またスーパーバイザー，同僚の精神科医，コメディカルスタッフの意見から，自らの思い込みが修正されることも日常茶飯に起ることである。そのような修正の機会に開かれてあるためには，適切な相手に自らの経験を伝え，相手の意見に耳を傾けることを習慣とすべきである。

III．了解に努めること

　精神病理学の方法論としての了解概念は，既に色褪せたものになってしまったようだ。しかし精神療法的な関わりにおいて患者の話に耳を傾けるというこ

とは，患者の体験を了解しようと努める姿勢に他ならない。患者が体験している困難，不安，恐怖，無力感のいくばくかを治療者が感受することは，治療的関与に必須の条件である。Jaspers流に言えば，了解とは先ず患者の心の状態をありありと心に描き出すことである。そして，その体験に感情移入を試みることである[2]。ストレス反応の場合，患者の心の状態をストレスフルな出来事との関連から了解することはたやすい。また多くの神経症症状は，その発生を特定の原因に還元することが難しいとしても，患者の体験に身を移してみるという想像上の作業は比較的容易であろう。程度の甚だしさを脇におけば，患者の対人状況への不安や病気，汚染に対する恐れを日々の経験に照らして心に描き出すことはさほど困難ではない。しかし気分障害になると，笠原も言うようにむしろ感情移入的に了解したつもりになることが怖い[3]。うつ病の人々の体験を健常者の心理体験から推し量ることには危険が伴う。周囲の人が患者を叱咤激励しやすいのは，そのような誤解の所産であろう。さらに統合失調症になると，了解はやすやすと届かなくなる。幻聴や一次妄想の発生は患者の過去の体験から了解できないこと，それはJaspers以降，精神科医にとって自明のことであった。しかし，了解の作業はそこで終わりという訳ではない。了解の作業を精神現象の発生に関する探索から転じて，患者の体験全体を視野に収めようとする方向へと転回させたのが一時期のヨーロッパの精神病理学であった。筆者は統合失調症について学生や研修医に講義するとき，忘れられた精神病理学者の一人であるZuttの考察に言及することをいまだに常としている。Zuttによれば統合失調症者の体験の本質は，他者から一方的に語りかけられ，うがわれ，監視され，影響されるという「他者との特殊な関係の体験」にある[6]。そのような状況に身を置かれていることを想像するなら，単に幻聴，妄想，作為体験というように要素的症状を列挙することよりもはるかに，患者が圧倒的な「他者」に取り囲まれ，感じるであろう不安や焦慮，恥辱，恐怖，無力感を了解するよすがになる。そうであれば統合失調症に対する精神療法がなぜ安心を贈ることを強調してきたのかということも，理解されやすくなるだろう。このように患者の体験全体を視野に収めるということは，しばしば誤解されるよ

うな哲学的抽象論の次元ではなく具体的な実践の課題だということができる。

　了解の幅を広げる作業は，必然的に患者の生活史を辿ることにも向かう。しかしこの作業は必ずしも現在の病理の原因を過去に求めることを意味しないし，外傷体験を探し出すことを目的とするものでもない。そうではなく過去から現在に至る患者の人生をひとつの「歴史」として把握しようとする作業である。そこには患者が主観的に思い描く「物語」を尋ねることも含まれる。また患者が様々な出来事に対してどのような解決を試みてきたのか（対処行動），周囲の人はどのようにそれに対応してきたのかということを知ることも重要である。患者の生活史を辿ることは，病因的なことがらばかりでなく，これからの治療に寄与する潜在的な資源を探す営みでもあるからである。

　もうひとつ患者の体験について了解を広げるためには，いま患者がおかれている状況をなるべく具体的に知ることが不可欠である。ここでも重要なことは，単に状況のうちにある症状形成因を調べることだけではない。患者がその状況に対してどのように向かっているのか，たとえ失敗を繰り返しているにしても自己を取り囲む困難をどのようにして乗り越えようと努めているのかを知ることは，治療の方針を定める上で決定的に重要なポイントだといってもよい。そこには患者の変化に向かう原動力が存在するからである。

IV．早まった了解を慎むこと

　患者の体験を了解しようとする努力は時として落し穴に落ち込む。それは本来の治療の目的からはずれて「了解」が一人歩きを始めることである。いつの間にか治療者の全知への欲求を満たすことが密やかな目的になり，「真理」の追求＝治療だとの思い込みに陥っていくことである。また，実際には特定の治療理論や解釈図式に患者の体験を当てはめただけに過ぎないのに，了解したかのような錯覚に陥ることは理論学習に熱心な初学者にありがちな事態である。時として精神療法の学会では学派のジャルゴンをデコレーションのように散りばめた症例報告にお目にかかる。かのような了解に基づいて行う治療操作が期待

したような患者の反応をもたらさないとき，それは治療抵抗として患者の病理の問題に帰趨させられてしまうのである。このような錯誤は，仮説の積み重ねに普遍性を標榜するような理論体系，あるいは「理性的なものは普遍的である」と素朴に信じられているような文化的背景のもとで生じやすい。しかしそればかりでなくいかなる治療理論も，教条に陥る危険を孕んでいることを自戒しなければならない。実際にはひとりの患者の体験に対して無数の解釈が成り立つこと，それぞれの解釈は限られた一面しか照らし出すことができないことが事実なのである。Jaspersが言うように「個々の人間は無限で汲み尽すことができないということ」を知っていなければならないのである[2]。少なくともそのような謙虚さを忘れずにおきたい。理論から導かれた患者に関する仮説は常に変更可能なものとして，治療実践を通して絶えず検証し直すことが必要なのである。

V. 共感を寄せること

　了解とは共感の別名でもある。患者の体験に共感を寄せること，そのような共感的な他者として治療者が関与すること，それは当たり前の，しかし強力な治療の力となり得る。精神療法の効果は，各々の学派の特異的な治療操作よりもむしろ非特異的な要素，すなわち患者との間の良好な治療関係に基づくものであることが示唆されている。そして良好な治療関係とは，治療者と患者との間に共感があってはじめて成り立つことであろう。それでは共感を寄せるとは，具体的にどのような営みであろうか。たとえば来談者中心療法では共感を伝えることが治療の重要な手立てとされる。またKohutらの自己心理学でも，治療者が共感を持って患者の鏡となることは，傷ついた自己を修復するための土台として重視される。ただし共感を寄せる作業とは，何も患者の言葉を反映して「辛いですね，苦しいのですね」という言葉を伝えることに限らない。たとえば患者の抱える苦悩，すなわち不安や恐れ，怒りや無力感を，何らかの機縁で人間に起こり得る普遍的な感情として治療者は承認することができるはずであ

る。その由来を問わず，患者がいまそのように感じている事実を事実として認め受け容れる営みは，たとえ非言語的なメッセージであったとしてもおのずから共感を伝えるものになり得る。さらにはそのような患者の苦悩の底に，普遍的な人間の希求を，たとえば病気に対する恐れの底に健康への願いを，他者から排斥される不安の裏に他者からの承認を求める切実な欲求を認め，それを自然なものとして承認することは，すぐれて共感的な対応であろう[4]。

VI. 患者の自然回復力を尊重すること

　精神科医になった当初は，ごく当たり前のこととして，治療とは医者が患者の病に対して操作を施すことだと考えていた。したがって精神療法を志したときにも，治療者が対象にアクティブに働きかけて変化を起こさせるという発想は自明のことであった。そのような治療観は，やがて森田療法に携わることになり患者自身の回復力が治療の場で発露していくプロセスを見るにつれて徐々に変わっていったのであるが，次のような症例と出会うことによってその変化は決定的になったと思う。

　その症例は初診時35歳の男性であった。20歳頃からさまざまな病気に対する恐怖心，慢性的な不安が続き，断続的に精神科にも通院していた。初診の1年前，ジョギングが過ぎたためか膝の半月板を損傷し，手術を受けることになった。しかし日がたつにつれて手術や麻酔に対する恐怖がつのり，抗不安薬を服用してどうにか手術を終えたものの，術後も再発し手術をやり直すことになったらどうしようという不安が去らなかった。その後は両親が死んだら生きていけるだろうか，地震が起きたらどうしよう，自分がうつ病になって自殺してしまうのではないか，など次々に不安が広がり，些細な体調の変化にもとらわれる状態に陥った。森田療法の本を読み，入院を希望して来院した，というのが初診までの概略である。

　約3カ月間の入院森田療法により，不安を持ちながら行動する姿勢はどうにか身につき，退院，復職に至った。しかしその後も手術への不安，不眠恐怖，

仕事に関する劣等感にとらわれ，休日になると不安から逃げ込むようにベッドにもぐりこむ生活であった。退院半年ほどして，来院日の都合で筆者が担当医になった。前医から引き続いて日記指導を行なうことにしたが，彼の日記には毎日のように不安の内容が事細かに記され，それが解消されないことが嘆かれていた。筆者は患者の不安に対する姿勢を面接において取り上げると共に，治療への主体的取り組みを促すために森田療法の自助グループへの参加を勧めていった。自助グループに入会した患者は，学習会などに参加して森田療法の理解を深めたが，生活ぶりには大きな変化のないままであった。

　そうこうするうち，患者の恐れていた事態が現実のものになってしまった。半月板の状態が悪化し，再手術を受けることになったのである。本人の希望で抗不安薬を増やして手術は乗り切ったものの，薬の力を借りたことへの負い目の意識も手伝って，しばらく意気消沈の日々が続いた。それから2カ月後，来院した患者は開口一番「大変なことになった」というのだった。聞けば術後の経過が悪く，また手術をやり直すことになったのだという。筆者は，不運を嘆いてやまないだろう彼の話を，ともかく聞くよりほかないと思ったのである。ところが，その日の彼はいつもと違っていた。「手術は怖いけれど，もう仕方がない。それでもまた走れるようになりたい。そう思って手術に臨む」というのである。こうして一種の開き直りの姿勢で手術を受けた患者は，それを転機に仕事の面でも余暇の過ごし方でも以前と一変して積極的になった。それと同時に，不安に思う自分もまた自分の一部として認められるようになったという。相変わらず心配性ではあるが，時として不安に駆られても前のようにすぐさま打ち消そうとして，右往左往することはなくなってきた。退院からおよそ2年間が過ぎた頃である。

　この症例は長い間，不安を排除しようとする姿勢が強く，入院治療や自助グループへの参加も，直ちにこうした姿勢の変化をもたらすものではなかった。結局，もっとも恐れていた手術に直面したことが，大きな変化のきっかけになったのである。それまでの本人の治療的歩みが変化の下地になっていたことはもちろんだが，背水の陣を余儀なくするような現実の状況が突きつけられた

ときに，変化の「時の時」が訪れたのだといえる。

今なら，こうした症例のプロセスを自然に納得することができる。つまり患者ひとりひとりが固有の経験を重ねる中で「機が熟す」ときがあるということ，しかもそれが，あたかもこちら側（患者の内的経験の側）から変化へ向かう圧力と向こう側（外的な状況）からの圧力とが一点に集約されて起こる地殻変動のようにして，一挙にそのときが訪れる場合があるということを知ってきた。神経症から回復するということは，このようにして自己自身に対する態度がおのずから変化するということなのであろうし，結局のところ森田療法が着目したのもこのプロセスに他ならないのである。

このような症例の変化を幾たびか目の当たりにするにつれて，治療ということについての自分のイメージが変っていった。つまり，主体である治療者が患者という対象の病理を操作するという図式から，患者の自然治癒力を発揮できるような経験の広がりを援助し，内発的な変化（時熟）が起こりやすくなるような条件を整えることである，というように。患者の新たな経験を肯定する治療者の関与は変化を促す条件のひとつであり，また患者と治療者との間に交わされることばは，患者の経験を跡付け，確かなものにする手立てとなるだろう[5]。

VII. 治療の目標を定め具体的な方針を立てること

これまで述べてきたことは，日常臨床を含むあらゆる精神療法の必要条件とでもいうべきことであった。しかし精神療法がさらに具体的な有用性を持つためには，その十分条件を考慮する必要がある。患者の話に耳を傾け了解に努め共感を寄せること，患者の自然回復過程を尊重すること，それ自体には限定がない。しかし治療者の持てる時間は有限であり，関与できる範囲もおのずと限られたものである。したがって限られた現実の中でいつどこまで治療者が関与するべきか，当面の治療目標を設定することが必要になってくる。さしあたり目標とするところをどこに置くのか，特定の症状の改善や問題行動の軽減を第

一とするのか，日常生活の再建と社会復帰を目標にするのか，あるいは人格構造の止揚を目指すのか，いずれにせよ治療が藪の中に迷い込まないためにはなんらかの目標を明確にしてそれを患者と共有することが必要である。そしてその目標に至るプロセスをなるべく具体的にイメージすること，治療の折々にどの程度まで目標に近づいたのかを検討し，必要に応じて方針の軌道修正を図ることがなくてはならない。ここにおいて，筆者はたとえ日常臨床であっても精神療法の諸学派が練り上げてきた治療の型が役に立つと思う。たとえば認知行動療法は症状の改善と適応的な行動の広がりを目指し，対人関係療法なら抑うつ症状と社会的対人的機能の改善が目標に設定される。また森田療法は症状へのとらわれから脱して生活を再建し，その人らしい生き方を実現するまでの道筋を射程に収めている。そしてそれぞれの療法は治療目標に向かう具体的なストラテジーと技法（型）を有している。それゆえ，終わりなき治療に陥らず限られた時間の中で確かな変化をもたらすには，特定の精神療法のいずれかに親しみ，その型を治療者が身につけておくことが望ましいのである。いくつかの技法を着実に用いることができて始めて，一人一人の患者に応じて時には型を崩して臨機応変に対応することも可能になると思うからである。

VIII. おわりに

　筆者の考える精神療法の基本として，患者の話に虚心に耳を傾けること，了解に努めること，早まった了解を慎むこと，共感を寄せること，患者の自然回復力を尊重することを挙げた。さらにこうした基本的な精神療法を限られた現実の中で有用なものとするために，治療目標を定め具体的な方針を立てることが十分条件となることを述べた。そして最後の点について，特異的な精神療法に親しむことが重要であることを論じた。

文　献

1) 石坂好樹：精神療法の基礎学序説．金剛出版，東京，1998．
2) Jaspers K：Allgemeine Psychopathologie. Julius Springer, Berlin, 1913（カール・ヤスパース著，西丸四方訳：精神病理学原論．みすず書房，東京，1971）．
3) 笠原嘉：概説，飯田真，笠原嘉，河合隼雄ほか編，精神の科学1．岩波書店，東京，pp1-86, 1983．
4) 中村敬：森田療法．岩崎徹也, 小出浩之編，臨床精神医学講座15, 精神療法．中山書店，東京，pp117-134, 1999．
5) 中村敬：不安の薬と精神療法．精神経誌 106: 582-586, 2004．
6) 荻野恒一：精神病理学研究1．誠信書房，東京，1974．

服薬の心理を考慮した薬物療法・投薬を踏まえた精神療法

Ⅰ．はじめに

　選択的セロトニン再取り込み阻害薬（SSRI）が導入されて以来，わが国でも薬物は不安障害の治療の主役に取って代わった感がある。だが多くの臨床医は投薬の傍ら，患者を支持し助言を与え，時には不安な状況へ踏み出すよう励ましてもいるだろう。つまり，広い意味での精神療法的アプローチを薬物療法と併用しているのである。こうした日常診療の在り方に根拠をおき，薬物療法と精神療法を統合する視点と方法を提示することが本稿の目的である。患者にとって薬物と精神療法が矛盾なく受け入れられるためには，どのような説明モデルが提供されるべきだろうか。また実際の臨床場面ではいかなることに心を砕けばよいのだろうか。こうしたポイントを，なるべく具体的に論ずることにしたい。

Ⅱ．服薬の心理学

　不安障害に対して薬物療法が普及するにつれ，以下に述べるような患者の心理を目の当たりにすることも多くなってきた。

1）服薬に対する不安

　薬に対する不安は多かれ少なかれ誰にも潜在しているものであるが，とりわけ不安障害の患者ではそのような不安が先鋭な形で現れることが多い[5]。患者はしばしば「なるべく薬は飲みたくない」と訴える。彼らが不安を抱く理由は，たとえば副作用に対する懸念である。一般にパニック障害や全般性不安障害の

ように不安・心気傾向の目立つ患者は，副作用にも敏感な印象がある。これにはたとえばSSRIによる消化器症状や頭痛，焦燥感などが実際に出現したことによって不安が募る場合もあるし，動悸や発汗，口渇など不安の身体症状が副作用と誤想される場合もある。さらに不安障害の患者はこうした直接的な身体現象のみでなく，「将来」「万が一」生じるかもしれない副作用を想像して強い懸念を抱くことも少なくない。服薬を続けた結果，未知の副作用が現れるのではないか，臓器に障害が起こるのではないか，呆けるのではないかといった類の恐れである。副作用のほかに，依存性に対する心配もよく耳にする。「一旦薬を飲み始めたらやめられなくなるのではないか。一生飲み続けなくてはならなくなるのではないか」という懸念である。こうした不安にはある程度現実的な根拠も存在する。それはベンゾジアゼピン系抗不安薬のように依存性を有する薬物だけの問題ではない。狭義の依存性がなくても休薬による症状再燃が高率に起こる場合，患者は服薬をそう簡単にはやめることができないのである。また患者によっては服薬が他の人にどう思われるかという不安を強く抱いている場合がある。誰しも人前で服薬することには多少の抵抗を感ずるものである。何の薬か尋ねられたら，病気のこと，ひいては精神科通院のことまで話さなければならなくなるのではないかといった心配はよく了解できるものである。ことに家族や周囲の人にも内密に通院している場合や，身近な人が通院，服薬に批判的な場合には，服薬はいっそう後ろめたいものになる。また実際には他者から詮索されたり干渉されることがなくても，通院や服薬に恥や自責の念を抱いていたり他者からの評価に敏感な人は，周囲の批判的なまなざしを過度に想像する結果，不規則な服薬や早期の中断に至りやすいのである。

2）潜在的無力感

　不安障害の患者は，症状に圧倒され，また絶えざる不安に見舞われて無力感に陥りがちである。薬物によってこうした患者の症状が軽減されるなら，彼らの無力感もまた随分改善されるだろうことは疑いない。しかしその一方で，薬物療法は医師が薬という手段を用いて患者の不安を操作するという構造を不可

避の前提としている。つまり医師が治療の主体であり，不安は標的症状と見なされるがゆえに，不安の当事者である患者は治療を受ける客体の位置に疎外されることになるのである[7]。ことに「脳の機能異常を薬で治す」というような治療モデルに従うなら，患者は服薬することを除いて自らの回復に参画する余地が殆どなく，受動的に薬物の影響に身を委ねるほかない。したがって彼らの潜在的な無力感は本質的には手付かずのままにおかれ，投薬中止を機にそれが顕在化することが少なくない。投薬中止後の再燃が高率に上るという事実には，薬理学的作用が中断されることのほかに，このような心理的意味合いも隠されているのである。それだけに，こうした薬物療法の限界を補い，患者が自らの治療に能動的な役割を引き受け回復の主体となれるよう援助することが精神療法の側に託された重要な課題である。

3）自律と依存を巡る葛藤

不安障害の患者は，不安を除去する手立てを切望する反面，薬の副作用や依存性に対する不安を人一倍抱きやすいというアンビバレントな心理を有している。要するに不安除去の手段が新たな不安の種になるというパラドクスであり，それだけに薬には「頼りたいが，頼ることもまた不安」なのである。このような心性は患者が示す対人的態度と共通するものだという点で，彼らの葛藤パターンをよく現している[6]。特に「頼りたい」心性が優位に認められるのは，たとえば一部のパニック障害の患者たちであろう。彼らは離別状況に特異的といってよいほどの不安を呈する傾向にある。投薬の中止とそれに伴う通院の終結は一種の分離状況であり，患者にとっては「頼りにしていた存在」を喪失するという不安を喚起する。しばしばその不安は自律神経系の身体反応をもたらし，患者は（時には治療者も）それを「症状再燃の兆し」と受け止めることによって，予定していた終結は延期されることになるのである。

他方，「頼ること，すなわち自律的なコントロールを喪失することへの不安」が優位に認められるのは強迫的な患者に多いようである。彼らにとっては服薬することが，すなわち自律的なコントロールを失い，薬物（あるいは医師）に

よって外からコントロールされる事態を意味する。薬物療法が解決し得ない潜在的な無力感に人一倍敏感な人たちだといってもよい。こうした無力な存在に頽落する恐れから，患者は「薬に頼らず自力で治したい」と主張することがある。そんなときに医師が服薬の必要性を理屈で説き伏せようとすれば，患者は自己を支配されまいと益々抵抗するという綱引きが生じやすく，結果としてコンプライアンスが損なわれることになる。患者は医師の意のままにならないことで，自己のコントロールを保持しようとする転倒が起こるのである。特に怒りや敵意を秘めた患者であればその傾向は一層顕著になり，医師の処方する薬物はまったく無効であると宣言するか副作用を訴え続けて，医師を打ち負かすことが自律的自己の存在証明になることすらあるのである[9]。

4）アドヒアランス

　これまでは主に薬物の効能にネガティブな影響を及ぼしやすい心理を取り上げてきた。しかし当然のことながら，薬物療法の効果を促進するような心理的要因も存在する。そのひとつが薬物療法に対するアドヒアランスである。従来用いられていたコンプライアンス（服薬遵守度）が医師の治療方針に患者が従うという受け身的ニュアンスを有するのに対し，より患者自身が積極的に治療を行おうとする態度をアドヒアランスと呼ぶ[8]。では患者の高いアドヒアランスを引き出す条件とはどのようなものだろうか。今日インフォームドコンセントが強調されるように，あらゆる医学において説明と同意のプロセスが格段に重視されるようになった。そして可能な限り複数の治療の選択肢を示し患者の主体的選択を促すことが推奨されてもいる。精神科治療においても薬物の種類と特質，予想される副作用について基本的な情報を提供すべきことはいうまでもない。ただし現実には治療の初期，患者が薬物の選択に際して関与できる余地はさほど大きいものではなく，選択を完全に患者に任せることは無責任でさえあるだろう。むしろ薬物の選択以前に薬物を用いるかどうかに関して，最終的には患者に選択が委ねられることを伝えるべきである。患者自身が選び取った形で投薬が開始されるのであれば後々のアドヒアランスに影響するところが

大きい。そしてそのような対応が可能であるためには，医師は薬物以外の治療的オプションを用意していなければならないのである。また治療が進展し患者の薬物に関する知識と経験が蓄積されてきたなら，徐々に患者が薬物の種類や飲み方を選択する範囲を広げていくことが望ましい。

5）プラセーボ効果

　薬物のプラセーボ効果は臨床試験では排除されるべきものと見なされるが，実際の臨床でそれを除去することはできないし，むしろプラセーボ効果を最大限に引き出すことが望ましくもあることは度々指摘されている[2)3)]。ことに不安障害の場合，プラセーボ効果の占める割合は大きい。プラセーボに対する反応はうつ病や統合失調症では30～40％であるのに対して，急性不安状態の患者では実に80％に上ったという報告がある[9)]。伝え聞くところによればわが国でのSSRIの不安障害に対する臨床試験では，予想を超えたプラセーボへの反応率のために実薬との有意差が見出せなかったことも幾度かあったようである。言い換えるなら，急性不安の改善にはプラセーボすなわち心理的影響が決定的に重要な役割を担っているということである。こうしたプラセーボ効果には，元来の患者の性格や医師の態度が関わることはもちろんだが，先述のアドヒアランスと相関するであろうことも予想に難くない。患者が治療計画を十分納得し積極的に服薬するほど，そのプラセーボ効果も高く現れるだろう。

III．患者の心理を考慮した薬物処方

　これまで述べてきたような服薬の心理を考慮に入れて，患者の不安を軽減しアドヒアランスを引き出すような薬物処方を検討してみよう。

1）投与方法

　一般には1日の投薬回数が少ないほど患者の負担が減り，回数が多くなるほどコンプライアンスは低下するといわれている。また患者の事情によっては人

目につくような日中の処方を控えたほうがよい場合もある。そこで1日1回投与が可能な抗うつ薬や長時間作用型の抗不安薬が好まれる傾向にある。しかし患者にとって常にそれが最良とは限らない。たとえば筆者は比較的高齢の患者に対しては少量の抗うつ薬や抗不安薬をあえて分三で処方することも多い。なるべく副作用の出現を避けると共に，律儀に服用してくれる彼らにはそのほうがプラセーボ効果を期待できるからでもある。また慢性不安状態の患者には，服薬回数が多いほうが安心できるという人も少なくない。

　それから治療初期には通常，規則的服薬を勧め，頓用のみの処方はなるべく避けたほうがよい。患者は，また医師もしばしば不安時の頓用を好むが，即効的で短時間作用型の抗不安薬を不安の兆候が現れるたびに服用するというパターンはもっとも依存をもたらしやすいのである。当初は毎食後ないし就寝前など規則的服薬の方が安全であり，薬効の評価もしやすい[4]。もしも頓用処方をするにしても，不安を喚起するような行動の前にいつも予め服薬するのではなく，いざというときの「お守り」として携行するように助言したほうがよかろう。ただし治療後期の減薬の時期には，患者と相談の上，規則的服薬から頓用に切り替えても差し支えはない。

2）薬物の増量・減量

　殆どの向精神薬は少量から開始し漸増して必要量に達するという投薬が行われる。たとえばfluvoxamineであれば25〜50mg/日から開始して150mg以上まで増量することが一般的である。ところが患者にとっては，しばしば「よくならないから薬が増えた」「初回の3〜6倍も服薬しなくてはいけないほど重症なのだ」といった誤解のもとになるのである。そこで投薬の計画を初期段階で十分患者に説明しておくことがなくてはならない。また増量の時以上に減量のタイミングや期間には個々の患者に応じた考慮が必要になる。ある種の不安障害の患者は服薬することへの不安も強いが，減量中止する際の不安もまた強いことは既に述べた。したがって薬物の減量中止には時間をかけて行うということばかりでなく，治療の中で薬物の役割をどう位置づけるかということを含

めた戦略が必要となる。

3）薬物の選択

　最近は多剤投与の弊害が多く指摘されており，単剤投与が推奨されている。たしかに強迫性障害のようにSSRIの単剤投与で特に支障のない場合も多い。しかしその一方で，パニック障害や全般性不安障害の患者に特に多く見られることであるが，SSRI投与初期の不安の増強や賦活症候群と呼ばれる独特の状態―しばしば患者は「ザワザワして身の置き所がない」などと訴える―には注意を要する。このような副作用が出現すれば服薬のアドヒアランスは大きく損なわれることになるからである。このような問題への対策としては，抗不安薬の用法がポイントになる。抗不安薬のみをいたずらに増量することは依存性の点から避けなければならないが，治療開始から1カ月くらい抗不安薬を併用することによって上記の副作用をかなりの程度抑制することができる。またsulpirideは月経異常や乳汁分泌などの問題があるものの，SSRIの服薬が困難な不安障害の症例にしばしば有効であり，第二選択として念頭においておくべき薬剤であろう。

IV．投薬を踏まえた簡易精神療法

　今日一般の精神科外来で不安障害の治療を行う場合，医師が投薬を行いながら限られた時間に精神療法的アプローチを実施することが大半であろう。そこで必要とされる精神療法とは，1回15分以内くらいで実施可能であること，一般の精神科医が常識的に行い得る方法であることが条件となる。このような簡易精神療法では，不安の無意識的意味の洞察やパーソナリティの変容を目的とはしない。薬物療法と統合してすみやかに症状の改善を導くとともに，不安や症状によって損なわれた生活の再建を図ることが目標である[6]。以下に簡易精神療法の要点を述べておく。

1) 不安障害に関する教育を実施する

　治療を開始する際，患者の呈する障害の病態と治療について明確な説明と情報提供がなされるべきことはいうまでもない。だがその際，どのような説明モデルが提供されるかが問題になる。たとえば「脳の機能異常」といった説明モデルからは精神療法の余地は殆ど生じないし，無意識の葛藤モデルからは薬物療法の妥当性も説明できない。そこで薬物と精神療法の双方を根拠づけるような bio-psycho-social なモデルが，患者のアドヒアランスを高める上でもっとも有用だと考える。たとえば元来の素因，性格傾向，および職場や家庭でのストレス状況があいまって「不安を司る脳の機能が亢進した状態」をもたらしていること，さらに不安を悪循環的に増強するような心理的プロセスが介在していることを説明するというように。

　また患者教育においては症状の性質をよく説明しておくことが重要である。たとえばパニック発作では，患者の恐れているような卒倒やコントロールの喪失，ましてや死に至ることはありえず，通常数分から数十分のうちに自然に回復するといった情報は，治療の初期に明確に伝えられるべきことである。

2) 投薬には適切な「ことばの処方」を補う

　簡易精神療法においては患者の服薬を巡る心理によく配慮し，薬を巡る対話を治療の大切な構成要素とする。

　① 薬物は生活を立て直すための補助手段と位置づける。

　治療の主体は患者であり，患者自身の治療的取り組みが回復の原動力であること，そのような取り組みに際し薬物は心強い味方になることを明示するのである。こうした説明は患者が薬か自力かの二律背反から脱することを容易にする。さらに患者をまったくの受動的位置におかないことによって，将来の休薬をも射程におくのである。

　② 薬物は不安や症状を軽減するはたらきがあることを伝える。

　患者や医師が薬物に万能的な期待を抱き，不安や症状を完全に除去しようとすれば，際限のない増量や処方の変更に帰結することにもなりかねない。した

がって薬物は患者が受け入れられる程度に不安や症状を軽減する効果があることを伝えるのが現実的である。

③ 予想される副作用について説明する。

患者の治療に対するアドヒアランスを向上させる上でも，また患者が薬物に抱く非現実的な不安と実際起こりうる症状を区別しておく意味でも，予想される副作用については適切に説明がなされなければならない。たとえば眠気や倦怠感は初期に出現しやすいが服用を続けていくうちにおさまっていくことを患者が予め知っていれば，自己中断のリスクは少ない。ただし不安の強い患者に対しては詳細な副作用のリストを示すのではなく，Ward が言うように大づかみの説明をした上で深刻な副作用は少ないことを保証すべきである[9]。

④ 服薬への懸念はオープンに話し合う。

医師が薬の効用をいかに合理的に説明したとしても，患者には薬に対する一抹の不安が残るものである。そこで医師は患者のそのような不安を承認し，薬に対して懸念や疑問が生じたら診察場面でオープンに話し合うことを保証しなければならない。仮に患者が自己判断で減らして服用したり飲まずにいたことが分かったら，医師はそれを非難せず，言いにくいことをよく話してくれたと伝えたうえで，そうした判断の理由を尋ねてみるとよい。治療者との間にそういったことを話題にできない雰囲気があれば，患者は処方どおり服薬していないことを医師に隠し続けるだろう。そこで医師はまだ投薬量が不十分だと判断して増量し，患者は一層不安になって大半を飲まずに捨ててしまう。そんな悪循環に陥らないように注意を払う必要があるのである。

⑤ 服薬を巡る心理を精神療法的に取り上げる。

服薬についての話題は，患者の神経症的なパターンを明確にする格好の糸口になる。「万が一」の災いを恐れて行動を回避する傾向や，自力でコントロールしようとする余り自縄自縛に陥るパターンは患者の恐怖症性不安や強迫症状に通底している。そこでたとえば服薬へのためらいを「石橋を叩いてみる」ことになぞらえ，「石橋を叩いて渡らない」ことが患者のこれまでのパターンではなかったかと問いかけることによって，薬を巡る葛藤と症状を巡る葛藤との共通

性に自覚を促すのである。ここでは「叩いた後には橋を渡る」ことが服薬することと回避していた状況に踏み込むことの二重の隠喩になる[5]。

3）心理的悪循環を打破する

症状の速やかな軽減を図る簡易精神療法では，不安や症状を増悪させる心理的悪循環に着目し，その打破を目指すことに主眼がおかれる。たとえば森田療法では精神交互作用（注意と感覚の悪循環過程）を不安障害の症状発展機制と見なし，認知療法でも身体感覚→脅威に対する認知的評価→不安（情動反応）→身体感覚の増強という類似の悪循環プロセスに注目した[1]。「不安を打ち消そうとすればするほど制御できない不安が募っていく」というパラドクスを説明すれば，多くの患者はよく納得するものである。さらに症状への予期恐怖から不安を喚起する状況を回避するようになると生活圏はどんどん狭隘化していく。こうした事態を「病気を恐れて病人の生活に陥る」こととして明確にすること，それを自覚した患者に悪循環から脱出する道筋，すなわち不安のまま必要な状況に踏み込んでいくよう奨励することが治療の基本方向になるのである。認知行動療法のエクスポージャー，森田療法でいう「恐怖突入」に相当するが，森田療法では症状に関連した行動に限定せず生活全体を充実させるよう指導するところが認知行動療法と異なる。どのような方向づけを行うかは個々の治療者の裁量に委ねるべきことであろう。

4）発症状況を振り返る

損なわれていた生活が再建された後には，将来の再燃・再発予防のためにも発症に前駆したストレス状況について検討しておくことが必要である。しばしばストレス状況は外的に課せられたものであるばかりでなく，患者の日ごろからの性格や行動パターンが招きよせたものでもある。たとえば完全主義的傾向を有する患者が増大した仕事の負担を一人で抱え込んで過労に陥るといったように。したがって発症状況を吟味することは日ごろの患者の在り方を振り返り，部分的にでも修正できるようにすることである。もしもそのような作業におい

て患者のパターンが元来のパーソナリティーやスキーマに深く刻印されていて変化が容易でない場合には，よりインテンシブな精神療法の適用を考慮すればよい。それは森田療法であっても認知行動療法であってもよいし，力動的精神療法もこの段階であれば導入可能なはずである。

V．おわりに

　医師が薬物を投与しながら精神療法的アプローチも併用するというわが国の不安障害の治療の現状を踏まえ，それを利点として生かすような統合的アプローチを検討した。そのためにまず患者の服薬に対する心理を考察し，薬物療法が不可避に招来する患者の受身的立場と潜在的無力感をどう克服するかが重要であることを論じた。次に薬理学的要請に留まらず，服薬の心理を考慮に入れた薬物処方について私見を述べた。さらに薬物処方を一応の前提とし，服薬を巡る対話を重視した簡易精神療法を提示した。筆者は森田療法を基本的観点としているが，ここで述べた簡易精神療法は特定の精神療法に依拠したものではない。限られた診療時間の中でもワンポイントアドバイス的に実施できる精神療法的アプローチのはずである。

文　　献

1) Beck, A. T.: Cognitive therapy and the Emotional disorders. International University Press, 1976.（大野裕訳：認知療法．岩崎学術出版，東京，1990．）
2) 神田橋條治：一般医に必要な精神療法的面接．神田橋條治著作集－発想の航跡 2．岩崎学術出版，東京，p.338-341, 2004.
3) 黒木俊秀：薬物療法における精神療法的態度の基本―処方の礼儀作法―．臨床精神医学，34；1663-1669, 2005.
4) 中村敬，三宅永：神経症に対する薬物療法の実際．精神科治療学，13；709-714, 1998.

5) 中村敬：服薬に不安の強い患者への対応．精神科臨床サービス，2；494-496，2002.
6) 中村敬：精神療法のポイント．上島国利，中根允文編，パニック障害治療のストラテジー．先端医学社，東京，p.118-128，2002.
7) 中村敬：不安の薬と精神療法―主体の経験を視座にして―．精神経誌，106；582-586，2004.
8) 尾鷲登志美，上島国利：治療遵守度と adherence. 臨床精神医学，33（増）；599-616, 2004.
9) Ward, N.G.: Psychosocial approaches to pharmacotherapy. Beitman, B.D., Klerman, G.L. eds, Integrating Pharmacotherapy and Psychotherapy. American Psychiatric Press,Inc., Washington, DC, p.69-104, 1991.

神経症圏障害の森田療法の原則

Ⅰ．はじめに

　今日，神経症圏の障害に対してはSSRIやベンゾジアゼピン系抗不安薬などの薬物療法が広く普及している。特に不安障害については，今や投薬なしに精神療法単独で治療に当たることは例外的な事態だといってもよいほどである。しかしこのことは，薬物のみで神経症圏障害の治療が事足りるようになったという意味ではない。強迫性障害や社会不安障害に対するSSRIの効果はおよそ50％程度のものであるし，もっとも有効性が高いと思われるパニック障害の場合にも投薬中止による再燃が高率に上ることが知られている。また心気障害のように薬物療法が有効だとはいえず，かえって副作用から新たな心気症状が形成されやすい病態も存在する[2]。こうした薬物療法の限界を補う意味でも，神経症圏障害に対する精神療法の役割は依然として看過することができないのである。

　ここでは上記のような神経症圏障害に効果を挙げてきた森田療法の基本的観点を示し，神経症圏障害に対するこの療法の適応基準，治療のポイントを概説することにしたい。

Ⅱ．森田療法の基本的観点

　周知のように森田療法とはわが国の精神科医，森田正馬が1919年に創始した神経症性障害に対する独自の精神療法である[3]。森田は神経症が多様な表現形を呈するにもかかわらず，比較的共通の性格傾向が認められることに着目した。彼のいう神経質性格がそれである。神経質性格（素質）とは，内向的，自

己内省的であること，小心，心配性，些事にこだわりやすい傾向，さらに理想主義，完全主義的傾向などを特徴とする。Eisenk のいう neuroticism や Salzman の強迫パーソナリティとも多分に重なり合う性格特性である。こうした性格の人々が，偶然の契機から自己の心身の不調にとらわれていくところに神経症の発症が見出される。森田はとらわれの心理機制を，「精神交互作用」（注意と感覚の悪循環）および「思想の矛盾」（不安など自己にとって不快，不利益な感情を知的にやりくりしようする結果，一層それを増強させてしまうパラドクス）から説明した。そもそも不安やその淵源である死の恐怖は人間にとって避けることのできない自然な感情である。そしてその裏にはよりよく生きたいという欲望（生の欲望）が存在する。たとえば病気に対する恐れの裏には健康への欲求が存在するように，不安や死の恐怖と生の欲望は人間心理の両面の事実に他ならない。にもかかわらず神経症の人々は，自己の不安を排除しようとするあまり，かえって不安が自己増殖していくのである。こうしたとらわれから脱するには，不安と生の欲望のいずれも自己の自然として受容することが不可欠である。不安を排除しようとするはからいをやめてそのままにおくと同時に，不安の裏にある生の欲望を建設的な行動に発揮していくこと，そうすることによって自己を現実に生かしていくことが森田療法の目標に他ならない。それは「あるがまま」という言葉に端的に示される治療のエッセンスである[4]。

Ⅲ．神経症圏障害に対する森田療法の適応

　森田は自らの治療の適応となる神経症（いわゆる森田神経質）を強迫観念症，普通神経質，発作性神経症の 3 つに分類した。いわゆる森田神経質を ICD-10 分類と対応させてみると，恐怖症性不安障害から，パニック障害や全般性不安障害など他の不安障害，強迫性障害，一部の身体表現性障害にまでまたがり，解離性障害を除いた広い範囲の神経症性障害が包含される[4]。

　森田療法の適否を判断するには，臨床診断に加えて神経質性格特徴の有無を

評価する必要がある。参考のため表1に森田神経質診断基準案を示した[1]。実際には問診を通して下記のような点を評価していくのである[8]。

1) 症状の自我異質性

通常，神経質性格の患者は症状の訴えが明瞭であり，症状による苦痛や予期不安が強く，それを取り除こうとする姿勢が目立つ。言い換えれば，内的な不安を自覚し，みずからの症状に悩み治療を求めて来る人々だといってよい。それに対して症状の訴えが漠としてあいまいであったり，症状に対して患者が淡々としていて面接者に苦悩が伝わってこないような場合には，境界例や潜伏する統合失調症などとの鑑別の必要が生じてくる。

2) 症状に対する姿勢

発症から現在までの病歴や治療歴をたどってみると，症状に対する患者の姿勢が浮き彫りになってくるものである。神経質性格の患者は，少なくともある時期までは症状に抗して仕事や学校を続けていこうとする姿勢が認められる。また受診までに種々の自己治療や自己鍛錬を試みるなど，克己の努力がうかがわれることも少なくない。他方，症状出現と共に急速に社会的活動から撤退するなど回避傾向が顕著な場合や，医療機関を転々と変えているような場合には，神経質以外のパーソナリティ障害も疑われる。

また症状の発展に際して「とらわれの心理機制」が介在しているかどうかを面接者は判断する。たとえばパニック発作などの症状に対して，面接者は注意と心悸亢進のような身体感覚との悪循環（精神交互作用）を説明し，患者の反応を確かめる。また患者の訴えの背後に「こうありたい」「こうあらねばならない」といった心の構えが強く見出されるかどうかを吟味するのである。たとえば人前での緊張や震えを恐れる社会恐怖の患者に対し「堂々としていなければいけない，落ち着いていなければならない」といった考えを強く有しているかどうかを尋ね，「思想の矛盾」を評価するというようにである。

表1 森田神経質診断基準案（「森田神経質の診断基準委員会」作成・一部省略）

I. 症状上の臨床的特徴
　森田神経質の症状レベルとしてA，Bの基準を満たすと共に，Cの5つの基準のうち，3項目を満たすこと

　A. 症状に対して異和感を持ち，苦悩，苦痛，病感を伴う（自我異質性）
　B. 自己の今の状態をもって環境に適応し得ないという不安がある（適応不安）
　C. 症状内容の特徴，症状への認知，関わり合いかたなどの項目のうち，3項目以上を満たすこと
　　1. いつも症状が起こるのではないかという持続的不安を持つ（予期不安）
　　2. 症状の焦点が明らかである（防衛単純化）
　　3. 自分の症状は特別，特殊であると考える（自己の悩みの特別視）
　　4. 症状を取り除きたいという強い意欲を持つ（症状克己の姿勢）
　　5. 症状の内容が，通常の生活感情から連続的で，了解可能である（了解可能性）

II. 症状形成（とらわれ）の機制
　ここではA，Bの両者の基準を満たすことが必要である

　A. 精神交互作用が認められること：注意と感覚の相互賦活による感覚（あるいは症状）の鮮明化と注意の固着，狭窄という悪循環過程の把握
　B. 思想の矛盾が認められること：1. 2. の基準を満たすことが必要である
　　1. 症状除去の姿勢：この症状さえなかったら，自分は望むことができると考えること，あるいは不安，恐怖のまったくない状態を望んでいる
　　2.「こうありたい自分」と「患者自身が考えている現在のこうある自分」とのギャップに対する葛藤

III. 性格特徴
　A. 内向性，弱力性の5項目，B，強迫性，強力性の5項目のうち，それぞれ1項目以上の基準を満たすことが必要である

　A. 内向性，弱力性
　　1. 内向性　2. 心配性　3. 対人的傷つきやすさ，過敏性　4. 心気性　5. 受動的
　B. 強迫性，強力性
　　1. 完全欲求　2. 優越欲求　3. 自尊欲求　4. 健康欲求　5. 支配欲求

3) 患者の行動特性

一般に神経質性格の患者はある程度の現実検討力を有し，極端な反社会的あるいは自己破壊的な行動にはふつう及ばないものである。したがって生活史上に現れる激しい家庭内暴力や非行歴，自傷や自殺企図の反復，薬物・アルコールの乱用などは鑑別診断上の意義を有する。また家族に神経質性格や神経症傾向の人が多い場合は，神経質診断を補強する材料になる。

以上に神経質性格を評価する際のポイントを列挙した。ただし上記の森田神経質診断基準は一種の「理念型」であって，森田療法の適応となる患者がこれらのすべてを満たしているとは限らない。特に最近では神経症症状の焦点がぼやけ，無気力・ひきこもりが前景に立つ患者，あるべき自己のイメージが拡散してとらわれが明瞭でない患者，あるいは強迫性，強力性が乏しく受身・弱力的な患者を森田療法で扱うことも多くなってきた。したがって上記の診断基準は排除的なカテゴリーとしてではなく，「神経質らしさ」の相対的な指標として理解していただきたい。とはいえ神経質性格特徴がはっきりした患者ほど定型的な森田療法が奏効する可能性が高いのに対し，非定型的な患者には治療導入や技法について一層の工夫を要することが多いだけに，神経質傾向の評価は治療計画を立てる上で必須の作業である。

IV. 治療形態の選択

森田療法は森田が自宅を開放して患者の治療に当たったことが出発点であり，以来独特の入院治療がこの療法の基本形であった。入院森田療法は4期の治療期間から構成される。

第1期：絶対臥褥期（7日間）。この間は食事，洗面，トイレ以外終日個室で臥床して過ごし，読書などの気晴らしは禁じられる。症状に対するはからいをやめて，そのままの自己に向き合うことが目的である。通常臥褥の後半から心身の活動欲が高まっていく。

第2期：軽作業期（4～7日間）。臥褥によって高まった活動欲を一時に発散するのでなく，徐々に必要な行動に向かっていくことがこの時期の目標である。作業に際しては外から仕事を課すのではなく，自発的な取り組みを基本とする。なおこの時期から主治医の面接と並行して日記指導が開始される。

第3期：（重い）作業期（1～2カ月間程度）。動物の世話，園芸，陶芸，料理など生活に即した様々な作業があり，他の患者と共同で作業する場面が飛躍的に増える。作業や生活の実践を通して，症状にとらわれず臨機応変に行動する姿勢が培われていくのである。

第4期：複雑な実際生活期（1週間～1カ月程度）。この時期は外泊を行うなど社会復帰の準備にあてられ，必要に応じて院内から通勤，通学を許可されることもある。

入院森田療法は平均3カ月間くらいの入院期間を要し，作業環境を整える必要があることなどから，今日専門施設の数は減少傾向にある。近年入院森田療法を導入したところは一般精神科病棟の一角を利用した形態が大部分である。だが言葉を介した働きかけに留まらず患者の心身の全体に働きかけることで「あるがまま」の姿勢を体得させ得るという意味で，入院療法には代替困難な利点がある。また対人不安の強い症例には，入院環境が他者との新しい関わりを直接体験する場として機能する。そこで通勤や通学が困難なほど社会生活が損なわれている症例，あるいは外来治療では十分な改善が得られない難治例に対しては，やはり入院森田療法の適用が推奨される。

入院療法のほかに，今日では外来で森田療法を実施する医療・相談機関が急速に増加してきた。外来治療では面接が軸になるが，日記指導も併用して1回30分くらいの時間枠で本格的に実施する方法から，一般診療の枠内でワンポイントアドバイス的に森田療法的アプローチを実施するやり方まで幅が広い。外来治療の適応となるのは，どうにか社会生活が続けられる症例や，家庭や経済的事情のため入院治療が困難な症例などであろう。ところで森田療法は「深層」に立ち入るような侵襲性が少なく実施が比較的容易であることから，日常診療に森田療法的アプローチを取り入れている精神科医は数多く，それは好ましい

事態である。ただし「森田療法」を専門として標榜するには森田療法施設で一定期間のトレーニングを積むか森田療法セミナーなどの研修プログラムを修了し，日本森田療法学会認定医ないし認定心理療法士の資格を取得することが必要である。ちなみに森田療法セミナーは東京のほか，2006年度から九州と北海道で開始されたことを付記しておく。そのほか，森田療法の一形態として森田理論に立脚する自助グループ「生活の発見会」も全国で活発な活動を続けている。ことに外来治療の場合は，自助グループの利用を並行して行うことがしばしば効果的である。

　このように現代の森田療法は入院，外来，自助グループという3つの選択肢があるため，各々の症例にふさわしい治療形態をよく検討する必要がある。そして症例に応じて，異なる治療形態を弾力的に統合することも考慮されてよい。たとえば外来での森田療法を基本にしながら，治療が膠着するような局面では1カ月程度の短期入院治療を行い，治療の後半には自助グループも活用するといったやり方である。

V. 薬物療法の併用について

　「森田療法は薬を使わない療法だ」との極論や誤解もあるが，少なくとも医療機関を訪れる患者については薬物を併用することが大半であろう。薬物の併用によって，たとえば重症の強迫性障害やうつ病など森田療法単独では治療困難な症例に対しても適応が広がったことは事実である。他方，社会不安障害（神経症レベルの対人恐怖症）や心気障害に対しては，従来から森田療法単独での改善が十分可能であった。したがって森田療法を適用する際には，診断や重症度などを考慮に入れて薬物の併用を柔軟に検討すればよい。むしろ薬物を使うか否かということより，どのような位置づけでそれを用いるかの方が問題である。患者も治療者も薬物によって不安や症状が完全に除去されることを目指すと，際限ない増量や処方の変更に帰結したり，いつまでも減量中止ができないという状態に陥りかねない。またそもそも薬物療法では不安を標的症状と見な

すように，主体である医師が薬物を用いて，患者という対象の病理を操作するという構造を前提にしている。それ故，こうした受け身の位置におかれた患者が潜在的無力感を克服できるよう援助することは，精神療法の側に委ねられた重要な課題なのである。この点，森田療法では不安を制御すべき対象として客体視するのではなく，生きた主体の経験としてとらえ，患者が自己の不安に対する態度を転換することに回復の道筋を見出してきた。このような観点は薬物療法に伴う上記の問題点に対して，一つの解決方向を提示するものだと考えられる[7]。具体的に言えば，薬物は患者の生活を立て直すための補助手段であることを明確にして，治療の主体は患者であり，患者自身の治療的取り組みが回復の原動力だという観点を忘れないことである。もちろん患者の服薬への恐れが強く投薬を拒否するような場合には，治療者は腹を決して森田療法単独で治療に臨む気構えがなくてはならない。そうすることによって薬を巡る押し問答に陥らず，結果的に患者の薬に対する不安を軽減することにもなるのである[6]。

VI. 外来森田療法の進め方

　入院治療に比べて外来での森田療法はいまだ確立されておらず，治療者によって実施方法にも少なからぬ相違があるようである。以下に示すのは，筆者が提唱してきた外来治療の流れである[4,5,8]。

1) 治療初期—患者のとらわれを明確にし，治療の方向性を示す—

　特に外来では治療の導入を丁寧に行う必要があり，それが治療の成否に大きく影響もしてくる。まず治療者は患者の主訴を手がかりにして症状に伴う感情に目を向け，不安，困惑，羞恥，恐怖など患者の感情に共感を伝える。それは人間にとって自然な感情であるというメッセージに他ならず，森田学派では感情の普遍化（藍澤）と呼ばれる。次に治療者が発するのは「治ってどんな自分になりたいのですか」という問いかけである。この質問によって意図するのは，症状の裏にある生の欲望を探し当てることである。それはたとえば，人に認め

られたい，健康に，安全に生きていきたい，といった患者の切なる希求である。こうした生の欲望についても，人間にとって自然な欲求であることを治療者が承認し，普遍化する作業が必要となる。その上で治療者は欲望と不安がコインの裏表のように心の両面の事実であることを言い添える。これまで患者は不安を排除しようとして一層自己の不安や症状にとらわれてきたのである。そこで"とらわれ"と"はからい"(不安を排除したり，回避しようとする行動)の悪循環を明確にすること，患者がそれを自覚することが治療初期の最大の要諦になる。こうした点が明らかになれば，症状除去ではなく，とらわれから脱し生活を立て直すということが，治療目標として患者に自然に受け入れられるようになるだろう。

2) 治療中期―生の欲望を掘り起こし，建設的な行動に繋げていく―

治療初期の作業が終了したら，治療者は患者の症状から日常生活の全体に目を転じ，どのような課題を抱え，あるいはそれを回避しているのかを検討していく。そして患者の実際の生活をコンテクストにおいた上で，改めて患者が何を希求しているかを言葉にするよう促していくのである。これは生の欲望を具体的なイメージとして引き寄せ，賦活する作業に他ならない。こうして患者の生の欲望が掘り起こされたなら，治療者は，不安や症状をそのまま抱えながら，いま行動に踏み込んでいくことを提案していく。行動の課題は一方的に指示するのではなく患者と共に考えていくことが大切であるが，まずは日常生活の立て直しを図ることが基本になる。たとえば症状を予期して避けてきた行動―家事をする，会合に出席する，用足しに出かける―などのことを当面の目標に設定する。その際，症状の有無ではなく目的を達成したかどうかを評価の基準におくようにする。また義務的な行動ばかりでなく，「〜したい」と願いつつ逡巡していた行動を実行に移すことも奨励していく。行動に当たっては時間を有効に利用すること，行動の転換をすばやくすること，状況に応じて臨機自在に対応していくことなどが指導のポイントになる。患者は建設的な行動を続ける中で，自らの不安や症状が無理にはからわなくても時間とともに自然に変転する

ことが次第に分かってくるだろう。さらに治療者は患者の新しい体験に共感をもって応答し建設的な行動を強化すると共に，こうした患者の体験的な洞察を跡付ける役割をも担うことになる。なお森田療法の治療者は理屈で納得させようとするかわりに比喩を用いるなど，イメージを喚起するような説明や説得を行うことが多くある。例えば「感情は天気，不安は雨模様」などの比喩によって，「不安は自然に変化していくこと」を暗示するというように。知性化傾向の強い患者との綱引きを避けるための森田療法家の流儀である。

3) 治療後期―性格を陶冶し，新しい人生に踏み出していくこと―

　行動が広がるに伴い，患者の陥りがちなパターンも明るみに出てくる。たとえば完全主義的な全か無かのパターンや「かくあるべきだ」という頑なな姿勢がそれである。そこで行動を広げていくには，こうした傾向を具体的に取り上げ修正を図る必要が生じてくる。こうした完全主義や「かくあるべき」の姿勢，さらには自我中心的独断や不決断などは患者のパーソナリティに根ざした自我親和的な傾向であるだけに，その修正には時間を要することが多い。特に治療の後期にしばしば問題となるのは，自己のみならず他者に対しても「かくあるべし」の要求を課す傾向である。そのため他者との摩擦が生じたり怒りの感情に翻弄されやすく，結果として自らの対人関係を狭くしがちである。したがって面接や日記指導を通してゆっくりとこうした対人的態度を取り上げ，他者の「あるがまま」をも認めていかれるよう指導が行われることが多い。さらには症状を乗り越えた後，これからの人生をどのように生きていくのかという選択を前にして，患者は再び完全主義ゆえの不決断と回避に陥りやすいことも念頭に置いておく必要がある。患者が理想主義や完全主義を脱し，いまある事実を認めたうえで，新しい人生に踏み込んで自己を生かしていくことが最終的な課題になる。治療者はそれまで患者の試行錯誤を受け入れ，根気強く見守っていかなくてはならない。

VII. おわりに

　森田療法の基本的観点を解説し，神経症圏の患者に対する森田療法の適用基準と治療形態の選択，および薬物療法の併用について論じた。また外来における森田療法の進め方についてその要点を述べた。

　見てきたように森田療法は症状に対するとらわれからの脱焦点化を図るとともに，患者が症状の底にある生の欲望を発揮し，自分らしい生き方を実現するための手立てである。この療法は神経症圏障害に対して単独でも有効であるが，薬物療法の限界を補う意味をも有している。日々の診療で考慮されるべきアプローチの一つと考える所以である。

文　献

1) 北西憲二，藍澤鎮雄，丸山晋ほか：森田神経質の診断基準をめぐって．森田療法学会雑誌，6；15-24，1995.
2) 宮岡等，吉義孝：老年期にみられる心気症状の治療と家族支援．精神科治療学，18；639-644，2003.
3) 森田正馬：神経質ノ本態及療法．高良武久編：森田正馬全集 2．白揚社，東京，p.281-393，1928/1974.
4) 中村敬：森田療法．岩崎徹也，小出浩之編：臨床精神医学講座 15，精神療法．中山書店，東京，p.117-134，1999.
5) 中村敬：強迫性障害に対する森田療法の進め方．精神科治療学，15；1099-1104，2000.
6) 中村敬：服薬に不安の強い患者への対応．精神科臨床サービス，2；494-496，2002.
7) 中村敬：不安の薬と精神療法－主体の経験を視座にして－．精神経誌，106；582-586，2004.
8) 中村敬：森田療法における診断と治療面接の進め方．北西憲二，中村敬編：心理療法プリマーズ森田療法，ミネルヴァ書房，京都，p.40-53，2005.

長期休業者への精神医学的な理解と戦略
―神経症の視点から―

Ⅰ．はじめに

　長期または頻回の休職者の中には，神経症圏の症例が少なからず含まれるものと推測される。基本的にはどのようなタイプの神経症性障害であっても，そのような事態に陥る可能性がある。なかでも精神療法的な関与なしには慢性化しやすいタイプについて，今回は症例を提示しながら治療方針と職場復帰の方策について具体的に考えてみることにしたい。なお症例のプライバシーを保護するため，生活史の一部に若干の改変を加えたことをお断りしておく。

Ⅱ．予期不安をどう扱うか―広場恐怖の治療から―

症例1　51歳，男性，パニック障害を伴う広場恐怖

[主訴]　めまい感，卒倒不安，一人で外出できない。
[現病歴]　初診の4カ月前まで自動車メーカーの支店長代理を務めていた。初診の8カ月前，会社からリストラの方針が打ち出され，患者は支店の人員削減計画を立てるよう指示された。そこで同僚に気兼ねを感じながら1名削減する計画書を提出した。この頃軽いめまいが出現したことがある。4カ月前に，患者は突然関連会社への出向を言い渡され，そこで初めてリストラの対象者が自分であったことに気づいた。出向した職場は通勤に時間がかかる上，与えられた仕事は郵便物の集配のような単純労働であった。しばらくすると外出中にめまいが突発し，職場近くの病院を救急受診。入院し精査を受けたが特に異常は認められなかった。一旦は復職したものの再び症状が頻発。この頃のめまいは非回転性の浮動感で卒倒恐怖を伴うものだった。結局3週間で出勤できなくな

り，症状を恐れて一人での外出も困難なことから，妻に付き添われて筆者の下を受診した。

[治療経過]　初診の際に発症時の状況と患者の感情を尋ねたところ，自分がリストラの対象となったことに怒りと困惑を覚え，将来への不安も抱いていたことが，重い口から語り出された。治療者はパニック症状の性質について説明すると共に「実際に足元を揺るがすような状況の中で何とか仕事を続けようと努めてきたこと」をねぎらった上で，しばらくは自宅療養を続けるよう助言した。患者も症状の性質を理解したことで心気的不安は軽減し，近所までは外出できるようになったが，なお人ごみは避けていた。また患者のみならず妻も「夫が外出先で倒れてしまうのではないか」という不安のために過保護的になり，絶えず夫婦で行動を共にする状況が続いていた。そこで夫婦に対して，症状への予期不安自体から自律神経の緊張を介して浮動感が起こりうること，さらにそのような身体感覚と注意が悪循環的に作用して症状が強まることを説明し，二人とも必要に応じて単独で行動するよう森田療法的な助言を行った。これ以降，患者は不安を抱えながら行動範囲を広げることによって外出恐怖を克服。そして職場との交渉の末，元の支店に役職なしで戻ることに決着した。復帰直後には軽い浮動感を覚えることもあったが次第に症状は消失。薬も漸減中止して初診10カ月後に治療を終結した。

　この症例は突然のリストラによる社会的地位の喪失が発症の引き金になったケースである。めまいを主とするパニック発作のため初診時には一人での外出もできない状態だった。このような症例に対して精神科医は，自宅療養を指示して仕事を巡るストレス状況から一旦離すように働きかけることが一般的だと思われる。実際に筆者もそのような対応を取った。しかし治療戦略が問題になるのはこの後からである。なぜなら，ほとんどの神経症性障害は慢性に経過するため，うつ病をモデルにした休息と服薬のみの治療では十分な改善が期待できないからである。特に不安障害の患者は，症状に対する予期不安が行動を阻み，復職の日程が近づくと予期不安とそれに伴う身体感覚から症状が再燃した

かの観を呈することが多い。「完全に治してから復帰するように」職場から申し渡されている場合はなおさらそれが顕著であり，結果として復帰の時期は延々と先送りされることになりかねない。こうした事態を避けるには，まず患者に症状と予期不安の性質をよく説明することが不可欠である。そして患者が不安に対する態度を転換し，不安のまま一歩ずつ社会復帰に向けた行動に踏み込んでいかれるよう助言を送ることが重要になる。また産業医や企業のメンタルヘルス当事者は症状のみでなく患者の日常生活，行動姿勢を総合的に評価して復職の可否を判断すべきである。さらに職場の状況が明らかなストレス要因になっている場合，復職に際しては環境の調整が考慮されなくてはならない。ただし先の患者は自ら会社との交渉を進めたため，治療者はそれを見守り患者の選択を支持するに留めた。役職なしで元の職場に復帰するという患者の選択も困難を伴うであろうことは想像されたが，復職後の経過は順調なものであった。たとえストレス状況が完全に解消しなくても，それが突然外から強いられたものでなく自ら選び取ったものであれば，適応の可能性も広がることをこの症例が示していると思うのである。

III. 慢性的な「身体症状」—身体表現性障害の治療から—

次に示す2例は身体表現性障害の患者である。一般に不安障害の患者が心理的メカニズムの説明をよく納得するのに対して，身体表現性障害の患者は身体疾患の可能性に固執し心理的要因の関与を容易に受け入れようとしないため，治療がより難渋する傾向にある。

症例2　47歳，男性，身体化障害

[主訴] 肩〜背部の硬直，脱力感，手の痺れ。

[現病歴] 家電メーカーの研究職。30歳のときテニスの練習中に嘔気が出現した。それ以来嘔気，胸痛，四肢末端の冷感が続くため，牽引治療を受けたところ却って悪化したという。その後肩から背部にかけての硬直，脱力感，手の

しびれ感が主となり10数年持続している。いくつかの身体科で精査したが特に異常は認めず。一時精神科にも入院したが改善がないため東洋医学を専門とする医師のもとに通院していた。初診前の2年間は月に10日ほどしか出勤できないため，主治医から森田療法を勧められ来院した。

[治療経過]　森田療法への導入を試みたが，患者は入院治療を拒否。心身の相互作用について説明しても，それを受け入れようとしない。前医に「こんどの医師は身体症状の訴えを聞いてもらえない」と不満を訴えていたことが後から判明した。やがて本人はほとんど受診しなくなり，妻だけが薬を取りに来るようになった。妻によれば後輩が課長になりプライドが傷ついた様子で，「会社は疲れる，つまらない」としじゅう愚痴をこぼす。その後数年間は同様の状況が続いた。初診から5年後，会社の管理体制が変わったことをきっかけに人事部から呼び出しを受け，有休休暇以外の欠勤は認めず，今までのような勤務状況なら退職を求めることが言い渡された。それ以来患者は「疲れる」と言いつつ休まず出勤を続けるようになった。年度が替わり有給休暇が取れるようになると休み始めるが，有休を使い果たすとまた出勤を続けるというパターンであった。3年後に早期退職制度を受け入れて退社。以後症状は改善し趣味を中心にした生活を送っている。

　この症例は身体症状に固執し欠勤を繰り返すうちに研究の一線から立ち遅れ，その間に後輩にも追いこされて，次第に再適応の可能性が閉じられていった。さらにはそのような勤務態度が20年以上に渡って黙認された結果，一種の二次疾病利得が形成され，sick role が一層固定化したともいえる。それだけに身体症状を心理的とらわれと説明し，病人としてのアイデンティティを揺るがすような接近は受け入れがたかったのだと思われる。今にして思えば，当初は患者の身体症状を受け入れた上で，症状と共存しながら勤務する方途を探るべきだったのだろう。患者の行動パターンが修正されたのはむしろ環境の変化，すなわち長期欠勤を容認せず，有休を得るためには一定期間勤務継続を絶対条件にするといった会社の対応の変化によってであり，一種のオペラント条件付け

の意味があったと思われる。このように長期間，欠勤や休職を繰り返し二次疾病利得が成立しているような症例には，1日でも出勤すれば給与を保障するといった過度の温情主義はかえって逆効果になりやすい。こうした場合には雇用継続を前提にしつつも，長期あるいは頻回の休業は減給や降格の対象になるといった現実の制約を示すことが時には有効である。また職務内容についても，明らかなストレス要因である場合は別として，本人が葛藤回避のために度々異動を希望するような場合は無条件に受け入れるのではなく，可能なこととそうでないことを明示すべきだと考える。

症例3　50歳，男性，持続性身体表現性疼痛障害

[主訴]　背部および頚部の疼痛

[現病歴]　公的団体の管理職であった。初診の3年前，階段から転落して頚椎を捻挫し，後に胸椎圧迫骨折を来たしていたことが判明した。怪我の後から背部痛が持続し次第に頚部痛，頚部の回旋運動障害も伴うようになった。整形外科で度々精査し骨折部は完全に治癒しているという所見だったが，患者は「骨がずれてくっついている」という考えに固執している。妻によれば復職の話が出ると痛みが増悪する傾向にあるという。初診当時は1時間と座っておれず臥床して過ごすことが多かった。いくつかの医療機関で硬膜外ブロックを含む様々な治療を受けたが改善は得られず，3年近く休職している。心因の関与を疑った妻の勧めにより当科を受診した。

[治療経過]　患者は森田療法を希望してきたというものの，内心では痛みは身体的原因から生じていると考え，痛みさえ取れればよいという。妻が「痛みは気分に左右されているようだ」と言うと，怒った表情で黙り込む。また休職期限が間近に迫っているにもかかわらず，妻とは対照的に本人は深刻に悩んでいる様子が窺がわれなかった。そこで治療者は「転落事故による骨折が痛みの発端になっていることからしても，器質的損傷が基盤にある可能性は否定できない」と説明し，あえて妻の心因論には与しなかった。それと共に「仮に器質的障害があったとしても，これまで多くの治療機関で精査しても異常が見つから

ないことを考えると，今日の医療水準では直ちに障害を見つけ痛みを除去することは期待しがたい。抗うつ薬を中心にした治療を行うが長期戦が予測されるので，残りわずかの休職期限までに治そうとするのではなく，退職も視野に入れて今後の生活設計を考えていくことが現実的である」と助言したのだった。次に来院した患者は，治療者の「助言」に反して，休職期限が切れる前に一か八か復職を試みたいというのだった。治療者は諸手を挙げて賛成する態度は示さず，少々懐疑的に「試してみるのもいいが…」と応じるに留めた。結局患者は負担軽減勤務の形で復職。1週間勤務した時点で「同僚からどう見られているか気になっていたが，暖かく迎えてもらい気持ちが晴れた。治療者に言われるまでは休職期限が迫っていることを不思議なくらい考えていなかった」と言うのだった。治療者は復職を果たしたことを患者の底力として評価する一方，当面仕事は20〜30％のところで細々とやっていくよう助言し，性急に仕事を広げようとする姿勢には水をかけた。暫くの間，患者は昼休みに医務室で横になるという具合にして，痛みと折り合いながら勤務していたが，次第に時間をもて余すようになり，自分から上司に掛け合い仕事を増やすことにした。その結果，仕事に没頭しているときはさほど痛みを自覚しないことに気づいたという。そこで治療者がこの事実を「注意と感覚の悪循環」として説明したところ，初診当時の頑なな姿勢とは一変してその説明を受け入れ，痛みにとらわれていた自己のあり方を洞察したのだった。

　この症例に対して治療者は，前例のような失敗を教訓にして搦め手から接近することにした。すなわち心理的要因を示唆することを急がず，あえて器質的要因の可能性を強調し復職の可能性には疑問を投げかけた。患者がもっとも受け入れがたい「気の病」といった説明モデルを用いることを避けたのである。その一方「たとえ病気であっても，夫として父として自分と家族の今後の生活を考えていく必要がある」ことを指摘したのだった。こうした対応をきっかけにして患者は回避してきた現実に目を向け，結果的には他者から課せられたことではなく自らの意思で復職を果たした。さらに仕事に踏み込むうちに痛みにと

らわれていた姿勢がおのずから変化していったといえる。心理的説明はこのような現実の変化を跡付ける形で行うに留めた。なお治療者は「当初は負担軽減勤務を要する」という診断書を書いた以外に，特別職場との交渉には関与していない。公的団体という事情もあって，職場が段階的な仕事復帰をスムーズに受け入れ医務室を利用できたたことも好条件であった。

　ともあれ身体表現性障害の症例には心因の洞察を目指すよりも先ず，いかにして意気阻喪した患者の自発性を引き出し，社会復帰へのモチベーションを高めるかということが治療のポイントになると思うのである。

IV．完全主義的なスタイルの修正─強迫性障害の治療から─

症例4　28歳，男性，強迫性障害

[主訴]　自分の行動に誤りや見落としがないか繰り返し確認せずにはいられない。

[現病歴]　学生時代から軽度の確認癖があった。石油会社に就職して6年後，点検作業の責任者になったが，自分より年長者ばかりの部下と高圧的な上司の間にはさまれ孤立した状況であった。この頃から確認強迫が増悪し仕事の点検項目について何回も確かめ，頭の中でも繰り返すようになった。確認は次第に生活全般に広がっていった。このため近医精神科を受診。服薬によりやや軽快したものの仕事自体が怖くなって，欠勤しがちであった。医師から森田療法を勧められ来院した。

[治療経過]　この症例は入院森田療法に導入され，強迫症状は比較的速やかに消失していった。しかし生活場面や作業療法への取り組みにおいて次第に強迫的なスタイルが目立つようになっていった。たとえば看護師の説明に多少なりともあいまいな点があると，白黒がはっきりするまで追及してやまず，また作業を遂行する上で「責任」の所在に極端なまでにこだわる。ひとたび自分の責任と考えると他の患者と分担したり人に任せることができず，一人で抱え込んでしまう。治療者はこのような患者の強迫的なパターンを具体的に取り上げ，

より柔軟な行動が取れるよう助言を続けているところである。

　この患者の場合，症状の背景にある完全主義的なスタイルが，上司や同僚との緊張をもたらし，一人で抱え込む姿勢を一層強めていたことが推測できる。それだけに復職に際しては単に症状が改善しただけでは不十分であり，再発防止の見地からも患者の強迫的な仕事や生活スタイル自体を緩めるような治療的取り組みが必要になる。また職場においてもこのような患者のパターンをある程度理解し，復職に当たっては仕事のプロセスを分割し分担を明確にすること，また責任の範囲を限定するような配慮が望まれるところである。

V．まとめ

　以上，神経症性障害の4症例を提示し，各々の治療経過と職場環境，復職にまつわる問題点を述べてきた。ここで症例の概要を表にまとめておく。これらの経験から，長期休業に陥っている神経症性障害の治療と復職援助の方策について，さしあたり次のようなポイントを導き出すことができよう。

1. 一般に神経症性障害は服薬と休息のみでは十分な回復が期待しがたい。それだけに薬物ばかりでなく精神療法的アプローチが重要になる。
2. 不安障害では，患者が予期不安の性質を理解し，不安を抱えながら行動を立て直していかれるよう援助する必要がある。
3. 身体表現性障害に対しては，心因の洞察を急がず，患者の自発性を高めるような治療的工夫が求められる。
4. 強迫的スタイルや過剰適応的なパターンの患者には，再発予防の見地からもその修正が必要である。
5. 段階的復職や必要に応じた環境調整が職場復帰の原則である。ただし時には現実の制約を明示することが治療的に作用する場合もある。

　上記のように長期休職者の治療と復職援助の戦略を考える際には，ステレオ

表 症例の概略

	治療方針	職場の環境と対応
症例1 パニック障害を伴う広場恐怖	予期不安の性質，感覚と注意の悪循環を説明。不安のまま行動を広げるよう助言。（森田療法的接近）	本人が職場と交渉→元の職場に役職なしで復帰。
症例2 身体化障害	心理的要因への言及→本人の受診拒否に結果。	欠勤の黙認→有給休暇のみ認める方針へと転換。
症例3 持続性身体表現性疼痛障害	「病気であること」を認める。復帰か退職かの選択を本人に差し戻す。（逆説的アプローチ）	段階的復職，医務室の利用を受け入れる。
症例4 強迫性障害	症状改善後，強迫的スタイルの修正を図る。（入院森田療法）	今後，「責任」の分担，限定を考慮する必要。

タイプな対応に陥らず神経症のタイプやパーソナリティ，状況に応じて柔軟な計画を立てることが重要である。それだけに人事担当者のみでなく精神科医やメンタルヘルスプロフェッショナルの積極的な関与がなくてはならないのである。

第 2 章
社会恐怖（社会不安障害）と対人恐怖症

対人恐怖症／社会恐怖の精神病理
―多次元的モデルによる検討―

I. はじめに

　我が国で対人恐怖症の精神病理学研究に嚆矢を放ったのは森田正馬である。しかし，対人恐怖症の精神病理学が一斉に開花したのは1970年代であろう。土居が甘えの理論を展開するに当たって対人恐怖症に言及したことはよく知られているし[1]，山下，高橋，内沼らによる対人恐怖症の優れた精神病理学書も刊行された[25,28,30]。また比較文化精神医学的見地から，この病態と日本文化との関連も繰り返し論じられた[7,11]。さらにこの時期の精神病理学研究の中心的テーマになったのが，いわゆる重症対人恐怖症についてである。西田の「視覚的，臭覚的関係念慮を有する症例の増加」という指摘に始まり[20]，笠原らの自己視線恐怖や自己臭恐怖に関する研究[5]，村上ら名古屋学派による「思春期妄想症」という概念の提唱[14]などがそれに当たる。

　しかし1980年，DSM-Ⅲに社会恐怖というカテゴリーが採用されたことによって，対人恐怖症研究は転換期を迎えたといえる。社会恐怖は当初米国では稀な病態だと信じられていたものの，80年代後半から大規模なコミュニティスタディが推進された結果，今や北米ではありふれた不安障害の一つに数えられるようになった[26]。またヨーロッパ，サウジアラビア，オーストラリア，韓国，中国など様々な地域でも社会恐怖の症例報告が相次ぎ，対人恐怖症類似の病態が文化を越えて遍在することが明らかになってきた。こうした中で日本の精神科医も，対人恐怖症という「特異な」病態の記述から，DSMの社会恐怖との異同をめぐる議論へと関心を移していった。そして少なくとも神経症レベルの対人恐怖症に関しては，社会恐怖とかなりの程度まで重なり合う病態であることは，我が国の研究者のおおかた一致する見解となった[2~4,6,8,15]。

このような事情を考慮するなら，今改めて対人恐怖症の精神病理学を論ずるにあたって，従来の枠組みを広げ，対人恐怖症も DSM の社会恐怖も包括的に捉える観点が要請されているはずである。こうした理由から，ここでは対人恐怖症あるいは社会恐怖の精神病理学を「異常心理学」の意味に限定せず，社会不安に関連する病態について理解の枠組みを示すこととして位置づけた。そのためには生物心理学的－人間学的－社会・文化的 なパースペクティブを総合した多次元的モデルが適切だと考える。

II．動物の行動と社会不安 —生物心理学的・進化論的パースペクティブ—

恐怖症は生物心理学（エソロジー）的・進化論的な解釈が行われやすい病態であり，たとえば Öhman は次のような仮説を提唱している[22]。一般に動物の行動は物理的環境から誘発されるもの，同種の対象に向けられたもの（社会的行動），および異種の対象に向かう行動に分けられる。異種の動物に対する行動の典型は捕食－防御システムであり，例えばほ乳類では，特に爬虫類の接近によって反射的に逃避あるいは攻撃行動が誘発される。一方集団生活を営む多くの動物は集団内に支配－服従のヒエラルヒーを構成する。これらの種では特に劣位の個体が支配的個体の攻撃を避けるために社会的服従のシステムを発展させるが，なかでも霊長類では特有の表情が服従のサインとなる。例えばチンパンジーでは視線をそらせ歯をむき出し口角を下げるなど，人間の当惑した笑いにも似た表情がそれに当たるという[12]。もしも劣位のチンパンジーが，このような服従のサインを示さなかったらどうなるか。当然優位の個体からの攻撃に晒されることになる。しかし劣位の個体は外敵に遭遇したときとは違って，相手の姿が見えなくなるまで逃げおおせばすむわけではない。集団生活を営む動物にとって，群れから離れることはすなわち決定的な生存の危機を意味するからである。したがって劣位の個体が群れの中で平和に過ごすためには，支配的個体への緊張を失わず，相手の威嚇に敏感に反応しなければならないのである。Öhman によれば上記の動物の行動と臨床的に観察される人間の恐怖症と

は構造的に対応するという。すなわち動物恐怖（蛇，蜘蛛，爬虫類などへの顕著な恐怖）は捕食－防御システムに根ざした反応であり，進化論的にはもっとも原始的な刺激－反応形態である。それに対して社会恐怖はほ乳類段階に相当する社会的服従システムに起源を有しているというのである[22]。さらに Trower & Gilbert は同様の進化論的観点に立ちながら，捕食－防御システム，社会的支配－服従システムに加えて，人間特有の社会的協力，友好に基づく安全システムを想定している[27]。彼らによれば対人不安とは，人間の安全システムを維持するために必要な認知・反応の能力が欠落していたりシステムが機能停止に陥ったため，より原始的な支配－服従による防御システムが活性化された事態である。この防御システムはさらに3つの水準に分けられる。第1の戦略は支配的地位を手に入れようとする行動であり，第2の戦略は支配的他者からの拒絶を避けるための服従行動である。そして第3の戦略はより直接的な闘争か逃避かの反応である。このように見ると対人不安を抱きやすい人とは，第1の戦略を希求するもののそれが実現する期待が乏しく不安が高いため，第2の戦略を選択する傾向にある人だということになる。時にそうした戦略も実現できないときは，更に原始的な戦略すなわち逃避へと向かうのである[27]。

　ここに紹介したエソロジー的・進化論的観点を要約すると，対人恐怖症／社会恐怖の基底にある社会不安が人類ばかりでなく社会的生活を営む種々の動物に共通して認められる反応であること，その起源はほ乳類段階に相当する社会的支配－服従システムに由来するであろうこと，何らかの理由により対人恐怖症／社会恐怖の人では進化論的により原始的な防御システムが賦活されると考えることなどである。このようなモデルから説明できる対人恐怖症状としては，社会的ヒエラルヒーにおいて自己より上位の他者に対する緊張や恐怖（いわゆる長上恐怖）が挙げられる。もちろんこうした解釈のみで対人恐怖症／社会恐怖の全体を説明できるわけではない。しかし"社会不安の根源は同種の動物に向けられた生得的な反応様式にある"という生物心理学的な一般化によって，対人恐怖症／社会恐怖心性の基層にある認知・反応システムを脳機能との関連において検討することも不可能ではなくなる。最近, SSRI（選択的セロト

ニン再取り込み阻害薬）やMAOI（モノアミン酸化酵素阻害薬）が社会恐怖にある程度有効だということから社会的認知・情動システムへのセロトニンやドーパミンの関与が想定されているが，これらの推論が妥当するとすれば，このレベルでのことになろう。

III. 羞恥と対人恐怖症／社会恐怖—人間学的パースペクティブ—

先に見たエソロジー的・進化論的パースペクティブでは，社会不安は種に内属する防御システムとして合目的論的に理解される。しかし少なくとも人間の社会不安には，単に他者を恐れるという以上の複合的な感情が伴っている。それは何よりも羞恥の感情である。「羞恥は，他者の前における，自己についての，羞恥である（Sartre）」[24]。すなわち私は他者の主観性によって対象化されている私について恥じるのであって，このとき羞恥する自己にまなざしを向ける主観—他者の存在を知るのである。つまり羞恥という根源的な感情は「対他存在としての自己」の意識の成立と相即しているがゆえに，人間学的パースペクティブを不可避に要請する。

ところで森田正馬は，対人恐怖症の本質を羞恥恐怖と規定し，その心性を「恥かしがることをもって自ら不甲斐ないことと考え，恥かしがらないようにと苦心する『負け惜しみ』の意地張り根性」[13]と看破した。その典型は赤面恐怖の心性に見て取ることができる。森田はここで，対人恐怖症者が単に羞恥の感情に陥りやすいだけでなく，そうした羞恥する（対他存在としての）自己を「不甲斐ないこと」と反省的に自覚し，抗争する自己意識に目を向けている。羞恥の感情を排除せんとする自己の内なる葛藤—森田が「思想の矛盾」と呼んだ機制—は，一般的な対人不安ないしは羞恥の感情から恐怖症という病態に発展する動因であろう。また内沼も羞恥＝間の困惑と捉えた上で，独自の人間学的考察を深めている[29]。

それでは羞恥恐怖として理解された心性は，我が国の（古典的）対人恐怖症に限られたものだろうか。Shyness研究に先鞭をつけたZimbardoは，

shyness（羞恥）が人間性の根本特徴のひとつであり，親密さの希求と拒絶される恐れとの弁証法的対立によって賦活されるのだという[32]。shy な人々はそのように葛藤する自己を否定的に意識するがゆえに社会関係から孤立しがちであり，今日英米では社会恐怖の軽症型ないしは前段階として理解されるようになった[23]。さらに DSM-IV では社会恐怖の診断基準に「自分が恥をかいたり，恥ずかしい思いをしたりするような形で行動することを恐れる」[26]と明記されている。当然その裏には「恥をかいてはならぬ」という規範的要請とそれに沿った自己意識が存在するのである。感情社会学者の Neckel によれば羞恥は近代社会の内面生活に現存し，「羞恥というものが劣等者という価値的に低いアイデンティティを社会的に連想させるため，羞恥それ自体が恥ずべきものとされる」のだという。こうしてみると羞恥恐怖，すなわち「恥じることそれ自体を恥じる」意識は，対人恐怖症に限らずシャイネスや社会恐怖にも共通して認められる，人間の社会不安の基本的な一様態だということができる。

IV. 対人恐怖症と共同性の変容 —社会・文化的パースペクティブ—

ところで森田が対人恐怖症に認めた「恥かしがらないようにと苦心する」自己意識には，帰属する社会の規範を内在化した側面がある。そうであれば社会規範や社会的関係それ自体の変容に伴って対人恐怖症あるいは類似の病態の発生や表現型が変化する可能性は十分あり得ることである。こうした社会・文化的影響については，森田以降のわが国の研究者たちによって一層自覚的に主題化されることになった。

土居によれば「対人恐怖は，これまで馴れ親しんだ共同体から離れて，新しい見知らぬ社会で生活せねばならなくなったときに起きることが多い」[1]という。そして「特に日本では明治以降，社会の中の人間関係が従来の伝統的人間関係と次第にちがった性質を帯びるに至って」いて，それは「ゲマインシャフト的な人間関係からゲゼルシャフト的なそれへの変化であるといってもよいかもしれない。……したがって今日の社会の人間関係は昔に比べて容易に人を甘えさ

せないのではなかろうか」[1]と述べている。すなわち土居は，我が国近代化の途上における伝統的な「甘え許容的な」共同体の変質を，対人恐怖症の発生を促す社会的要因と見なしているのである。類似の社会・文化的パースペクティブは次のような近藤章久の見解にも認められる。対人恐怖症の不安の根源には〈人に好かれ，よく思われなければならぬ〉という「配慮的要請」と，〈人に優越しなければならぬ〉という「自己主張的要請」との矛盾対立がある[10]。そしてこの背景には，イエを原型とするような日本文化の配慮的性格の上に，明治以来の近代化による競争原理（自己主張的要請）が侵入してきた時代状況があったのだという[9,10]。これらの仮説は，①対人恐怖症は「人と人との間柄」や「世間体」を価値基準とする我が国で目立って多発する病態である（日本文化親和性），②配慮的，相互依存的，ゲマインシャフト的な共同性から個人主義的，競争的，ゲゼルシャフト的な近代社会への移行期における両者の矛盾的共存が対人恐怖症を発生させる社会的母体だと考えた点で，共通の立脚点に立つものだといえる。

　たしかに対人不安が恐怖症という逸脱的な形態にまで至るには，個体側の要因のみならず何らかの社会的文化的圧力を考慮する必要がある。そしてこうした圧力が生じやすいような特定の時代，特定の社会が存在するのかもしれない。だが冒頭で述べたように①の仮定は，米国で社会恐怖の概念が登場して以来，根本から疑問に付されることになった。今日，「対人不安を中核とする病態の構造的な共通性と相違を浮き彫りにするには，多様な文化圏から得られたデータを重ね合わせる作業がなくてはならない」[15]。つまりかつての文化人類学的推論を今一度括弧に入れて，より一層空間的射程を広げた実証的な比較文化精神医学的検討が求められているだろう。

　さて②の仮定についてはどうか。この問題に関連してZimbardoはPackardの次のような指摘に言及している[31]。今日平均的なアメリカ人は一生の間におよそ14回の移住を経験するという。その結果多くの人間が地縁的共同性，アイデンティティ，（世代から世代への）継続性を失うに至っている。Zimbardoはこうした移住の増加が自己中心的志向，孤独感を醸成させ，結局の所

shyness あるいは stranger anxiety の温床になっているというのである。このことはわが国ばかりでなく米国においても，②の仮定，すなわち地縁的共同体の拡散が対人不安の土壌となることを示唆している。日本の対人恐怖症研究およびジンバルドーの指摘を総合すれば，ゲマインシャフト的な共同性の拡散，喪失，あるいはそれを越えた対人関係の広がりが，対人恐怖症類似の病態発生を促す1条件と考えてよさそうである[8]。

V．現代の対人恐怖症—回避・引きこもりを特徴とする症例について—

　先の社会・文化的パースペクティブに立つ対人恐怖症論は，おしなべてわが国の明治以降の近代化の時期に焦点を当てていた。たしかにかつての対人恐怖症の中核を占めていたと思われる森田神経質には，明治，大正時代の青年の心理的特質—ムラ的な共同性へのアンビバレントな感情，立身出世を価値とする達成志向など—が色濃く反映されていたようである。しかし戦後，こうした森田神経質タイプの対人恐怖症からの変遷が論じられた。例えば西田は1967年に，対人恐怖症の中でも赤面恐怖の減少と視覚的・臭覚的関係念慮の増加を報告し，その背景に「〔周囲に対する恥の意識〕から，〔周囲に対する怯えの意識〕へという対人交渉の基本的な態度の変化」を指摘している[20]。このような関係念慮を特徴とする「重症対人恐怖」[5]は，対人恐怖症の「現代」的病像として注目されてきた。しかし西田の指摘から4半世紀を経た今日，対人恐怖症の変貌はさらにその先まで進んできたように思われる。それは例えば著者らが「回避・引きこもりを特徴とする対人恐怖症」（以下，ひきこもり型と略す）として報告してきた症例に認めることができる[16〜18]。今一度このタイプの特徴を挙げておこう。

　①赤面，表情，自己視線など自己身体の一部に固着する構えが乏しい。②漠とした対人緊張や圧迫感が訴えの中心である。③加害関係妄想性が不明瞭ないしは欠如する。すなわち「重症対人恐怖」に見られるような，自己の身体的欠陥のために周囲に害を及ぼし，不愉快な印象を与えるという確信が乏しい。よ

り希薄な形での対他的影響性，すなわち"その場の雰囲気を損なうかもしれない"という意識でさえ明瞭ではない。④他者に対する罪意識が希薄である。とはいえ，彼らが純粋な恐怖症段階にとどまる軽症例とも見なせないのは以下の諸点による。⑤他者に対する怯えの意識が強い。⑥"自分らしさが分からない"などの自己不確実感を伴うことが多い。⑦抑うつ・無気力症状をしばしば伴う。⑧長期にわたってひきこもる傾向にあり，治療が難渋しやすい，などの点である[16～18]。

　以上のようなひきこもり型の対人恐怖症の増加は，何を意味するのだろうか。既に「重症対人恐怖」が注目を集めたとき，社会的関係性の変容が怯えの意識の土壌にあることが論じられてはいた[21]。これら「重症型」の症例では，共同体規範が「あるべき自己像」として十分に内在化されておらず，羞恥恐怖の構造，すなわち（羞恥する）対他存在としての自己に対する自己自身の葛藤という構造が未分化である。それゆえ対他存在としての自己を否定し弾劾するのは「あるべき自己」ではなく共同体の意志を体現した「他者」であり，その分だけ自他未分化な体験形式である。しかし「重症対人恐怖」の心性には，まだゲマインシャフト的な共同関係の残滓があり，それは「共同体の片隅にあって，周囲に不快や迷惑を及ぼさないか，その結果親密な共同関係から排斥されはしないか」という彼らの中核的な恐れに窺うことができる[17,18]。しかし先にも触れたようにひきこもり型の症例では，共同性を損なっているという加害意識や罪責感さえあいまいである。いいかえれば加害―忌避という相互関係性が明瞭に意識されるほど，他者との距離が近くはないのかも知れない。このような共同性なき社会状況にあっては，「あるべき自己像」と現実の自己との内的葛藤という構造はおろか，共同体から排斥されるという「重症型」の恐れよりもさらに未分化な対人不安がむきだしになったかのようである。人は相互に捉えどころがなく対他的行動規範も不確かなため，自己は内心の不安を隠し，なるべく不必要な干渉を避けながら他者との表層的な関係を保つほかない。他者は容易に自己を脅かす得体の知れない存在となりうるからである。そして何らかの契機で内面の怯えが他者に察知されそうになると，すぐさま退却して身を潜めてい

る以外に対処の術を見いだせないのではなかろうか。こうした現代の社会状況が，ひきこもり型の対人恐怖症の背後に透けて見えはしまいか[17,18]。

　今日，少なくとも都市部においてはゲマインシャフト的な地縁共同性が解体を遂げたといってよい。こうした社会関係の変容の中で，対人恐怖症が徐々に変貌を遂げていることは見てきたとおりである。それは閉じられた共同体の中での支配的他者への恐怖（原型としての社会不安，あるいは長上恐怖）や，共同体の変容過程で多発する「羞恥恐怖」（赤面恐怖を典型とする）と隔たるのはもちろん，「共同体から排斥される恐れ」（重症対人恐怖）とも異なった様相を呈してきた。共同性なき社会状況において現れてきたひきこもり型の症例は，あたかも社会システムのうちでもっとも原始的な防御戦略である「逃避」に回帰しているかのようである。しかし，対人不安を基底にした病態そのものは，決して近代化の終焉と共に消失に向かっているわけではない。そうであれば対人恐怖症／社会恐怖に対する社会・文化的パースペクティブは，前近代から近代への過程のみならず現代とそれ以降にまで時間射程を延ばさなくてはならないのである。

VI. おわりに

　対人恐怖症／社会恐怖について多次元的モデルによる理解を試みた。エソロジー的・進化論的パースペクティブに立てば，社会不安は人間のみならず社会的行動を営む他のほ乳類にも共有される普遍的な認知・反応システムである。しかし人間の社会不安にはより複合的な感情が伴っている。それは端的に羞恥の感情であり，このことを考察するとき不可避に人間学的パースペクティブが要請される。羞恥恐怖の意識は対人不安に関連した病態に広く見いだされた。ところで対人不安が恐怖症という逸脱的な形態にまで至るには，個体側の要因のみならず何らかの社会的文化的圧力を考慮しなければならない。こうした圧力が生じやすいような特定の時代，特定の社会が存在するかもしれないという意味で，社会・文化的パースペクティブが必要とされ，事実かつての対人恐怖

症に関する論考の多くは，この病態と明治以降の近代化の過程，日本文化との親和性を主張していたのである．しかし今日見られるような社会恐怖の遍在，およびひきこもり型という現代社会における形を変えた対人恐怖症の出現を前に，社会・文化的パースペクティブの射程は空間的にも時間的にもより一層延長されなくてはならないだろう．

文　　献

1) 土居健郎：「甘え」の構造．弘文堂，東京，1971．
2) 藤田定，成田善弘：対人恐怖，社会恐怖とその文化的影響．精神科治療学，8；1295-1303, 1993．
3) 笠原敏彦：対人恐怖と社会恐怖 (ICD-10) の診断について．精神経誌，97；357-366, 1995．
4) Kasahara, Y.: General discussion at the First Cultural Psychiatry Symposium between Japan and Korea, Seoul, 1987.
5) 笠原嘉，藤縄昭，関口英雄，松本雅彦：正視恐怖・体臭恐怖－主として精神分裂病との境界例について．医学書院，東京，1972．
6) 笠原嘉，中村敬：対人恐怖症と Social Phobia．メンタルヘルス岡本記念財団研究助成報告集，6；55-60, 1993．
7) 木村敏：人と人との間．弘文堂，東京，1972．
8) 北西憲二，中村敬：対人恐怖症の比較文化精神医学の研究．思春期青年期精神医学，5;23-42, 1995．
9) 近藤章久：日本文化の配慮的性格と神経質．精神医学，6；97-106, 1964．
10) 近藤章久：対人恐怖について―森田を起点として―．精神医学，12；382-388, 1970．
11) 近藤喬一：対人恐怖の日本的特性．臨床精神医学，11;；837-842, 1982．
12) Marks, I.M.: Fears, phobias, and rituals. Oxford Univ Press, New York, 1987.

13) 森田正馬：赤面恐怖症（又は対人恐怖症）とその療法．森田正馬全集3，白揚社，東京，p.164-174, 1974.
14) 村上靖彦，大磯英雄，青木勝，高橋俊彦：青年期に好発する異常な確信的体験．精神医学，12；573-578, 1970.
15) 中村敬：Social phobia と対人恐怖症－文献およびカナダ人自験例についての予備的考察－．精神医学，36；131-139, 1994.
16) 中村敬，北西憲二，増茂尚志，牛島定信：回避・引きこもりを特徴とする対人恐怖症について．臨床精神病理，16；249-259, 1995.
17) 中村敬：対人恐怖症に見られる〈引きこもり〉と現代社会．森田療法室紀要，17/18；43-48, 1996.
18) 中村敬，塩路理恵子：対人恐怖症とひきこもり．臨床精神医学，26；1169-1176, 1997.
19) Neckel S：Status und Scham. Campus verlag GmbH. Frankfurt, 1991（岡村正幸訳：地位と羞恥．法政大学出版局, 東京 ,1999.）
20) 西田博文：青年期神経症の時代的変遷－心因と病像に関して－．児童精神医学とその近接領域，9；225-252, 1967.
21) 西園昌久：対人恐怖の精神分析．精神医学，12；375-381, 1970.
22) Öhman, A.:Face the beast and fear the face: Animal and social fears as prototypes for evolutionary analyses of emotion. Psychophysiol 23;123- 145, 1986.
23) Rapee RM: Descriptive Psychopathology of Social Phobia. In Heimberg RG, Liebowitz MR, Hope DA et al (Eds): Social Phobia. The Guilford Press, New York, pp41-66, 1995.
24) Sartre, J-P.: L'être et le néant.（松浪信三郎訳：存在と無．人文書院，p.277, 1958.）
25) 高橋徹：対人恐怖－相互伝達の分析．医学書院，東京，1976.
26) The American Psychiatric Association: Diagnostic and Statistical Manual of Mental Disorders 4th edition. APA, Washington DC, 1994.
27) Trower, P., Gilbert, P.: New theoretical conceptions of social anxiety and social phobia. Clinical Psychology Review, 9;19-35, 1989.

28) 内沼幸雄:対人恐怖論の人間学. 弘文堂, 東京, 1977.
29) 内沼幸雄:対人恐怖論－羞恥と対人恐怖. 高橋徹編;精神科 Mook 12, 対人恐怖症, 金原出版, 東京, p.106-116, 1985.
30) 山下格:対人恐怖. 金原出版, 東京, 1977.
31) Zimbardo, P.G.: Shyness: What it is, what to do about it. Addison-Wesley Publishing Company, New York, 1977.
32) Zimbardo, P.G.: The personal and social dynamics of shyness. Abstract, International Conference on Shyness and Self-consciousness, 1997.

今日の対人恐怖症の臨床特徴について

I. はじめに

　対人恐怖症については戦前に比べて視線恐怖の増加，赤面恐怖の減少などの病像変化が指摘されてから久しい[4]。こうしたことは対人恐怖症という病態が時代や社会と密接な関連をもって変遷することを示すものである。そうであれば先行研究からおよそ20年を経過した現在，対人恐怖症の病像や社会的背景はさらなる変貌を遂げている可能性が想定される。今日の対人恐怖症の臨床像を明らかにすることは，時代的変化の検証にとどまらず，精神療法を一層効果的に適用するという治療的観点からも必須の作業である。こうした目的から，以前筆者らは入院森田療法を実施した対人恐怖症例の特徴を調査し，ことに回避・ひきこもり型の症例が少なくないことを報告した[5,6]。しかし森田療法の適応となった入院症例のみでは対象に偏りが生じ，全体的な傾向を把握することが困難である。そこで今回は調査の対象を外来の症例に移し，改めて今日の対人恐怖症の臨床特徴を検討することにした。

II. 方　法

　東京慈恵会医科大学第三病院精神神経科外来において平成8年4月1日から平成9年3月31日までの1年間に初診した患者のうち，初診医により神経症と診断された全症例の診療録を調査した。この中で初診医により対人恐怖症と診断された症例，または診断が明記されていないものの記載内容から明らかに対人恐怖症と見なされる症例を全て抽出した。
　なお初期診断で対人恐怖症とされたが，後に統合失調症などに診断が変更さ

れた症例については対象から除外した。

こうして得られた対象例について，さらに診療録から，①性別，②初診時年齢，③主たる対人恐怖症状，④対人恐怖症の病型[注1]，⑤他の神経症症状[注2]，⑥抑うつ・無気力症状，⑦引きこもり，⑧行動化（自傷・自殺企図，家庭内暴力），⑨薬物・アルコール乱用，⑩同胞数（本人を含む），⑪同胞順位，⑫親との離死別の有無について調査した。なおカテゴリーデータについてはχ^2検定を用いて統計学的に検討を加えた。

III．対象および結果

上記の方法で抽出された対象は63例（平均27.8歳），うち男性46例（73.0%，平均27.8歳），女性17例（27.0%，平均28.1歳）であった。

1）対人恐怖症状および共存症状

主たる対人恐怖症状に関しては，対人緊張（ふるえ，排尿困難を含む）46例（73.0%）が最も多く，以下，他者視線恐怖23例（36.5%），自己視線恐怖13例（20.6%），表情恐怖6例（9.5%），赤面恐怖と自己臭恐怖各5例（7.9%），正視恐怖4例（6.3%），横視野恐怖，醜貌恐怖，会食恐怖，吃音恐怖が各2例（3.2%），唾液嚥下恐怖1例（1.6%）の順であった（図1）。

主な対人恐怖症状の頻度を男女別に見ると，男性では対人緊張33例（71.7%），他者視線恐怖18例（39.1%），自己視線恐怖10例（21.7%），表情恐怖5例（10.9%），赤面恐怖4例（8.7%），自己臭恐怖3例（6.5%）であり，女性では対人緊張13例（76.5%），他者視線恐怖5例（29.4%），自己視線恐怖3例（17.6%），自己臭恐怖が2例（11.8%），表情恐怖と赤面恐怖は各1例（5.9%）であった。これらの症状の頻度については，いずれも有意な性差を認めなかった。なお今回の女性例では横視野恐怖，唾液嚥下恐怖，会食恐怖，吃音恐怖は見られなかった（図2）。

他の神経症症状については，共存のないものが34例（54.0%），頭痛，食思

不振，動悸，頻脈，易疲労感，下痢，振戦などの身体症状を伴うもの13例 (20.6%)，不安症状（浮動性不安，パニック発作，予期不安など）の共存が 5 例 (7.9%)，その他書痙 2 例 (3.2%)，集中困難，離人症状が各 1 例 (1.6%) に認められた。

抑うつ・無気力症状を伴う症例は全体で 27 例 (42.9%)，男性では 21 例 (45.7%)，女性では 6 例 (35.3%) に認められた。

ひきこもりを呈したものは 20 例 (31.7%)，男性 15 例 (32.6%)，女性 5 例 (29.4%) であった。

また行動化（自傷・自殺企図，家庭内暴力）を伴うものは 4 例 (6.3%)，薬物・アルコール乱用傾向にあるものは 3 例 (4.8%) で，いずれも全て男性であった（図3）。

注1）対人恐怖症の病型については，中村が診療録の記載内容を総合的に判断して以下の 3 類型に分類した。第 1 の定型とは，明らかな関係念慮やひきこもりを認めず，恐怖症段階（神経症レベル）と判断された症例である。対人恐怖症状としては対人緊張，赤面，表情恐怖などが主なものであるが，人前でのスピーチ，書字，他人がいるときの排尿，会食場面に対する恐怖など，DSM-III以降社会恐怖の典型症状とされるものもこのタイプに含まれる。第 2 の重症型とは，笠原，藤縄らのいう「重症対人恐怖」[2] に相当する症例で，加害・忌避関係念慮が明らかなものである。症状では自己視線恐怖や自己臭恐怖が主になる。第 3 のひきこもり型とは，中村らが「回避・ひきこもりを特徴とする対人恐怖症」として報告してきたタイプで，明らかな加害関係念慮を欠くにも関わらず長期のひきこもりを呈する患者たちである[7,8]。このタイプには漠然とした対人緊張や圧迫感，他者視線恐怖が多い。なおここでひきこもりとは，診療録にそれと明記されている場合か，あるいは 3 カ月以上ほとんどの社会関係から退避した生活を送っていた場合を指すことにした。

注2）「他の神経症症状」とは，診療録に記載のあった対人恐怖症状以外の不安，恐怖，強迫，心気，離人症状などの神経症性精神症状，および基礎となるような身体疾患の伴わない自律神経系身体症状を示す。ただし抑うつ・無気力症状は別に独立した項目を設けた。

図1　対人恐怖症状の出現頻度

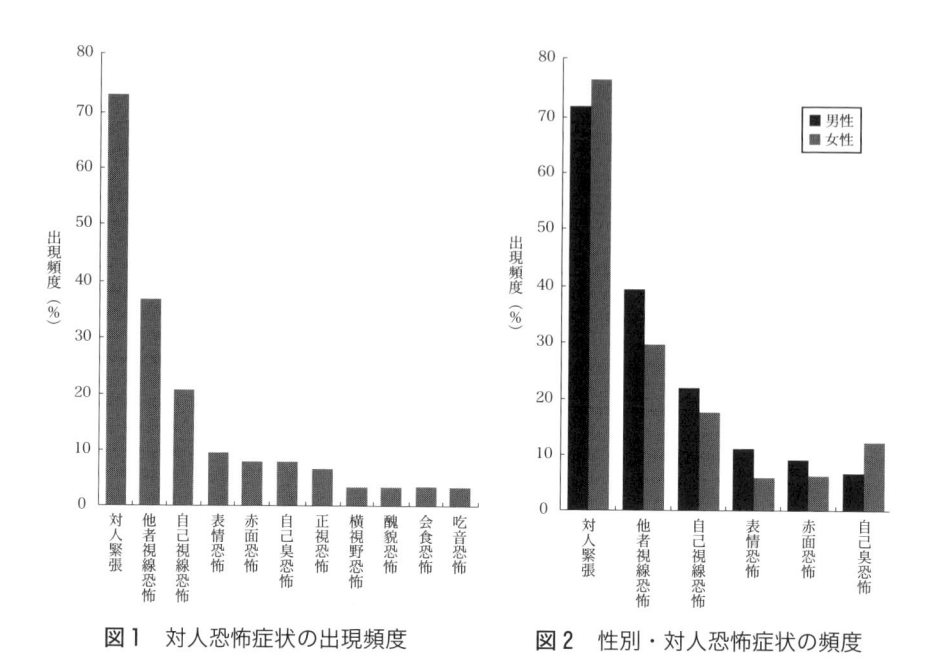

図2　性別・対人恐怖症状の頻度

図3　共存症状

表1

病型＼性別	男性 (平均年齢)	女性 (平均年齢)	計 (平均年齢)
定形	24例 (27.9歳)	9例 (28.1歳)	33例 (27.9歳)
重症型	14例 (27.7歳)	6例 (29.0歳)	20例 (28.1歳)
ひきこもり型	8例 (28.0歳)	2例 (31.0歳)	10例 (28.6歳)

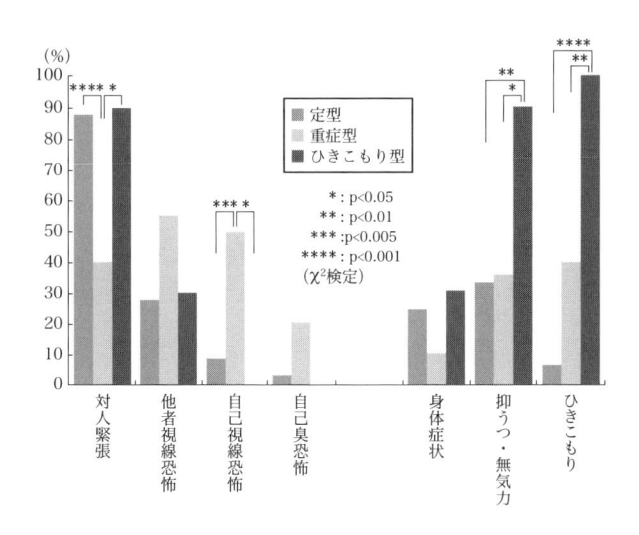

図4　病型別の症状比較

2) 家族状況

　同胞数は平均2.3人(男性2.3人，女性1.9人)，同胞順位では長子47.5%(一人っ子4例6.3%を含む)，第2子39.3%，第3子以下13.2%であった。これを性別に見ると男性では一人っ子を含む長子40.9%，第2子45.5%，第3子以下13.6%，一方女性では長子64.7%，第2子23.5%，第3子以下11.8%で

あった。またどちらかの親との離死別を体験したものは 19.7%（平均 28.1 歳）に認められた。

3）病型別の結果

　病型は，定型 33 例（52.4%），重症型 20 例（31.7%），ひきこもり型 10 例（15.9%）の内訳であった。病型別の症例数，性別，平均年齢は表 1 に示す。各病型の男女比については有意な差が見られないものの，ひきこもり型ではやや男性の割合が多い傾向にあった。

　さらに病型別に臨床像を検討する（図 4）。定型群の主たる対人恐怖症状は，対人緊張 29 例（87.9%），他者視線恐怖 9 例（27.3%），赤面恐怖 5 例（15.2%），自己視線恐怖と表情恐怖が各 3 例（9.1%）であった。また定型例の共存症状では身体症状が 8 例（24.2%），不安症状および書痙が各 2 例（6.1%），強迫症状 1 例（3.0%），特に共存症状のないものが 22 例（66.7%）だった。抑うつ・無気力症状は 11 例（33.3%），ひきこもり，薬物・アルコール乱用が各 2 例（6.1%），行動化を 1 例（3.0%）に認めた。同胞数は平均 2.5 人，同胞順位は長子，第 2 子がそれぞれ 41.9%，第 3 子以下が 16.1% であった。親との離死別は 9 例（29.0%）に見られた。

　重症型の対人恐怖症状の内容は，他者視線恐怖 11 例（55.0%），自己視線恐怖 10 例（50.0%），自己臭恐怖 4 例（20.0%），正視恐怖 3 例（15.0%）であった。自己視線恐怖は定型，ひきこもり型に比べて有意に多い（それぞれ $p < 0.005$，$p < 0.05$）反面，他の病型で 90% 前後と高率に認められた対人緊張の訴えは 40% と有意に少なかった（$p < 0.001$，$p < 0.05$）。共存症状では，身体症状，パニックを伴う不安症状が各 2 例（10.0%），確認強迫症状が 1 例（5.0%），特に共存のないものが 16 例（80.0%）であった。またこのタイプには抑うつ・無気力症状が 7 例（35.0%），ひきこもりが 8 例（40.0%），家庭内暴力 3 例（15.0%），薬物・アルコール乱用 1 例（5.0%）を認めた。同胞数は平均 2.3 人，同胞順位は一人っ子を含む長子 60.0%，第 2 子 30.0%，第 3 子以下が 10.0% であった。親との離死別は 2 例（10.0%）に認められた。

最後にひきこもり型は，対人緊張9例（90.0%），他者視線恐怖3例（30.0%），正視恐怖，表情恐怖，会食恐怖が各1例（10.0%）であった。共存症状としては，身体症状3例（30.0%），パニックを含む不安症状，離人症状が各1例（10.0%）見られた。さらに抑うつ・無気力症状は9例（90.0%），ひきこもりは10例（100%）といずれも他の病型に比べ有意差をもって高率に認められたものの，行動化や薬物・アルコール乱用は見られなかった。同胞数は平均2.0人，同胞順位は長子40.0%であったが，半数の2名は一人っ子であり，第2子が5例（50.0%），第3子以下が1例（10.0%）だった。また親との離死別は1例（10.0%）に認められた。

IV. 考　察

1) 男女比，初診年齢，家族状況

今回の調査では対人恐怖症63例中，男性73.0%，女性27.0%の割合だった。前年度の対人恐怖症入院統計[5,6]では男性79.2%，女性20.8%の割合であったから，外来の方が若干女性の割合が多いものの，依然として対人恐怖症の受診者中，男性が7割以上を占めていた。これを過去の統計と比べてみると，昭和48年から53年までの6年間に当院 森田療法室に入院した対人恐怖症64名の男女比：男性73.4%，女性26.6%にほぼ等しい[4]。また20年前に当たる昭和50年から53年までの間に高良興生院の外来を受診した対人恐怖症者319名についての近藤の調査[4]では，男性65.2%，女性34.8%の割合であるから，それと比べても女性の割合が少ないことになる。近藤の調査によると戦後，女性の対人恐怖症者が徐々に増加しており，また最近でも牛島らによれば森田神経質といえるような女性の対人恐怖症が増えてきたという[10]。その要因として女性の「社会進出」，すなわち女性の就労人口が飛躍的に増大し，家庭外の社会関係に関与する機会が格段に多くなった結果，対人恐怖症的葛藤が女性にも顕在化しやすくなったと推測されてきた。しかし今回の調査結果を見る限り，予想以上に男女の比率には開きがある。ちなみに北米の社会恐怖に関する調査では，一

般人口を対象にすると女性は男性と同等かそれ以上の頻度を示すが，臨床例に限ると男性例が多くなるという[9]。また石山，北山は我が国の一般大学生を対象に対人不安の調査を行い，女性が男性より対人不安を持ちやすい傾向にあったことを報告している[3]。これらの結果も考慮に入れると，サブクリニカルなレベルの対人恐怖的心性を持つ女性は数多いものの，積極的に治療を求めるまで深刻な主観的苦悩を抱いたり，社会生活に重大な支障を来している人はなお男性に多いのかも知れない。特に職業生活に伴う社会関係は，一般に女性より男性の方が回避しにくいだけに，逃げ場のない葛藤に陥りやすいとも考えられる。いずれにしても対人恐怖症の男女比の動向を見定めるには，もう少し長い期間にわたる調査の継続が必要であろう。

次に初診時年齢は，平均27.8歳で男女に差は認められなかった。対人恐怖症の発症年齢は10代後半に集中していることが定説となっており，近藤によればこの点は時代によってさほど変化がないという[4]。したがって発症からおよそ10年ほど経過した時点で，外来受診に至っていることになる。ところで前年度に入院森田療法を受けた対人恐怖症者の平均年齢は23.7歳であった[5,6]。つまり入院を必要とするほど不適応状態に陥った対人恐怖症者は比較的若年であるのに対して，外来を受診した症例の中には症状を持ちながらも社会生活を維持してきた比較的年齢層の高い患者が含まれていると考えられる。例えば職場の地位の変化に伴って会議で発言を求められる機会が増えた結果，従来からあった談話恐怖心性が顕在化した症例などがそれにあたる。

さて家族状況について，同胞数は平均2.3人で特に一般の傾向から隔たっているわけではない。しかし同胞順位に関して興味深い結果が得られた。すなわち全体としては一人っ子を含む長子が第2子以下よりも多い傾向にあったが，性別に見ると男性では長子よりもむしろ第2子に多いのに対して，女性では長子が3分の2近くを占めていたことである。従来，対人恐怖症には長男や一人っ子など周囲から特別の期待を向けられた子どもに多いとされてきた。しかし今日では家族制度の変化に伴って，長男を特別視する傾向ははるかに少なくなっているのだろう。むしろ今回の結果からは，男性の場合母子間の結びつきの強

い下の子供の方が社会化を阻まれ，対人恐怖的になりやすいといえるのかも知れない。また女性の場合，長子の方がより両親の干渉を受けやすく，また甘えを抑圧しやすいことが関係しているかも知れない。

2) 臨床特徴

主たる対人恐怖症状では対人緊張が最も多く 73.0% を占め，次いで他者視線恐怖，自己視線恐怖，表情恐怖の順であった。他者視線，自己視線，正視恐怖いずれかの症状を有する広義の視線恐怖例は 29 例（46.0%）を数えた。上位 3 症状の順位は男女とも同一であり，女性では男性に比べ対人緊張の割合がやや多く，視線恐怖の割合が少ない傾向にあったものの有意な差は認めなかった。20 年前の近藤の調査を見ると，第 1 位は圧迫感，不安，緊張症状（今回の調査では「対人緊張」から振戦を除いたものに相当）で 25.1%，第 2 位は視線恐怖（広義）23.8%，3 位が赤面恐怖 17.5%，4 位に振戦恐怖 12.9%，5 位が表情恐怖 8.8% の順であった[4]。既に近藤が調査した時点で対人緊張や圧迫感と視線恐怖の増加，赤面恐怖の減少という傾向が明らかであったが，今回の結果ではさらにその傾向が顕著になっている。すなわち今回の対人緊張の頻度は，近藤の調査で圧迫感，不安，緊張症状と振戦恐怖を足した数値 38.0% の 2 倍近くに上り，また広義の視線恐怖も約 2 倍に達している。一方赤面恐怖の頻度は近藤の調査時の割合の 2 分の 1 以下であった。なお表情恐怖や自己臭恐怖の頻度は 20 年前と大きな相違がなかった。ところで近藤は，対人的な圧迫感や不安，緊張が，視線恐怖などのより特異的な対人恐怖症状に分化する母体あるいは始源的形態だと位置づけ，正常範囲の人見知りや気遣いが神経症的レベルに至った軽症例と考えていた。しかし中村らは漠とした対人緊張を主訴とする症例の中には顕著なひきこもりを伴い，人格障害に相当する一群のあることを報告している[5~8]。この点は，病型の検討の際に改めて触れることにする。

次に共存症状では，自律神経系の身体症状の共存が 20% ほど認められたものの，パニックなどの不安症状を伴うものは 7.9% に留まり，その他の神経症症状はさらに頻度が低かった。つまり今回の対象に関する限り，比較的単一症候

的な病像が特徴であり，この点は欧米において社会恐怖に共存障害が高率に見られることとは対照的である。例えば英米圏では社会恐怖の17〜50％にパニック障害が合併するとの報告が見られる[1]。この違いが従来診断と操作的診断という診断方法の相違に起因するものか，あるいは文化的な影響による相違なのかは未だ不確かであり，今後の検討に委ねなくてならない。しかし例外的に抑うつ・無気力症状は42.9％と比較的高率に認められ，神経症レベルの定型群でも3分の1を数えた。また行動障害については，ひきこもり（陰性行動化）が31.7％と目立ったが，自傷，自殺企図，家庭内暴力などの陽性行動化，薬物やアルコールの乱用は少なく，ことに女性では1例も認められなかった。

　以上に見てきたような臨床像からどのようなことがいえるだろうか。対人恐怖症状の内容や出現順位に関する限り，20年前の近藤の調査と格段の相違はない。しかし未分化な対人緊張や他者視線恐怖の一層の増加傾向，抑うつ・無気力症状やひきこもりの頻度の高さは，対人不安に対する患者の態度の変化を示しているのではないだろうか。すなわち古典的な対人恐怖症のように対人不安を主観的に加工し，赤面恐怖などの特異的症状に発展させる（高良のいうみせかけの防衛単純化）かわりに，より受動的，無力的な反応形式として，不安を回避しひきこもるという対処のパターンが広がりつつあるということである。それを端的に示すものが「回避・ひきこもり型の対人恐怖症」ということになろう。

　ここで病型別に検討することにしよう。各病型の頻度は，定型52.4％，重症型31.7％，ひきこもり型15.9％である。前年度の入院例では定型29.2％，重症型41.7％，ひきこもり型29.2％であったことから，外来受診者全体では入院例と比べて，比較的軽症の定型例が多いことが分かる。定型群では対人緊張と他者視線恐怖が多く，重症型に比べて身体症状の共存が多い。また長子と第2子での差は見られない。重症型の症状では広義の視線恐怖と自己臭恐怖が殆どを占め，定型群より一層，単一症候的な傾向にある。抑うつ・無気力症状の共存率は定型群とほとんど差がないが，ひきこもり，行動化は定型群よりも多い傾向にあった。また長子に多いのが他の類型と異なる特徴であった。ひきこもり

型は全体で10例と少なく，男女比は4：1で他の病型より男性の割合がやや多い傾向にあった．対人恐怖症状は定型と同様，対人緊張と他者視線恐怖が大半を占め，また身体症状の合併が他の類型よりやや多い．定義上，ひきこもりが100％に見られるのは当然であるが，さらに抑うつ・無気力症状の共存が90％に見られた点で際だっている．一方，他の行動障害は認められず，長子，第2子の差は殆ど見られない．

　以上のことから，ひきこもりの有無によって定型とひきこもり型を予め区分したが，症状内容や家族状況に関してはあまり差がないことから，両型は移行的な関係にあるのかも知れない．しかしひきこもり型には抑うつ・無気力症状も高率に伴っていたことから，両型の人格傾向には相違があり，特にひきこもり型の症例は一層の弱力，回避的パーソナリティを持つことが推測される[7]．他方，重症型は特異的な症状内容，単一症候的特徴，長子に多いなどの点で他の病型と隔たっていることが明らかになった．

V．おわりに

　平成8年度に当科外来を初診した63例の対人恐怖症例の臨床特徴について調査を行い，以下の知見を得た．

　1) 男女比では依然として男性が7割以上を占めていた．また男性では長子より第2子にやや多かったのに対して，女性では長子に多いことが特徴的であった．

　2) 臨床像では20年前から指摘されていた未分化な対人緊張や視線恐怖の増加と赤面恐怖の減少が一層顕著になっていた．また抑うつ・無気力症状，ひきこもり傾向が目立ち，対人不安に対する患者の対処パターンに変化の生じている可能性が示唆された．

　3) 病型の頻度は定型，重症型，ひきこもり型の順であった．定型とひきこもり型は抑うつ・無気力症状を除いて症状内容や同胞順位にあまり差がないのに対して，重症型は症状内容，家族状況において他の病型と隔たりがあった．

今回の調査は診療録を用いた遡行的研究であること，1年間と調査期間が短く症例数が少ないことなどの限界を有している。しかし上記のようないくつかの興味深い結果は，今後の研究のなかで改めて検討していく価値があると考える。

文　献

1) Hazen AL, Stein MB：Clinical phenomenology and comorbidity. Social Phobia-Clinical and Research Perspectives.(ed.Stein, M.B.), American Psychiatric Press, Washington, DC, p.3-41, 1995.
2) 笠原嘉, 藤縄昭, 関口英雄ほか：正視恐怖・体臭恐怖―主として精神分裂病との境界例について―. 医学書院，東京，1972.
3) 北山秋雄, 石山一舟：日本とカナダにおける社会不安の比較文化的研究. メンタルヘルス岡本記念財団研究助成報告集, 5；1992.
4) 近藤喬一：対人恐怖の時代的変遷―統計的観察―. 臨床精神医学, 9；45-53, 1980.
5) 中村敬：回避・引きこもり傾向を特徴とする対人恐怖症の研究. メンタルヘルス岡本記念財団研究助成報告集, 8；91-94, 1995.
6) 中村敬：対人恐怖症に見られる＜引きこもり＞と現代社会. 森田療法室紀要, 17/18；43-48, 1995-6.
7) 中村敬, 北西憲二, 増茂尚志ほか：回避・引きこもりを特徴とする対人恐怖症について. 臨床精神病理, 16；249-259, 1995.
8) 中村敬, 塩路理恵子：対人恐怖症とひきこもり. 臨床精神医学, 26；1169-1176, 1997.
9) Pollard CA, Henderson JG：Four types of social phobia in a community sample. The Journal of Nervous and Mental Disease, 176: 440-445, 1988.
10) 牛島定信：最近の若い女性にみられるある種の神経症について. 精神科治療学, 12；119-125, 1997.

Social phobia と対人恐怖症
―文献およびカナダ人自験例についての予備的考察―

I．はじめに

　対人恐怖症は1932年，森田正馬により強迫観念症の一型として記載[21]されて以来，我が国の精神科医にとってもっともなじみの深い病態の一つである。一方，西欧では，対人恐怖症類似の症例の報告が散見されるものの[7,26]，独立した病態として注意が払われることは少なく，一般に症例そのものが極めてまれであると推測されていた。こうした背景もあって対人恐怖症は，日本の文化，対人関係の様式が病因的なかかわりを持つ「文化拘束症候群（culture-bound syndrome）」とみなされることが多かったといえる。しかしながら1980年，DSM-Ⅲに対人恐怖症とかなり類似したsocial phobiaのカテゴリーが採用されたことは，我が国の精神医学者に多くの波紋を投げかけた。social phobiaの概念を診断学上，対人恐怖症と同一視することには，一部で批判が加えられた[45]ものの，後に韓国でも日本の対人恐怖症に極めて類似した症例が数多くみられ，しかも重症対人恐怖といえるケースも少なくないことが報告されて以来[14]，日本人と対人恐怖症との特異的関係はいっそう疑問に付されるようになったのである。とはいえ欧米におけるsocial phobiaの診断や研究の実情が我々日本の精神医学者に十分知られているとはいえず，まして系統的，実証的な比較研究がほとんど目に触れない現状では，social phobiaと対人恐怖症の相互関係は依然として不明瞭のままだと言わざるをえない。そこで両者の関係を明らかにするための予備的研究として，本稿ではまず北米を中心とした最近のsocial phobiaに関する統計的研究および症候学・診断学的研究を通覧し，日本の対人恐怖症との異同について検討する。次いで筆者がカナダで面接したsocial phobia の症例を提示し，それらの特徴を対人恐怖症と比較して考察を加える。さらに，これまでの比較文化的研究の問題点と今後望まれる研究の方向性についても言及する。

II．social phobia の統計的研究

social phobia と診断された症例の社会的背景については，パニック障害や広場恐怖の症例と比べて①発症年齢がより若年であること，②女性および既婚者の占める割合が少ないことで諸家のデータは一致している[1,17,35]。このような social phobia の発症年齢および性差のパターンは，対人恐怖症の臨床データとほぼ同一であろう[20]。興味深いことに，臨床例でなくコミュニティ・サンプルを対象にすると social phobia の中で女性の占める割合はずっと多くなり，男女差が逆転するという[29,32]。Pollard と Henderson はこの結果を，"social phobia は特に職業の遂行を妨げうる病態であるが，職業生活は主に男性によって占有される傾向に依然としてあるため，男性のほうが高率に治療を求めてくるのだろう"と解釈している[29]。日本ではDSM-Ⅲの診断基準に基づいたコミュニティ調査はまだ実施されていないと思われるが，一般大学生の調査から，女子学生のほうが男子学生よりも対人不安を持ちやすい傾向にあったことが報告されており[13]，北米のコミュニティ・サンプルと同一の傾向が認められる。

social phobia の頻度に関して，米国の4つの地域の調査では，その生涯有病率が2.4％と報告されている[32]。またセントルイス地区での調査では，social phobia の時点有病率が22.6％という高い値を示している[29]。ただしDSM-Ⅲの診断基準をより厳密に適用すると，有病率は2.0％になり，先の4地域の大規模調査とほぼ同一の結果になるという。また Zimbardo によれば，米国の大学生の42％が自分を shy だとみなしている[46]。さらに北山と石山は，日加の大学生の比較調査から，カナダの学生のほうが日本の学生より一般に対人不安を抱きやすいという意外な結果を報告した[13]。social phobia の患者はパニック障害の患者に比べてメンタルヘルスサービスを求めにくいという指摘[32]も考慮に入れ

ると，北米における潜在的な social phobia あるいはサブ・クリニカルなレベルの対人不安を有する人口は，これまで考えられていたよりもはるかに多いことが推測されよう．

III. social phobia の症候学・診断学

　DSM-III では social phobia の典型的な症状として，4つの例が示された．すなわち，他者の面前で a) 話をしたり振る舞ったりすること，b) 公衆便所を使用すること，c) 食事を取ること，d) 字を書くことへの恐怖である[38]．これらの症状は対人恐怖症でも認められるが，どちらかといえば辺縁的な症状であり，赤面，表情，視線恐怖など対人恐怖症の中核群[44]とはいささかの隔たりを感じさせる．端的にいえば，対人恐怖症では人前での羞恥や困惑の，特に身体的な表出に注意が注がれる[37]のに対して，DSM-III で例示された social phobia の典型症状は，主として人前での行為にまつわる不安（performance anxiety）に関係している[35]．DSM-III の4つの例は，我々からすればむしろ広場恐怖やパニック障害と移行的な症状のように見える．事実，Marks も初めから social phobia と広場恐怖の類似性に言及しており，social phobia の独立性を主張するのに多少の躊躇を示した[17,19]ことも影響して，初期の研究の多くは両者をいかに区別するかというテーマに集中した感がある[1,2,4,15,22,28,31,34,35]．例えば Sheehan ら[34]は spontaneous panic attack → social phobia → agoraphobia という内因性不安の発展段階説（一種の単一神経症論）を提唱し，Marks らと対立した見地に立っている．その後の研究者の大勢は social phobia の独立性を認めているが，同時に広場恐怖やパニック障害とのオーバーラップがしばしば指摘されている[30,35,36]．特に人前での飲食恐怖に関しては，広場恐怖症者でも稀ならずみられることが報告されており[1,41]，この点，内沼が会食恐怖を不安ヒステリーとの境界に位置づけた[44]ように日本の症例の臨床的印象と近似している．このように DSM-III で典型例とされた症状から判断すると，social phobia の概念は対人恐怖症と比べて広場恐怖やパニック障害の極により近いことがうかがわれる．

ところでMarks[18]，Öhman[27]はそれぞれsocial phobiaの患者が視線を隠す傾向にあることを指摘している。筆者が実際に面接した症例の一部も同様であり，旧来もっとも日本的な特徴と考えられてきた正視恐怖の心性が，少なくとも一部の欧米の症例にみられることがうかがわれる（かつて成田も同様の可能性を示唆している[25]。ただし文献上も筆者の症例でも，これらの患者が視線を合わせることに選択的な苦痛や加害感を強く訴えていたわけではなく，この点我が国の正視恐怖ほど完成された症状とはいえない）。

さて，1987年のDSM-Ⅲ改定版（DSM-Ⅲ-R）では，新たにgeneralized typeというサブカテゴリーがsocial phobiaに付加された[39]。このサブタイプはほとんどの社会状況への非特異的な恐れを示す症例を指しており，DSM-Ⅲで例示されたnon-generalized type, social phobiaよりも重症であるが，かつて考えられていたよりも広範に見いだされることが，近年報告されている[6,41]。こうした症状賦活状況の非特異性は，対人恐怖症の進行した症例や重症例では一般的な特徴といえる。しかしながらgeneralized typeと日本の症例がより近似しているか否か，今のところ即断はできない。というのもこのタイプと回避性人格障害をどう鑑別するか，まだ結論が出ておらず，むしろ両者の共通性を指摘する声が優勢だからである[3,5,33,42,43]。またDSM-Ⅲ-Rでは赤面恐怖がsocial phobiaではなく回避性人格障害の例に挙げられており，いっそう混乱をもたらしているように見受けられる。ただしTurnerら[43]は，"social phobiaの患者は他者とかかわりを持とうとする願望がより強く，対人不安に打ち勝とうと努力を続ける傾向にある。他方，回避性人格障害の患者は自分が感じた限界を容易に受け入れ，他者に近づこうとする願いと回避したい衝動との内的な葛藤に乏しい"ことを挙げている。このような葛藤は，森田神経質タイプの対人恐怖症には一般的にみられる特徴であり，笠原はこの点を対人恐怖症と回避性人格障害との明らかな相違だと述べている[9]。筆者もこのような鑑別点を重視すべきだと考えるが，その一方で近年我が国でも，回避・ひきこもり傾向の目立つ対人恐怖症が徐々に増加した印象を持っており[24]，対人恐怖症とパーソナリティ傾向との関連は，それ自体興味深いテーマである。

social phobia の症候学的な問題で，もう一つ関心を呼ぶのは重症対人恐怖症の特徴，すなわち「自分の視線がきついために他者を不愉快にする」などの加害恐怖あるいは加害関係妄想性[10]が見いだされるか否かである。前に触れたように韓国ではこのタイプも少なくない[14]ということだが，欧米では一般にまれだと考えられてきた。重症型の中でも自己臭恐怖や醜貌恐怖は西欧でも文献的に見いだされるが，DSM-III-R では social phobia とは別個の妄想性障害身体型あるいは身体表現性障害に分類されることになる。Turner と Beidel は，"強迫者にみられる対人不安や回避傾向は，しばしば他者への加害恐怖に関係している"ことを指摘している[41]。興味深いことに彼らは，この点を強迫性恐怖と social phobia との鑑別点に挙げているが，見方を変えればこのことは，social phobia と診断されない強迫性恐怖の症例の一部には，重症対人恐怖に近い加害恐怖心性を持つ者がいる可能性を示唆している（ただし笠原のいうように特異的に自己視線恐怖を訴える症例は欧米では今のところ報告がないようである[8]）。一般に social phobia と強迫性恐怖との関係についての研究は，広場恐怖やパニック障害との比較研究に比べて格段に少ない。しかし，そもそも森田が対人恐怖を強迫観念症に含め，それを中核群とする森田神経質が強迫心性と密接にかかわっていたことを想起するならば，social phobia と強迫性恐怖との連続性に関する研究は，大いに望まれる方向性である。それは単に加害恐怖の問題という症候論的な興味にとどまるものではなく，social phobia の病態機制に光を投ずる可能性もあると思うからである[24]。

　social phobia と対人恐怖症は，いずれも「人前での羞恥や困惑を恐れる」心性で共通しているが，見てきたように症候学的な力点の置き方や診断概念の境界に多少の相違があり，両者の関係は不明瞭な点を残している。しかし一方では，欧米でも状況規定性の乏しいタイプ（generalized type）が注目を集め，また正視恐怖心性や加害恐怖心性が一部の social phobia の背後にうかがわれるように，実際の症例では，記述された診断基準から受ける印象よりも，相互の共通性が少なくないように見受けられた。

IV. 症例提示

　以下に挙げる症例は，筆者がカナダ，バンクーバーで social phobia の調査のために面接したものの一部である．いずれの症例も，バンクーバー市内で開業する神経症専門医に受診歴があり，その医師から social phobia と診断されたか，あるいは対人不安が主症状の一つである症例を選択し，面接に同意を得た．なお全例がカナダ国籍を有し，日系カナダ人である症例3を除き，いずれも人種的には白人である．

症例1　45歳，女性，小学校教諭，未婚

　3人姉妹の末子，2人の姉も患者同様の症状を持つ social phobia だということである．父親は医師，極端に寡黙で家族との対話が乏しかった．母親は厳格だが，非常に shy でもあった．患者自身も小児期から shy で人見知りが強かった．中学時代は友人が多かったが，皆自分より優れているように感じ，友人との交際が怖かったという．また教室で起立して話をする時はひどく緊張を覚えた．16歳の時，運転免許証の申請書に名前を書く際，手が激しくふるえてサインができないというエピソードがあった．その時以来，人前で字を書く時，特に銀行などでは常に手がふるえ，係りの人から「落ち着くように」言われたこともあって，次第にそうした場面を避けるようになる．同じ頃から集まりや発表の場面ではいつも不安を覚え，しばしばふるえだけでなく動悸，めまい，赤面，呼吸困難感などパニック的な不安に至ることもあった．また若い頃は自分の容貌が醜いため周囲の人を当惑させるように感じ，友人とも会わないようにしていたという（忌避妄想性は乏しい）．容貌に関しては今は前ほどこだわらなくなったというものの，依然として自分は結婚できるような容姿ではないと考えている．上記の不安，ふるえ症状は1年前抗うつ薬を服用以来軽快し，人を避けることも少なくなっているが，いまなおかなりの対人不安を自覚する．一般に知人よりも見知らぬ人，同性より異性，同年輩よりも年下の人の前で緊張が強まる．また小グループよりフォーマルな大グループのほうが不安が高まり，

例えば職員会議ではほとんど一言も発しないのが常だが，小グループでも5人以上になるとリラックスできなくなるという。

症例2　31歳，男性，ペンキ職人，既婚
　4人同胞の第3子。父親は好人物だがsocial phobic，母親は社交的な性格だった。家庭は穏やかな雰囲気だったという。小児期はむしろ外向的で，友人は多かった。17歳で高校を中退，陸軍に入隊し2年間を送る。19歳の時，上官の見ている前で除隊の書類を記入している最中，非常に緊張して手がふるえ赤面を自覚した。その時以来，様々な対人場面で緊張を覚えるようになった。例えばたまたま知人に出くわすと非常に不安になり，動悸，ふるえなど"パニック"に至る。そのような自分の顔を見て相手は彼の緊張を見抜くように感じられ，そう思うとよけい落ち着かなくなる。また他人の前でものを書く時はふるえて赤面する。パーティに行かなければならない時は，事前に酒を飲み緊張を隠すことが常だった。長年対人緊張を隠すよう努めていたが，症状は徐々に増悪し，1年前には職場で人と話すのも困難になり，ついに精神科を受診した。アルプラゾラム服用後，症状はかなり軽減し，対人不安を克服したと自ら考えているが，今なお散髪に行く際は不安を紛らすため娘を連れていかなくてはならない。かつてのふるえ，赤面などの症状は，うまく隠さないかぎり他人にも明らかだと考え，可能なかぎり取りつくろってきたが，症状のため他人に不快感を与えたり，忌避される感じは伴わない。なお彼が特に不安を感じるのは，自分より優位な相手，未知の人よりもしばらく会わなかった知人，年下や年長者より同年輩の相手に対してであり，患者自身は自分が競争的になるためだと考えている。

症例3　26歳，男性，倉庫係，未婚（日系3世）
　5人同胞の第3子。父親は漁師，カナダ生まれの日系人だがほとんど日本で育ち，勤勉で義理堅く，古い日本の価値観を持って子供の養育に当たった。母親は頑固だが明朗な人柄，教育には厳しく，子供たちに高い期待をかけていた。

両親とも交際は日系人に限られ，家庭の体面を常に気にしていた。患者は小児期，軽度の言語障害があり，内向的でshyだったが，同時に完全主義的，競争的で非常に要求水準の高い性格である。

　小，中学校では平均的な成績を収めたが，彼以外の同胞はすべて学業に秀でていた。5～6歳の頃から，言葉が不明瞭なためよく従兄弟や友達にからかわれ，また自分の問題が親戚たちの話題になっていることを感じていた。また自分の顔が平坦なことを小さい時から気にしていた。年長ずるにつれて劣等感は次第に強まり，人と打ち解けることができなくなった。子供の頃はなぜ人にからかわれるのかよくわからなかったが，今は異常なほど平坦な顔のせいだと確信しており，他人が自分の顔についてどう言うか絶えず気にかけている。最近は気分も絶望的になり，イライラすると他人や自分を傷つけてしまうのではないかと恐れている。美容整形も考えたが，それでは負けだと思ったり，かえってまたそのことでからかわれるかもしれないと思うと決心がつかない。人中ではなるべく後ろに座ったり，手で顔を隠すようにしている。しかし自分の顔のせいで他者を不快にさせたり，他者から避けられているという感じは特にない。彼の人前での苦悩は，相手が友人，家族を問わずみられるが，一般に女性といるほうが不安は少ない。同性同年輩の相手が最も苦手，また大グループの中で発言するのは困難だが，小グループのほうがさらに辛いと言う。そのような場面では，話せば話すほど本当の自分から離れていってしまうように感ずる。

症例4　40歳，女性，画家，未婚

　妹との2人同胞。父親はアルコール依存傾向にあり，頑固で独善的な性格だが，患者のことは可愛がったという。母親は患者によると教養がなく，誰も尊敬を払わないような人物で，子供との情緒的なつながりが乏しかった。患者は小児期は外向的であり，小・中学校では成績は常にトップクラスであった。はっきりした記憶はないが，患者が最初の不安発作を自覚したのは中学生の頃，大勢の人が集まっているような状況だった。美術学校に進学してからは発作の頻度が増え，一時は日に2回ほども起こった。彼女の不安発作はめまい，動悸，

ふるえ，呼吸困難，意識を失うような恐怖を伴う典型的なパニックで，特に対人的な状況で出現する傾向にあった。このため人前に出る時は常にあらかじめ飲酒するようになり，20代の頃はすでに大酒家になっていた。またその後は抗不安薬も大量に服薬するようになり，最近ではアルコールと混ぜて服用しているが，対人不安は軽減されない。症状のため美術学校卒業後は仕事に就かず，自宅で絵を描き時折出品するが，可能なかぎり対人接触は回避している。自分が不安になるとしばしば周囲の人も困惑を覚え，このため多くの人は自分を避けていると考えている。患者の対人不安は家族といる時にも出現し，相手の性別やグループのサイズとはかかわりがないが，なかでも同年輩の相手といるのが最も苦痛であるという。また直接人と接する状況のみならず，雑踏や乗り物内でもしばしば不安発作が出現する（この患者は面接中も濃いサングラスをとらず，また途中で過去を想起することに苦痛が高まり，一時中座した）。

V. 考 察

1）症例の診断的検討

上記の症例は例数や選択方法の点で，必ずしも social phobia の一般的傾向を反映しているとはいえないが，各々の症例が少しずつ異なった特徴を呈しており，全体として social phobia の輪郭を示しているように思われる。それぞれのケースについて DSM-Ⅲ-R 診断と対人恐怖症の伝統的な診断を併せて行うことにする（表）。症例1はふるえ恐怖が主症状で，不安を喚起する状況は人前での書字および談話など比較的限定されている。若い頃には醜貌恐怖的心性もあり，より広範囲な状況で症状が出現していた可能性はあるが，最近の状態は DSM-Ⅲ-R でいう non-generalized social phobia とみなしてよかろう。しかし対人不安はしばしばパニック発作と区別し難いような様相を呈している点，またもっとも苦手とする状況が典型的な対人恐怖症のそれとは明らかに異なる点で，我々からみれば対人恐怖症の範疇だとしても，不安神経症と移行的な辺縁群に属すると考えられる。対人恐怖症者がもっとも困難を覚える状況は，笠原のい

表　診断的検討

	主症状	DSM-Ⅲ-R	対人恐怖症診断
症例1	ふるえ恐怖	non-generalized SP	対人恐怖症辺縁群（不安神経症と移行的）
症例2	赤面およびふるえ恐怖	generalized SP（＋avoidant P.D.?）	対人恐怖症（神経症レベル）
症例3	醜貌恐怖	somatoform disorder or delusional disorder	対人恐怖症（強迫性＋）
症例4	多形的	PD with AP, secondary SP, psychoactive substance abuse, avoidant P.D.	不安神経症者の対人恐怖症状

　SP：social phobia　　PD：panic disorder　　AP：agoraphobia
　P.D.：personality disorder

うように同性同年輩の比較的インフォーマルなスモールグループだからである[10]。症例2は赤面およびふるえ恐怖が主症状であり，症状増悪後は受診に至るまでほとんどの対人状況が困難になっている点から，generalized social phobia のタイプということができる。文献的考察の項で触れたように，赤面恐怖症状に注目すれば回避性人格障害の付加診断がつくかもしれない。患者は自らの対人不安を"パニック"と称しているが，典型的な不安発作とは異なり，羞恥と緊張の身体的表出といった程度のものだと思われる。症状の性質に加えて，未知でも親しくもない知人，同年輩の相手がもっとも不得手だとする点から見ても，対人恐怖症（神経症レベル）と診断して差支えない例だといえる。症例3は醜貌恐怖の例であるが，DSM-Ⅲ-R では social phobia のカテゴリーには入らず，身体表現性障害（somatoform disorder）の一型である身体醜形障害（body dysmorphic disorder）に分類される。患者が顔の形状の異常についてかなり確信を持っている点では，妄想性障害身体型（delusional disorder, somatic type）といえないこともない。しかし我が国の伝統的な診断分類からすれば，強迫性を帯びた対人恐怖症とみることに異論を挟む人は少ないであろ

う。むしろ森田神経質的な性格傾向や同性同年輩のスモールグループを一番苦手とするところは，上記3例の中でもっとも日本の症例に近いということができる。このように，症例1から症例3まで後に行くほど我が国の対人恐怖症に近似してくる。今，不安神経症（パニック障害および広場恐怖）と強迫神経症（強迫性障害）を両極とした症状スペクトラムを考えると，social phobia，対人恐怖症のいずれの診断概念もその中間に位置することになる。しかし上記のように，実際の症例に診断操作を加えてみると，social phobia の概念はより不安神経症の極に偏っており，この点，文献からの予測を裏づけた形になっている。さて症例4は，典型的な不安発作から広場恐怖と共に重症の対人不安が続発したケースで，著明な引きこもり傾向とアルコール，薬物依存を伴い，回避性人格障害の付加診断が考慮される。このようにパニック障害から続発した対人不安は DSM-III-R では social phobia に含めないことになっている[39]が，対人状況と不安発作が密接に結び付いている特徴から，secondary social phobia という呼称を提唱している学者もいる[15]。我が国の診断でもこのような症例を対人恐怖症には含めないと思われるが，慢性，重症の不安神経症の中には同様の対人不安ないしは対人恐怖的心性を持つ者が少なくないのかもしれない。また特に症例4は症状の多形性，アルコール，薬物依存を呈し人格障害のレベルにあることが推測されるが，social phobia の概念を広く取れば，こうしたケースまで含まれることになる。一般に回避性人格障害とのオーバーラップが多数指摘されていることも考慮に入れれば，social phobia と人格障害の境界がかなり不鮮明であることがあらためてわかる。一方，対人恐怖症は恐怖症段階から重症になるにつれて妄想性障害の方向に近づくが，一般に単一症候的で，このような多形性を取ることは少ないといえる。こうした相違は操作的多軸診断と伝統的病型診断という診断理念の違いにも起因すると思われるが，social phobia と対人恐怖症の診断概念を比較する際は，横軸としての症状スペクトラムのみならず，人格障害の有無を含め病態の深さという縦軸をも考慮して，各々の広がりと境界を検討すべきであることを示している。

2) 比較文化的研究の問題点と方向性

　上記の症例のうち，症例 4 では若干の被忌避感を伴うものの，全例を通して明らかな加害もしくは忌避関係妄想性は認められず，一体に対人的な場を損なう恐れは乏しく不安は自己の内部に収斂している。DSM-Ⅲで示された social phobia の典型症状が人前での羞恥の表出それ自体よりも，行為ないしは自己表現にまつわる不安に関連していることは先に述べた。またもっとも対人恐怖症に近いと思われた症例 3 では，日本人である両親の養育態度，家族の価値観が病像形成的に働いていることが推測される。こうしたことは対人不安が神経症的な症状加工を受ける過程での文化的影響[11,12]を確かに暗示はしている。実際 social phobia と対人恐怖症のニュアンスの差異は，個人主義的，"自己中心的"文化と集団主義的，"他者中心的"文化の対比から説明されてもいる[14]。しかしこれまでの比較文化的な解釈にはいくつかの方法論的な問題点があり，ここではむしろそれらの点を検討して，今後の研究の方向性を提示しておきたい。

　比較研究上の第 1 の問題は，対象の選択方法に関してである。冒頭で述べたように我が国の精神医学者の多くは，対人恐怖症が欧米ではまれであり，ことに我が国で目立った病態であるという前提の下に，日本の文化社会的特徴から解釈を加えてきた。そしてこうした前提は，欧米での症例報告が少ないという現象や，留学した我が国の精神科医の限られた臨床的印象，間接的な情報などに依拠したものがほとんどであった。今回のように，欧米の social phobia の症例を実際に面接して記述し，対人恐怖症との異同を検討した報告は寡聞にして知らない。だがいうまでもなくここでのサンプリングの方法や症例数からいって，得られた結果を一般化することは困難である。今後適切なサンプリングのもとに症例数を増やして，我が国の症例群との比較研究を行うことが必要である。しかし臨床例のみの比較には自ずと限界がある。これまでの考察から明らかなように診断概念の相違や当の病態に関する社会的関心の程度など様々なバイアスがかかり，実態を正確に反映したものとはならないからである。したがって比較文化研究を試みるには，臨床例の比較だけでなくコミュニティ・スタディを実施して相補的に検討することが望ましい。

第2に問題となるのは，診断基準についてである．今日，実証的比較研究においては，共通の診断基準を用い，構造化された面接手順を経て対象を同定することが常識となっている．しかし対人恐怖症とsocial phobiaという別個の文化圏で独自に形作られた疾病概念を比較するには，DSM-Ⅲという一方の側の診断基準ばかりでなく，対人恐怖症の診断基準をも併用することが重要である．筆者の症例研究ではDSM-Ⅲ-Rと共に，症状とその賦活状況を考慮に入れて経験的な対人恐怖症診断を実施したが，今後より大規模な調査を行うには，対人恐怖症に関する共通の診断基準の作成が不可欠である．

　第3の問題は，比較する文化圏の数についてである．可能であれば2カ国間の比較にとどまらず，3つの文化圏以上に渡る多文化比較が望まれる[40]．なぜなら2点間比較では西欧vs日本というように平面的，2項対立的な比較に傾きがちであり，対人不安を中核とする病態の構造的な共通性と相違を浮き彫りにするには，多様な文化圏から得られたデータを重ね合わせる作業がなくてはならないからである．以上のような問題点を踏まえ，注意深くデザインされた実証的比較研究が実施されてこそ，social phobiaと対人恐怖症では何がどの程度まで共通であり，どこが異なるのかという問いに，本当の意味で答えることが可能となるのである[23]．またそれによって初めて，先に挙げた文化的影響に関する仮説の妥当性も検証できるようになるのである．

Ⅵ．おわりに

　本稿ではsocial phobiaの概念と我が国の対人恐怖症概念との相互関係を明らかにするため，予備研究として1）近年のsocial phobiaの統計学的，診断学的研究状況を概観し，2）カナダのsocial phobiaおよびそれと近縁の症例を提示し，症候学および診断学的見地から検討を加えた．さらにsocial phobiaと対人恐怖症という異なる文化圏で成立した概念を比較する上で，実証的な比較研究の必要性を論じた．

文　献

1) Amies PL, Gelder MG, Shaw PM：Social phobia. Br J Psychiatry 142：174-179, 1983.
2) Bowen RC, Fischer DG, Barrett P：The relationship between agoraphobia, social phobia and blood-injury phobia in phobic and anxious depressed patients. Can J Psychiatry 32：275-281, 1987.
3) Brooks RB, Baltazar PL, Munjack DJ：Cooccurrence of personality disorders with panic disorder, social phobia, and generalized anxiety disorder. Journal of Anxiety Disorders 3：259-285, 1989.
4) Cottraux J, Mollard E, Duinat-Pascal A：Agoraphobia with panic attacks and social phobia. Psychiatr & Psychobiol 3：49-56, 1988.
5) Heimberg RG, Dodge CS, Becker RE：Social phobia. In；Anxiety and Stress Disorders, edited by Michelson L, Asher ML, Guilford Press, New York, 1987.
6) Heimberg RG, Hope DA, Dodge CS, et al：DSM-Ⅲ-R subtypes of social phobia：Comparison of generalized social phobics and public speaking phobics. J Nerv Ment Dis 178：172-179, 1990.
7) Janet P：Les Névroses. Ernest Flammarion, Éditeur, Paris, 1910（高橋徹訳：神経症．医学書院，1974.）
8) Kasahara Y：Fear of eye-to-eye confrontation among neurotic patients in Japan. In；Japanese Culture and Behavior, edited by Lebra TS, Lebra WP, University of Hawaii Press, Honolulu, pp 379-387, 1986.
9) Kasahara Y：General discussion at the First Cultural Psychiatry Symposium between Japan and Korea, Seoul, 1987.
10) 笠原嘉，藤縄昭，関口英雄，他：正視恐怖・体臭恐怖—主として精神分裂症との境界例について．医学書院，1972.
11) Kirmayer LJ：Culture-bound syndromes and international psychiatric classification：The example of Taijin Kyofusho. Psychiatry：A World Perspective 4：195-200, 1990.

12) Kirmayer LJ : The place of culture in psychiatric nosology : Taijin Kyofusho and DSM- Ⅲ-R. J Nerv Ment Dis 179 : 19-28, 1991.
13) 北山秋雄, 石山一舟：日本とカナダにおける社会不安の比較文化的研究. メンタルヘルス岡本記念財団研究助成報告集, 1992.
14) Lee SH : Social phobia in Korea. Paper presented at the First Cultural Psychiatry Symposium between Japan and Korea, Seoul, 1987.
15) Liebowitz MR, Gormn JM, Fyer AJ, et al : Social phobia : Review of a neglected anxiety disorder. Arch Gen Psychiatry 42 : 729-736, 1985.
16) Mannuzza S, Fyer AJ, Liebowitz MR, et al : Delineating the boundaries of social phobia : Its relationship to panic disorder and agoraphobia. Anxiety Disorders 4 : 41-59, 1990.
17) Marks IM : The classification of phobic disorders. Br J Psychiatry 116 : 377-386, 1970.
18) Marks IM : Social and specific phobia : Fears, phobias, and rituals. Oxford Univ Press, New York, p363, 1987.
19) Marks IM, Gelder MG : Different ages of onset in varieties of phobia. Am J Psychiatry 123 : 218-221, 1966.
20) 森温理, 北西憲二：国際疾患分類からみた森田神経質. 森温理, 北西憲二編；森田療法の研究. 金剛出版, p.53-68, 1989.
21) 森田正馬：赤面恐怖症（又は対人恐怖症）とその療法. 森田正馬全集 3, 白揚社, p.164-174, 1974.
22) Munjack DJ, Brown RA, McDowell DE : Comparison of social anxiety in patients with social phobia and panic disorder. J Nerv Ment Dis 175 : 49-51, 1987.
23) Nakamura K : A review of social phobia research and treatment : From a Morita therapist's perspective. International Bulletin of Morita Therapy 5 : 35-45, 1992.
24) 中村敬：Social phobia －対人恐怖症との異同および森田療法の適用可能性について. 森田療法室紀要, 14；14-25, 1992.
25) 成田善弘：対人恐怖症. 懸田克躬, 島薗安雄, 他編；現代精神医学大系, 年刊版

88A, 中山書店, pp171-185, 1988.
26) 大橋秀夫：対人恐怖. 土居健郎, 笠原嘉, 他編；異常心理学講座 5, 神経症と精神病 2. みすず書房, p.1-72, 1988.
27) Öhman A：Face the beast and fear the face：Animal and social fears as prototypes for evolutionary analyses of emotion. Psychophysiol 23：123-145, 1986.
28) Persson G, Nordlund CL：Agoraphobics and social phobics Differences in background factors, syndrome profiles and therapeutic response. Acta Psychiatr Scand 71：148-159, 1985.
29) Pollard CA, Henderson JG：Four types of social phobia in a community sample. J Nerv Ment Dis 176：440-445, 1988.
30) Rappe RM, Sanderson WC, Barlow DH：Social phobia features across the DSM-III-R anxiety disorders. Journal of Psychopathology and Behavioral Assessment 10：287-299, 1988.
31) Reich J, Noyes R, Yates W：Anxiety symptoms distinguishing social phobia from panic and generalized anxiety disorders. J Nerv Ment Dis 176：510-513, 1988.
32) Schneier FR, Johnson J, Hornig CD, et al：Social phobia：Comorbidity and morbidity in an epidemiologic sample. Arch Gen Psychiatry 49：282-288, 1992.
33) Schneier FR, Spitzer RL, Gibbon M, et al：The relationship of social phobia subtypes and avoidant personality disorder. Compr Psychiatry 32：496-502, 1991.
34) Sheehan DV, Ballenger J, Jacobsen G：Treatment of endogenous anxiety with phobic, hysterical, and hypochondriacal symptoms. Arch Gen Psychiatry 37：51-59, 1980.
35) Solyom L, Ledwidge B, Solyom C：Delineating social phobia. Br J Psychiatry 149：464-470, 1986.
36) Stein MB, Shea CA, Uhde TW：Social phobic symptoms in patients with panic disorder. Am J Psychiatry 146：235-238, 1989.
37) 高橋徹：対人恐怖－相互伝達の分析. 医学書院, p.5, 1976.

38) The American Psychiatric Association : Diagnostic and Statistical Manual of Mental Disorders (Third edition). The American Psychiatric Association, Washington DC, 1980.

39) The American Psychiatric Association : Diagnostic and Statistical Manual of Mental Disorders (Third edition-revised). The American Psychiatric Association, Washington DC, 1987.

40) Tseng WS, McDrmott JF : Culture, mind and therapy : An introduction to cultural psychiatry. Brunner/Mazel, New York, 1981.

41) Turner SM, Beidel DC : Social phobia : Clinical syndrome, diagnosis, and comorbidity. Clinical Psychology Review 9 : 3-18, 1989.

42) Turner SM, Beidel DC, Dancu CV, et al : Psychopathology of social phobia and comparison to avoidant personality disorder. J Abnorm Psychol 95 : 389-394, 1986.

43) Turner SM, Michelson L : Conceptual, methodological, and clinical issues in the assessment of anxiety disorders. Journal of Behavioral Assessment 6 : 265-279, 1984.

44) 内沼幸雄：対人恐怖論－羞恥と対人恐怖．高橋徹編；精神科 Mook 12, 対人恐怖症, 金原出版, p.106-116, 1985.

45) 山下格：我が国における神経症の診断と DSM-Ⅲ. 臨床精神医学, 11 ; 205-212, 1982.

46) Zimbardo PG : Shyness : What it is, what to do about it. Addison-Wesley Pub Co, New York, p14, 1977.

社会恐怖と対人恐怖症の比較
－森田療法の視点から－

I．はじめに

　DSM-III以降公式の診断分類に採用された社会恐怖（social phobia）と従来から我が国で用いられてきた対人恐怖症という診断概念の異同を巡っては，既に幾多の議論が交わされてきた。これらの議論にいささか噛み合わない点があったのは，社会恐怖にせよ対人恐怖症にせよ，その概念によって何を指すのかが論者によって必ずしも一致していなかったことが一因している。たとえば社会恐怖という概念を特定の場面での行為に関する不安（非全般型）に限り，また対人恐怖症という概念によって加害・忌避関係妄想性を帯びた重症対人恐怖（あるいは妄想型対人恐怖症）のみを念頭におくのであれば，両者に相当の隔たりがあるのは自明のことである。しかしこのような議論は，それぞれの集合の一部分だけを取り出して比較しているに過ぎない。

　そこで今回は，社会恐怖，対人恐怖症それぞれの診断概念が何を意味するかを明確にした上で，筆者らがこれまで実施した研究結果を要約し両者の相互関係についての見解を述べることにした。さらにこうした数量研究を相補う意味で，森田療法を実施した対人恐怖症例を呈示し，診断学的検討を付すことにしたい。

II．社会恐怖と対人恐怖症の比較

　社会恐怖（social phobia）という命名は英国のMarksによる。Marksは恐怖症の一型として社会不安を主とするタイプを記述し，その症状として人前で

表1 対人恐怖症診断基準（対人恐怖症研究会作成）

以下の4項目を満たすこと。
1. 自己の態度，行為，あるいは身体的特徴が，社会的対人的状況において不適切に感じられる。
2. そのため社会的対人的状況で，恥，困惑，不安，恐怖，おびえ，緊張など，持続的な感情反応を呈し，強い苦痛を感じる。
3. 1, 2のために他者との良好な関係を維持できない（受け入れられない，軽蔑される，避けられる）と感じ，悩む。
4. 苦痛を覚える社会的対人的状況を回避しようとする反面，回避することに対して抵抗がある。

付帯事項：妄想型（いわゆる重症対人恐怖，思春期妄想症）
　上記診断基準を満たし，さらに以下の3項目に該当するものを妄想型対人恐怖症と特定せよ。
1. 特定の身体部位あるいは身体感覚に結びついた，自己の身体に欠陥があるという確信（自己の視線，臭い，醜貌など）を持つ。
2. 1のために他者に対して害を与えるか，不快感を与えると妄想的に確信している。
3. 1のために他者がいつも自分を避けることを，妄想的に確信している。

の飲食，ふるえ，赤面，談話，書字，嘔吐に対する恐怖症を挙げた[10,11]。それを下敷きにして，1980年のDSM-Ⅲでは初めて公式の診断分類に社会恐怖というカテゴリーが採用された。その際，恐怖される状況の典型例として人前でa）話しをしたり振舞ったりすること，b）公衆トイレを使用すること，c）食事をとること，d）書字の4つが挙げられた[1]。DSM-Ⅲに例示された症状は，主として人前での行為にまつわる不安（performance anxiety）に関係しており，赤面，表情，視線恐怖など対人恐怖症の中核群とは隔たりがあった。実際，DSM-Ⅲが発表されてからしばらくの間欧米では社会恐怖と広場恐怖の異同に関する議論が多く，両者のオーバーラップが度々指摘されたのである[14]。他方，わが国の対人恐怖症に関する精神病理学は森田以来この病態の強迫的心性をよく把握してきた[12]。そこで筆者は診断分類上，社会恐怖はより広場恐怖やパニック障害など不安神経症群に近く，対人恐怖症はより強迫神経症に近接して

いるという見解を示したことがある[14]。だが1987年に発表されたDSM-III-Rでは、社会恐怖に「恐怖的状況がほとんどの社会状況を含む」ような全般型（generalized type）というサブカテゴリーが付加された[2]。つまり行為を巡る不安のみならず他者との関わり一般に対する強い恐怖と回避欲求を抱く一群が含まれることが明記されたのである。後に全般型は社会恐怖の中でも高い割合を占めることが明らかになり、1994年のDSM-IVでもこのサブカテゴリーは保存された。

このような修正によって、DSM-IIIの時点で推定されていた以上に社会恐怖と対人恐怖症は似通ったものになったのである。そこで改めて両者の診断学的異同を検討する必要が生じたのだが、その前提作業として対人恐怖症の概念もまた明確化することが不可欠であった。このために対人恐怖症の研究者が集まり表1に示した診断基準案を作成した[7]。この基準では自己の態度、行為、身体的特徴が社会的対人的状況において不適切と感じられ、そのために他者との良好な関係を維持できないと悩むことなどが中心に据えられている。そしてこれらの基準を満たし、かつ加害忌避関係妄想を有する場合を妄想型と特定することになっている。このような基準を明示することによって、旧来海外の研究者の誤解のもとになっていた対人恐怖症＝妄想型という誤りを払拭することができる。むしろ対人恐怖症のマジョリティは非妄想型、一般に神経症レベル（北大グループのいう緊張型[5]）といわれるタイプだからである。

さて筆者らは、森田療法を希望して受診した症例のなかで従来診断により38例の対人恐怖症例を抽出した。また従来診断とは独立にSCID（structured clinical interview for DSM-III-R, 日本語版）を用いて操作的にDSM診断を実施した。その結果、対人恐怖症の65.8%（25例）がDSM-III-Rに基づき社会恐怖と診断された。さらに対人恐怖症を神経症レベル（27例）と妄想型（11例）に分けると、神経症レベルの81.5%（22例）が社会恐怖に該当したのに対して、妄想型では27.3%（3例）が社会恐怖と診断されたに留まり、他は精神病性障害や気分障害と判定された。つまり神経症レベルの対人恐怖症は大部分が社会恐怖と重なり合うのに対して、妄想型の対人恐怖症はDSM分類上適切な位置

づけがなされなかったのである[21]。

　ところで以上のような結果については，次のような疑問が生じるかもしれない。対人恐怖症のかなりの部分が操作的に社会恐怖と診断されるにせよ，その内実が欧米の症例と日本の症例とでは異なるのではないかという疑問である。この点については筆者の次のような研究結果がある。日本およびカナダにおいて DSM-III-R にもとづき社会恐怖と診断された症例：日本 20 例（全例が対人恐怖症とも診断された），カナダ 21 例に対して対人恐怖症・症状および賦活状況質問紙（TKS 質問紙）を用いて調査したところ，以下の結果を得た。35 の対人恐怖症状について，総得点には両群間に有意差はなかった。両群に有意差が認められたのは 4 つの症状に限られ，赤面および声のふるえに対する恐怖がカナダ群に有意に多く見られたのに対して，日本群では対人緊張感と横視野恐怖が有意に多かった。また特にカナダ群の 75% に正視恐怖が，60% に自己視線恐怖が少なくとも部分的な心性として潜在することが明らかになった。さらに賦活状況に関しては日本，カナダ両群とも小集団よりは大集団，同性より異性，年長者や年少者より同年輩の対象，未知の人や親しい人より半見知りの対象の前で症状が増強する傾向にあった[16]。質問紙法によることやサンプルサイズが小さい点などからこの結果を直ちに一般化することはできないが，従来日本の対人恐怖症の特徴と考えられていた症状や賦活状況がカナダ群においても少なからず見出されたことは注目すべきである。

　但し，従来から指摘されているように欧米の症例は一般に自己の欠陥により他者に迷惑を及ぼすという対他的影響への懸念はさほど明確ではない。あるいは帰属集団から忌避される恐れが訴えられることも少ないことは確かだろう。このことから加害・忌避関係妄想性を特徴とする重症（妄想型）対人恐怖症に限っては，やはり文化特異的な病態ではないかという見方がある。Lee は韓国において自己視線恐怖や自己臭恐怖などの妄想型対人恐怖症例が多数見出されたことを報告した[9]。そこで妄想型の症状構造は自己志向的（個人主義的）文化と日本や韓国のような他者志向的（集団主義的）文化との相違という点から解釈されてきた[8]。また DSM-IV のマニュアルでは社会恐怖の項で「ある種の文

化（例：日本および韓国）では，社会恐怖をもつ人は…社会的状況で他の人に不快感を与えることに対して非常に強い持続的な恐怖をもつことがある。」という補足説明を加え，こうした病態は社会恐怖の文化特異的な亜型というように位置づけている[3]。

さてこの点に関連して興味深い報告がある。Clarvit らはニューヨークの不安障害クリニックを受診した 6 例の加害型（妄想型）対人恐怖症を報告した。6 例中 5 例は自己臭恐怖の症例であった。2 例はニューヨーク生まれの白人女性，他の 4 例はアジアや中南米からの移民で，うち 3 例は米国に移住後症状を発症していた[4]。Clarvit らの報告は少なくとも加害・忌避関係妄想性を帯びた対人恐怖症が日本や韓国のような東アジア文化圏に特異的な病態とはいえないことを示している。とはいえ 6 例中 4 例が非北米文化からの移民であったことも無視できない。彼らの場合，おそらく北米に比べて社会成員間の心理的紐帯の強い母国文化の影響が想定されるが，そればかりではない。移民という社会的マイノリティの立場，コミュニケーション能力のハンディキャップ，にもかかわらず生きていくためには移住社会への適応と同調を強いられることなどが対人恐怖症状の発症に関与したことが推測できる。こうして見ると妄想型の対人恐怖症は従来考えられていたような日本文化あるいは儒教文化の特異的影響という意味だけでなく，もっと広い意味での文化的影響や社会関係のあり方から改めて検討されるべきであろう[19,21]。

III. 症例提示

ここで森田療法を実施した対人恐怖症例を提示することにしたい。なお記述にあたってはプライバシーを保護するため若干の改変を施したことをお断りしておく。

症例 1　初診時 25 歳，女性，事務職
［主訴］　人前で緊張し手や首がふるえる。このため周囲に人がいると字を書く

[現病歴] 元来几帳面で完全主義，些事にくよくよしやすく人目を気にしやすい。

初診の4カ月前，友人の結婚式で司会の手伝いをしたが，緊張の余り手や首がふるえて書字が困難になり，途中から書くことをやめてしまった。それ以来，またふるえるのではないかという恐れから人前で書類を書くことを避けるようになり，美容院にも行かれなくなった。このため森田療法を希望して来院。初診2カ月後に入院に導入された。

[治療経過] 1週間の臥褥が明けた日には，不安が強く自室を出ることをしばらくためらったという。その日の日記には「人に煩わされるのがいやで一人になりたがり，かといってみんなの中にも入りたい」という葛藤が記されている。しばらくの間は患者ミーティングのように大勢の人がいる場面でしばしばふるえが出現し，すんなりとその場に入っていくことができずにいた。また同室の女性と二人でいても自分の話題が乏しいことが気になり，気詰まりになったという。しかし作業期に入った頃から行事の準備に奔走するようになり，それとともに前ほどふるえにとらわれなくなっていった。ミーティングで自ら進んで書記の役割を務めたのもこの頃である。行事が終わって外泊に出たとき，一時孤独感を強く覚えた。しかし"気分は気分"と考えて部屋や風呂の掃除に打ち込み，さらに友人と待ち合わせるなど活動的に過ごすうちにそのような感情は流れ去ったという。帰院翌日からナイトホスピタル形式で職場に通い始めた。出勤初日，同僚の前で緊張しながらマイクを持ってあいさつをしたが，患者はふるえの有無より，復職し皆の前で挨拶ができたことが素直に嬉しかったという。その後症状へのとらわれはほとんど消失し，2カ月半の入院生活を終えた。以後もふるえ恐怖症状の再燃は認められない。

症例2 初診時26歳，男性，印刷会社勤務

[主訴] 会話ができず職場で孤立する。出勤困難。

[現病歴] 内向的，几帳面，心配性。幼児期から対人緊張が強かった。高卒後

事務機器のメーカーに就職した。始めのうちは無理に明るく振る舞っていたが，先輩から「見られていると動揺するだろう」といわれて内心を見破られている気がし，以後同僚と会話することができなくなった。1年間で退社し，親族の経営する印刷会社に再就職した。社員は全員親戚関係にあるが，そこでも人目が気になり対人緊張が続いた。数年後に仕事の責任が増大したことから不安が強まり，職場にいたたまれなくなって半年前から自宅に引きこもっている。このため受診した精神科医の勧めで森田療法を希望して来院した。

[治療経過] 臥褥終了後しばらくは居場所のない感じがして苦痛だった。「人と話すと顔がひきつり，泣きたくなる。どう思われているか常に気になる」という。また入院費の支払いなど先々のことが次々不安になった。作業には真剣に取り組むが，「自分は覚えが悪いので後輩にすぐ追い抜かれるだろう」というように自己評価の低さが目立っていた。しかし入院3週間ほどして不安な作業を一人でやり遂げたことから「やれば何とかできる」という実感を多少得ることができた。このころから場面によって対人緊張が変化するようになり，他の患者と同室になったところ，思ったほど居心地が悪くなかったという。その後は緊張しながらも様々な作業に参加して達成感を覚え，自己評価にも回復の兆しが見出された。その頃面接で入院前の責任増大→予期不安というパターンを振り返り，失敗を恐れ回避する傾向を内省した患者は，「恐れつつ行動に踏み込む」必要を改めて認識した。3カ月の入院後は元の会社に復職し仕事を継続している。

症例3 初診時19歳，男性，専門学校生
[主訴] 自分の視野に入った人が足を動かすと，自分の視線が不快なためではないかと感じる。
[現病歴] 元来，人に気を使う一方で頑固な一面がある。高2のときから「自分を出せなくなった」という理由で不登校に陥ったが，たまに登校した際にクラスメートの視線が自分に集まるのを強く感じ，以来人の視線を気にするようになった。その後教室などで人が手足を動かすと，自分の視線が不快感を与え

るからではないかと感じるようにもなった。電車に乗っていても，前の人が足を動かすと自分のせいではないかと感じる。高卒後に入学した専門学校でも同様の症状が続き通学できなくなった。そのため治療を希望して来院し入院森田療法に導入された。

［治療経過］臥褥終了後「人の輪に入っていけないのではないか」と感じて退院まで考えたが，ここが最後の砦と思って踏みとどまったという。特にミーティングのときに人の足の動きが気になり，また卓球では「自分が抜けると皆が盛り上がるように感じる」という。このように症状にとらわれる一方で「人によく思われたい」という欲望の強さも自覚されていった。

入院生活が進むにつれて行動は広がり，やがて作業の責任者になった。そこで前任者との関係に悩むことになったが，そのころから症状そのものは背景に退き，「(責任者として) 指示がうまく周囲に伝わるかを考えていて，症状どころではない」という。退院が近づいてから一時症状が再燃し「まだ治っていない」と落胆したこともあったが，気を取り直した後には「症状はこれからもなくなりはしないと思うが，考え方が変わり，病気ではないと思うようになった」と語り，約3カ月間で退院に至った。退院後アルバイトを経て就職。現在は症状消失しているという。

症例4　初診時23歳，男性，大学生

［主訴］醜貌恐怖，このため他人が自分を恐れ，避けている気がする。

［現病歴］元来神経質，完全主義的な性格。中2の頃より加害的な強迫観念やガス栓の確認などの強迫行為があった。高卒後，予備校への通学途中に見知らぬ人の視線が気になるようになった。また友人と一緒にいても沈黙に耐えられず苦痛であった。大学に進学後，2年生の頃から「自分の容貌のせいで他人に変質者のように思われ，避けられる」と感じるようになり，他の森田療法施設に入院した。入院は計5回に及んだが，いずれも通学を優先しての短期入院であり，症状の軽快には至らなかった。3年生からは下宿に閉じこもるようになったため，当科を受診し入院森田療法に導入された。

[治療経過] 臥褥から起床後，自分がそばに行くと他の患者が気まずい雰囲気になるといった加害妄想のために「入院を続けていく自信がない」というため，一旦外泊とした。本人は入院を続行する決心で帰院したものの，すぐまた被忌避感が強まり「自分の容貌のせいで他人が自分を避けるのは事実だから，後ろから歩いて見て欲しい」と頑なに主張する。こうした状態で治療の場に長く留まることができずに外泊を繰り返し，他者の反応へのとらわれは容易に変化しなかった。そこで治療者は，森田療法では気になっていることが事実か否か確認することが目的ではなく，それにとらわれた在り方を問題とすることを明確にして，自分の言い分のみを主張し治療に任せようとしない患者の姿勢に直面化を図った。患者は「面接で言われたことが心に響いた」と言い，それ以降は症状の確認も減り，ようやく腰を据えて作業に取り組むようになった。

入院4カ月目に動物飼育の責任者になり，その役割を全うできたことから自己評価もある程度改善した。約5カ月間で退院した患者はアルバイトを経て大学に復学した。しかしそのころから強迫的な運動とダイエットを始め過食嘔吐も出現するようになった。一時は忌避関係妄想も再燃。しかし通学は続け卒業まで漕ぎつけた。卒業後就職し寮生活を始めてからは仕事や現実の人間関係の悩みが主な相談内容になり，以前ほど忌避関係付けは見られなくなった。退院3年後には服薬も中止し，以降ははたまに治療者のもとに相談に訪れる程度である。

症例1は，人前での緊張，ふるえが主症状であり，恐怖される状況は人前で字を書く場面，職場の会合や美容院など比較的限局されていた。また以前から交際のあった友人たちとは発症後もさほど苦痛なく交流が保たれていた。こうしたことからDSM分類では非全般型の社会恐怖に該当する。また比較的軽症，神経症レベルの対人恐怖症（いわゆるふるえ恐怖）とも診断される。入院経過を見ると，ことに軽作業期の頃には特定の集団場面だけでなく日常的な他者との関わりにおいて，回避欲求と対人希求との葛藤に陥りがちであったことが窺われる。つまりパフォーマンス不安ばかりでなく対人関係それ自体への不安も

部分的には認められたのである．このようにパフォーマンス不安と他者との関わりへの不安が共存するということは，非全般型と全般型の社会恐怖とが分離したカテゴリーというより相互に移行的な関係にあることを示唆しているように思われる[18]．

　症例2は殆どの対人場面での顕著な緊張と回避が特徴であり，全般型の社会恐怖と診断される．対人恐怖症の分類では加害・忌避関係妄想性が見出されないことから重症対人恐怖とは異なるものの，半年にわたるひきこもり，回避傾向から筆者らのいう「ひきこもり型」の対人恐怖症と見なし得る[15,17,20]．入院後しばらくの間は対人不安のみならず全般性の不安，低い自己評価が目立ち，辛うじて治療の場に留まる状態にあった．しかし入院後半には作業の達成を通じて自己評価の回復の兆しが現れ，また他の患者から受容されることによって対人緊張も軽減していった．

　症例3は自己視線恐怖の症例である．自分の視線によって他者の動きが影響される，という加害念慮が特徴であり，重症対人恐怖の症状構造[6,13]を有する．ただし妄想的確信までには至らず，森田のいうとらわれの機制から了解可能な心理である．このような症例はDSM-Ⅲ-Rまでは社会恐怖のカテゴリーに属するか否か議論の対象であったが，DSM-Ⅳでは既述のように社会恐怖の文化特異的亜型という位置づけがなされている[3]．

　他方，症例4は醜貌恐怖であるが，忌避関係妄想性が目立っている．したがってDSM分類では身体醜形障害ないし妄想性障害と診断され，いずれにせよ社会恐怖の埒外におかれるだろう．たしかにこの症例では強迫症状が先行し，また醜貌恐怖症状の改善後は摂食障害類似の強迫的な食行動へ移行した点からすると，やや特異なケースである．しかし被忌避感の底には「皆と親しくなりたい」「受け入れられたい」という対人希求が強く存在しており，それゆえに一層自己の対他的特性にとらわれて症状が悪循環的に増強したことが推測される．それは対人恐怖的心性として理解できるものであり，従来我が国ではこのような醜貌恐怖は対人恐怖症状のひとつと見なされてきた[22]．症状は他の症例に比べて容易に変化しがたく，他者から避けられるという妄想様観念も堅固であっ

表2 症例の社会恐怖,対人恐怖症一覧

	主症状	DSM-IV 診断	対人恐怖症診断
症例1	対人緊張,ふるえ恐怖	社会恐怖・非全般型	対人恐怖症（神経症レベル）
症例2	対人緊張,出勤困難	社会恐怖・全般型	対人恐怖症（ひきこもり型）
症例3	自己視線恐怖	社会恐怖・文化的亜型	対人恐怖症（妄想型？）
症例4	醜貌恐怖	身体醜形障害	対人恐怖症（妄想型）

たが,他者の反応を一々たしかめようとする姿勢を治療者が取り上げて修正を図り,他者への懸念はそのままにおいて建設的行動に踏み込む姿勢を培うことによって,社会適応を可能にすることができた。そのような行動を継続した患者は退院後数年を経るうちに,次第に対人恐怖的心性が軽快していったようである。

　上記4例の診断をまとめたのが表2である。こうして見るとDSM分類では社会恐怖カテゴリーの内と外に分断されるが,我が国の伝統的な診断分類からすれば4例とも対人恐怖症に内包される。ところで全例とも入院森田療法を施行したことによって,対人恐怖症状へのとらわれから脱し,建設的な生活が再構築された。このように症状の表現形に相違があっても共通の治療的変化を示すという事実が,これらを対人恐怖症というカテゴリーに一括する我が国の伝統的な診断概念の臨床的有用性を示すひとつの根拠になるだろう。

IV. おわりに

　社会恐怖と対人恐怖症の異同に関する筆者らの研究では,操作的診断を行うと神経症レベルの対人恐怖症は大部分が社会恐怖と重なり合うのに対して,妄

想型の対人恐怖症は DSM 分類上適切な位置づけがなされなかった。また日本およびカナダにおいて DSM-III-R にもとづき社会恐怖と診断された症例に対人恐怖症・症状および賦活状況質問紙を用いて調査したところ，従来日本の対人恐怖症の特徴と考えられていた症状や賦活状況がカナダ群においても少なからず見出された。

さらに森田療法を実施した4例の治療経過を呈示して社会恐怖と対人恐怖症診断の相互関係を検討し，これらの症例を対人恐怖症として一括することの臨床的有用性に言及した。

文　献

1) American Psychiatric Association: Diagnostic and Statistical Manual of Mental Disorders, Third Edition. American Psychiatric Association, Washington D.C., 1980.

2) American Psychiatric Association: Quick Reference to the Diagnostic Criteria from DSM-III-R. American Psychiatric Association, Washing-ton D.C., 1987 (高橋三郎, 花田耕一, 藤縄昭訳, DSM-III-R 精神障害の分類と診断の手引. 医学書院, 東京, 1988.)

3) American Psychiatric Association: Diagnostic and Statistical Manual of Mental Disorders, Fourth Edition. American Psychiatric Association, Washington D.C., 1994 (高橋三郎, 大野裕, 染谷俊之訳, DSM-IV 精神疾患の診断・統計マニュアル. 医学書院, 東京, 1996.)

4) Clarvit SR, Schneier FR, Liebowitz MR: The offensive subtype of Taijin-kyofu-sho in New York City: The phenomenology and treatment of a social anxiety disorder. J Clin Psychiatry, 57:523-527, 1996.

5) 傳田健三：一般外来における対人恐怖の治療—対人恐怖と社会恐怖の異同も含めて—. 精神科治療学, 17; 1045-1050, 2002.

6) 笠原嘉, 藤縄昭, 関口英雄, ほか：正視恐怖・体臭恐怖－主として精神分裂病との境界例について. 医学書院, 東京, 1972.
7) 笠原嘉, 中村敬：対人恐怖と Social Phobia. メンタルヘルス岡本記念財団研究助成報告集, 6；55-60, 1993.
8) 北西憲二, 中村敬：対人恐怖症の比較文化精神医学の研究. 思春期青年期精神医学, 5；23-42, 1995.
9) Lee SH: Social Phobia in Korea. Proceeding of the first cultural psychiatry symposium between Japan and Korea. pp24-52, 1987.
10) Marks IM, Gelder MG: Different ages of onset in varieties of phobia. Amer.J.Psychiat., 123:218-221,1966.
11) Marks IM: The classification of phobic disorders. Brit,J,Psychiat., 116: 377-386, 1970.
12) 森田正馬：赤面恐怖症（又は対人恐怖症）とその療法. 森田正馬全集 3, 白揚社, 東京, p.164-174, 1932/1974.
13) 村上靖彦, 大磯英雄, 青木勝, 高橋俊彦：青年期に好発する異常な確信的体験. 精神医学, 12；573-578, 1970.
14) 中村敬：Social phobia と対人恐怖症－文献およびカナダ人自験例についての予備的考察－. 精神医学, 36；131-139, 1994.
15) 中村敬, 北西憲二, 増茂尚志ほか：回避・引きこもりを特徴とする対人恐怖症について. 臨床精神病理, 16；249-259, 1995.
16) 中村敬：対人恐怖症あるいは社会恐怖に関する日加比較研究. 平成 7 年度科学研究費補助金研究成果報告書, 1996.
17) 中村敬, 塩路理恵子：対人恐怖症とひきこもり. 臨床精神医学, 26；1169-1176, 1997.
18) 中村敬：社会恐怖. 風祭元, 牛島定信編：精神科ケースライブラリー III, 神経症・心因反応・人格障害. 中山書店, 東京, p.71-83, 1998.
19) 中村敬：対人恐怖症／社会恐怖の精神病理－多次元的モデルによる検討－. 臨床精神医学, 29；1093-1098, 2000.
20) 中村敬, 山寺亘, 塩路理恵子ほか：今日の対人恐怖症の臨床特徴について. 臨床精神医学, 30；59-66, 2001.

21) Nakamura K, Kitanishi K, Miyake Y et al.: The neurotic versus delusional subtype of taijin-kyofu-sho: Their DSM diagnoses. Psychiatry and Clinical Neurosciences, 56;595-601, 2002.
22) 山本巖夫:対人恐怖と逆説的志向および自己観察離脱.飯田眞,岩井寛,吉松和哉編:対人恐怖.有斐閣,東京,1981.

社会不安障害／対人恐怖症の治療戦略

I. はじめに

 社会不安障害（SAD）に対する治療は薬物療法と精神療法（心理社会的療法）に二大別される。ここでは近年急速に普及してきた薬物療法と，欧米の標準的な精神療法である認知行動療法を紹介した後，森田療法によるSADの治療戦略について解説することにしたい。

II. SADの薬物療法

 SADに対する薬物効果の研究は米国を中心に進展してきた経緯がある。1980～90年代には古典的な抗うつ薬であるモノアミン酸化酵素阻害薬（monoamine oxidase inhibitor: MAOI）の1種，フェネルジンがSAD，ことに全般型に有効であることが示された[9,10]。しかしながらモノアミン酸化酵素阻害薬には深刻な副作用が知られている。それはこの薬物を服用中の患者がチラミンというアミノ酸を多く含有する食物（たとえばチーズ，ワイン，ビールなど）を摂取すると，急激な高血圧を来たして死に至ることもあるという問題である。そのためにこの種の薬物投与に際しては厳格な食事制限が必要とされる。また肝障害を生じる場合もあるため，我が国では以前から抗うつ薬としても殆ど用いられていなかった。一時はこうした食事制限を必要としない可逆的MAOIであるモクロベマイドが有効であるという報告がなされて期待が寄せられたが[25]，その後の研究からはSADに対する有効性は実証できなかった。一方，限局型（非全般型）のSADに対しては高血圧，狭心症や不整脈の治療薬であるβ－ブロッカーが有用だと言われていたが，これも十分確立した説とは

いえない[10]。β－ブロッカーには徐脈や心臓の伝導障害，低血圧などの副作用もあるため持続的な服用は推奨されない。人前でのスピーチやパフォーマンスに対する恐怖が強い症例に，そのような状況に臨む30〜60分前にアテノロール（商品名テノーミン），プロプラノロール（商品名インデラル）のようなβ－ブロッカーの頓用を勧める医師もいる。

　ベンゾジアゼピン系抗不安薬もMAOIと同じくSADに対する効果が比較的早くから検討されてきた。クロナゼパム，ブロマゼパムなど高力価のベンゾジアゼピン系薬物がSADに有効だとの報告があり[4,12]，これらの薬物は即効性もあることから広く処方されてきた。ことに我が国では抗うつ薬よりベンゾジアゼピン系薬物の方が一般医に好まれるということも相俟って，これらの薬物が多用される傾向にある。しかしベンゾジアゼピン系薬物は長期に服用した場合の依存性が問題となる。そもそもSADの人には物質依存が共存しやすい。筆者も，複数の病院にかかりアルプラゾラムを1日30錠くらい服用している患者に遭遇したことがある。こうしたことからも，SADに対してベンゾジアゼピン系抗不安薬を投与するときは，依存性に注意し長期投与を避けることが望ましい。

　上記の理由もあって，今日ではSADに対する第1選択薬は選択的セロトニン再取り込み阻害薬（selective serotonine reuptake inhibitor: SSRI）と考えられている[21,23]。我が国で承認が得られたSSRIはフルボキサミン，パロキセチン，セルトラリンの3種類である。このうちフルボキサミンは比較対照試験でSADに対して最初に有効性が示された薬物であり，今のところ我が国でSADに対して保険適用が認められている唯一の薬剤でもある。海外での研究では投与8〜12週でフルボキサミン投与群と偽薬群との間に有意な差が生じたという[22,24]。我が国で行われたフルボキサミン（維持量1日150mg）の二重盲検比較試験の結果によれば，リーボビッツ社会不安尺度（LSAS-J）を指標にすると投与4週の時点で偽薬との間に有意差が認められ，投与10週時点での有効率は51.1%であった[2]。また松永らは従来診断で対人恐怖症と診断された症例に対してフルボキサミンまたは三環系抗うつ薬のクロミプラミンを6カ月投与したところ，

48％が反応したと報告している[11]。その他パロキセチンも海外ではSADへの効果が実証されており，日本では保険適用が認められていないものの，症例によっては効果が期待できる薬剤である。またセルトラリンも米国ではSADに対して適応が承認されている。SSRIは一般に安全性が高く過量服薬しても致死的事態に至りにくいこと，共存する大うつ病や他の不安障害にも効果が期待できるなどの利点がある。ただし吐き気，胃部不快感，口渇，頭痛，性機能障害などの副作用は比較的起こりやすく，また急激な増量や減量中止に際してセロトニン症候群が生じる場合もあることから，少量から開始して徐々に増量する。有効例には最低1年間投与を継続した後，時間をかけて減量中止することが推奨されている。

以上の知見を踏まえると，我が国の標準的なSADに対する薬物処方は以下のようになろう。

第1選択：フルボキサミン（商品名ルボックス，デプロメール）…1日量50mg位から始め，徐々に増量して150mg位を維持量とする。効果不十分の場合は最大300mgまで増量してみる。嘔気などの副作用が出る場合は，ドンペリドン（商品名ナウゼリン）やクエン酸モサプリド（商品名ガスモチン）などの胃機能調整薬を併用する。即効性を期待するときはクロナゼパム（商品名リボトリール，ランドセン）もしくはブロマゼパム（商品名レキソタン）など高力価のベンゾジアゼピン系抗不安薬を追加するが，これらの抗不安薬はなるべく1カ月くらいで漸減中止する。

第2選択：パロキセチン（商品名パキシル）など他のSSRI。パロキセチンの場合，初回10mgから開始し30〜40mgくらいまで漸増する。胃機能調整薬や抗不安薬の併用についてはフルボキサミンと同様である。

なお妄想型（確信型）の対人恐怖症については，まだ特定の薬物の有効性が定まったわけではない。時にはSSRIが奏効することもあるが[15]，神経症レベル（緊張型）の対人恐怖症よりは効果の乏しい印象がある。また以前から関係念慮に対してはフルフェナジン（商品名フルメジン）のような抗精神病薬を少量用いることがあったが，最近登場した非定型抗精神病薬—リスペリドン（商

品名リスパダール),塩酸ペロスピロン(商品名ルーラン),オランザピン(商品名ジプレキサ),クエチアピン(商品名セロクエル),アリピプラゾール(商品名エビリファイ)なども症例によっては関係念慮や対人過敏症状の軽減が得られるかもしれない。

Ⅲ. SADの認知行動療法

　上記のようにSSRIはSADに対して50〜60%の有効率を有している。しかし薬物療法の最大の問題点は中止後の症状再燃が高率に上ることである。そこで薬物ばかりでなく精神療法(心理社会的療法)の適用が重視されているのである。

　ところで今日,北米ではSADに対する標準的な心理療法として認知行動療法が推奨されている。SADに対する薬物と認知行動療法との比較試験では,認知行動療法は即効性という点で薬物に劣る反面,治療終結後の効果の維持という点で薬物に勝っていたという[5]。ここでは森田療法との対比のため手短に紹介しておこう。一般に認知行動モデルでは不安は脅威に対する反応として理解される。図1はクラークとウェルズの社会不安障害に対する認知理論である[3]。SADの患者は社会的状況に身をおかれると,非機能的な信念が活性化される。たとえば「私は弱い」「私は人に好かれない」「私は劣っている」など日ごろから自分自身に対して抱いてきた片寄った信念が改めて意識に上ってくるのである[6]。このため社会的状況は自己の弱点が他者の目に露わになり,否定的に評価されるような脅威として解釈される。そしてこうした認知によって患者の注意は自分自身に集中することになる。また不安に伴って起こる動悸やふるえなどの身体症状や,他者の否定的な反応ばかりに目が向くといった認知の歪みも自己に対する注意の集中を一層促す結果になる。自己に対する過度の注意はさらなる不安をもたらし,実際に円滑なパフォーマンスを損なうことになる。さらにこうした脅威を回避しようとすることによって一層,否定的評価に対する恐れが強化される。図2はクラークとウェルズのモデルを筆者が簡略化したも

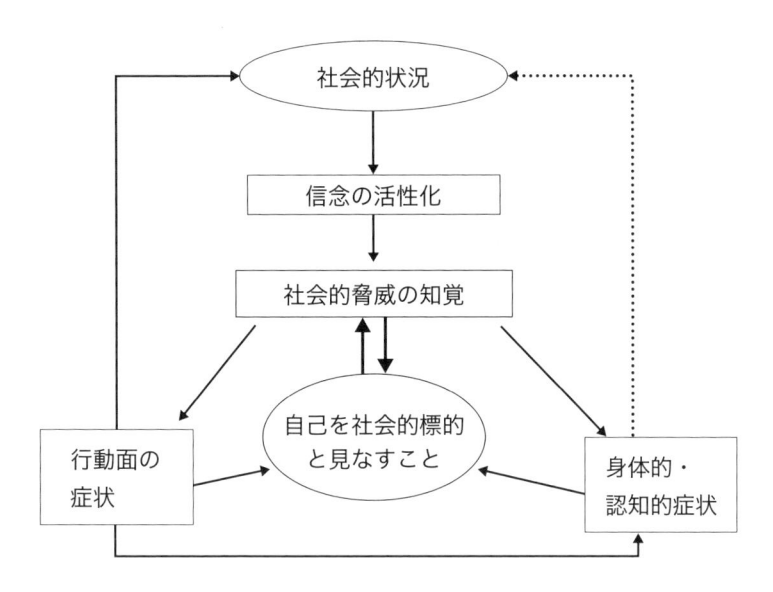

図1 クラークとウェルズのSADモデル（1995）

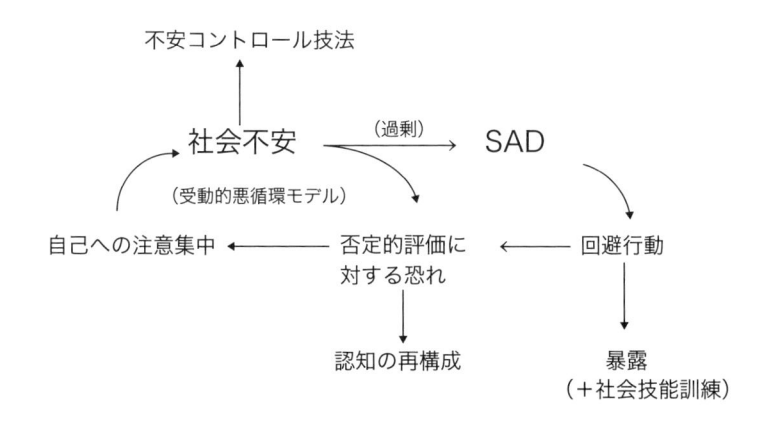

図2 SADの認知行動療法モデル（改変）

のである。認知行動モデルでは認知，感情，行動という要素間の悪循環が想定されているが，それに対して人格主体は外部の，いわば受け身の位置におかれていることから受動的悪循環モデルと呼ぶことができる[20]。

　こうしたモデルに即してSADの認知行動療法は3つの柱から組み立てられる。その第1は，呼吸法や漸進的筋弛緩法などを用いた不安コントロール技法である。第2は社会的状況を脅威と見なすような認知をより現実的，合理的な認知に再構成することである。そのためには社会不安の誘因になった状況，考え（認知），そのときの感情を表に書き出し，認知の歪みを自覚させると共に，別の考え（認知）を探し書き加えるといった方法が採用される。第3は回避行動を修正するため，恐れている社会的状況へ段階的に曝露していくことである。通常，不安階層表などを用いて恐怖の程度の弱い状況から強い状況へと段階的に直面していく方法がとられる。そのほか社会技能訓練，自己主張訓練などが付加される場合もある[1]。

IV．SAD／対人恐怖症の森田療法

1）森田の対人恐怖症論

　森田は対人恐怖症状として赤面恐怖，発声・吃音恐怖，表情恐怖，正視恐怖，自己臭恐怖などを挙げ，なかでも赤面恐怖をその代表として考察を加えた[13]。森田は長い間，赤面恐怖の治療を「催眠術と説得療法でおし通したが，少しでも之をよくする事は出来なかった」という。彼が初めてこの病態を治癒に導くことができたのは1919年，森田療法の原型がほぼ確立され，自らの神経質理論により赤面恐怖の理解を深めてからのことであった。森田は赤面恐怖を強迫観念の一種として理解した。すなわち「恥かしがる事を以て，自らふがひない事と考へ，恥かしがらないやうにと苦心する『負けおしみ』の意地張り根性である」と述べ，「自ら人前で恥かしがる事を苦悩する症状」であるがゆえに，羞恥恐怖と呼んだのである。森田によれば，恥ずかしいという感情が意味するのは，人からよく思われたい欲望であり，同時に悪く思われはせぬかという恐怖でも

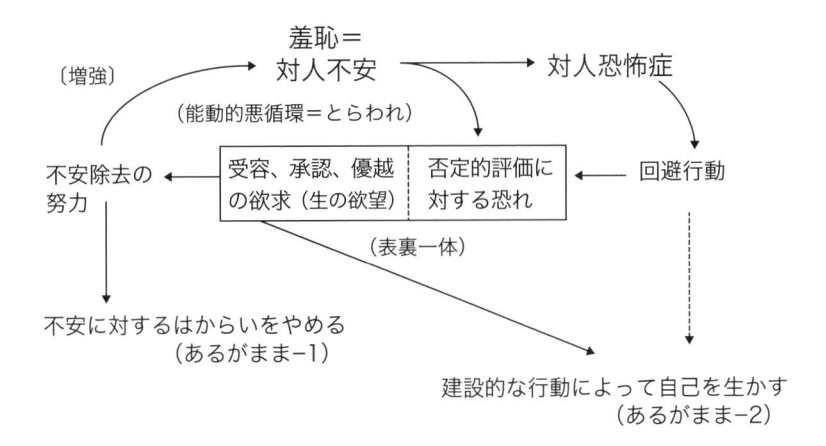

社会不安障害／対人恐怖症の治療戦略　111

```
                    羞恥＝
    〔増強〕    →  対人不安   →  対人恐怖症
                 (能動的悪循環＝とらわれ)
  不安除去の ←  受容、承認、優越 │ 否定的評価に  ← 回避行動
  努力          の欲求（生の欲望）│ 対する恐れ
                        （表裏一体）
        ↓
  不安に対するはからいをやめる
    （あるがまま-1）
                    建設的な行動によって自己を生かす
                        （あるがまま-2）
```

図3　対人恐怖症の森田療法モデル

ある。羞恥の恐怖は同時に優越の欲望である。赤面恐怖の人々は過大な優越欲を有していながら，その関心はもっぱら負けを恐れ，羞恥を恐れることに向けられている。赤面恐怖の発症には，たまたま学校で赤面した際，皆にはやされたといった誘因が認められることがあるが，森田はそれらは「僅かに機縁であって…特殊の気質といふものが，其の原因でなくてはならない」と主張した。こうした理解の上に，160例に上る赤面恐怖の入院治療の経験から，森田が述べた治療の要点とは次のようなものである。彼らに対して「気を小さくしてはいけない，大胆になれ」というような説得は，かえって患者の心の薪に油をそそぐことになりかねない。そうではなく，患者は自分自身の本心に立ち返り，それを自覚せねばならない。「人に対して恥ずかしいといふのも…吾人の感情の動かすべからざる事実である。この事実唯真たる所以を知るのを自覚といふ」。そして自らの本心になりきること，すなわち「恥を恥として，常に人に対して恥かしがり，常に自分を修養する人」が絶えず向上する人だと述べたのである[13]。

上記のように森田の対人恐怖（赤面恐怖）症論は，羞恥恐怖をその本質と看破したところに特徴がある。彼らは羞恥や赤面という自然な感情や生理反応を

「あってはならないこと」として否定排除しようとするあまり，一層自己の状態にとらわれて羞恥をつのらせていくのである。これを図示してみると，認知行動療法と類似した悪循環モデルであることがわかる（図3）。自己に対する注意の集中と不安やそれに伴う身体感覚との悪循環を森田は精神交互作用と呼んだ。しかし森田の説はそれにとどまらず，自らの不安（羞恥）を意志的に排除しようと努める結果，かえってその不安（羞恥）にとらわれていくという，より人格主体が能動的に関与する病因モデルを想定したのである[20]。それは元来の神経質性格素質，すなわち内向性，小心，物を気にしやすいと同時に完全主義・理想主義的傾向を有し，「恥ずかしがってはいけない。堂々としていなければならない」といった観念によって自己の感情を統御しようとする心性（森田が「思想の矛盾」と呼んだ機制）によって駆動される悪循環である。強迫的なメカニズムと言ってもよいだろう。したがってこのような悪循環，すなわちとらわれから離脱する方途は，不安に対するはからいをやめて自己の感情をあるがままに認めると共に，その裏にある向上発展の欲望を現実に発揮して自己をよりよく生かしていくことに他ならない。そのような建設的行動の広がりは結果として曝露療法の意味も持つことになるが，森田療法では症状に関連した行動のみに焦点をおかず，生活全体の充実を目指すところに認知行動療法との相違がある。いずれにせよ，とらわれのもとになる（悪循環の駆動力であった）生の欲望を，自己発展の方向へ反転させるということが森田療法の本質的特徴である。

2）SAD／対人恐怖症への森田療法の進め方

別の項で述べたように，神経症レベルの対人恐怖症は大半がSADと重なり合う。したがって，対人恐怖症に対する森田療法は，基本的にはSADにも妥当すると考えられる。以下に，SAD／対人恐怖症に対する森田療法の進め方を解説する[7,17,19,20]。

1．治療適応の判断

SAD／対人恐怖症に対して森田療法の適否を判断するには，元来の性格傾

向の評価が相対的な指標になる。一般に自己内省性，心配性，完全主義や理想主義といった神経質的性格特徴がはっきりした症例ほど，定型的な森田療法の奏功する可能性が高い。言い換えれば「かくあるべき」自己と現実との狭間で葛藤し，症状を除去することによって「あるべき姿」に近づこうと腐心する心性である。このような心の構えによって，人前での緊張，ふるえ，赤面などを自我異質的な症状として鋭く自覚し葛藤する構造がもたらされる。典型的な神経質性格の人々は，病歴を聴取すると症状に抗する姿勢が少なくともある時期までは認められる。また，生活史においても種々の自己鍛錬を試みるなど克己の努力がうかがわれることが多い。逆にこのような「神経質らしさ」の乏しい症例には，森田療法に導入する時期や技法などに関して一層の工夫を要するのである。

2. 治療形態の選択－入院か外来か－

　森田療法は元来入院治療を基本形にしてきたが，今日では入院だけでなく外来（通院）治療，自助グループ（生活の発見会など）の形でも効果的に実施されている。そこで実際の治療に際しては，患者（および治療を提供する側）の条件をよく吟味して，どの治療形態が適切かを判断する必要がある。一般には症状が重く社会生活がはなはだしく損なわれているような症例，たとえば職場や学校に通うことができず，人間関係もごく限られているような人は入院治療が望ましい。また外来や自助グループで治療を続けてきたがはかばかしい改善の得られなかったケースも入院治療の適応になる。ただし他者への怯えが強く長期間のひきこもりに陥っていた症例は，直ちに入院治療に導入しても不安に圧倒されて継続が難しい。その場合には入院治療の前処置が必要になるが，それはひきこもりの章で詳述することにしたい。他方，どうにか仕事や通学が可能な人，あるいは子供が小さく他に世話をする人がいないなどの理由で入院の困難な人には外来治療が相応しいだろう。またごく症状が軽い人なら自助グループ単独で改善することもある。入院治療のアフターケアとして，あるいは通院治療と並行して自助グループに参加を続けることも効果的であり，筆者も

しばしばそれを勧めている。

3. 入院森田療法

　入院森田療法は臥褥と作業を骨子とし、患者が生活の体験を通して「とらわれ」に気づき、あるがままの心的態度へ変化することを目標にする。ちなみに慈恵医大第三病院において1972~97年度の間に入院森田療法を実施した対人恐怖症345例の改善率（退院時、軽度改善以上の転帰）は63.2%、神経症レベルの症例では78.5%であった[18]。

　入院森田療法は以下の4期の治療期間から構成される。

　第1期：絶対臥褥期（7日間）。この間は終日個室で臥床して過ごし、食事、洗面、トイレ以外の気晴らしは禁じられる。症状に対するはからいをやめて、そのままの自己に向き合うことが目的である。通常臥褥の後半から心身の活動欲が高まっていくが、同時にSAD／対人恐怖症の患者は、これからの他者との関わりに対して予期不安が生じてくる。

　第2期：軽作業期（4～7日間）。臥褥によって高まった活動欲を一時に発散するのでなく、徐々に必要な行動に向かっていくことがこの時期の目標である。作業に際しては外から仕事を課すのではなく、自発的な取り組みを基本とする。なおこの時期から主治医の面接と並行して日記指導が開始される。臥褥が明け徐々に他の患者と顔見知りになるにつれて、SAD／対人恐怖症の症状が賦活されてくることが一般的である。他者の目を意識して不安、緊張が強く現われてくるのである。また他の患者たちの輪に入れず、会話もうまく持てないことを思い悩んだりする。こうした患者に対して治療者は、不安や症状をそのまま抱えながらひとつひとつ目前の作業に取り組んでいくこと、自室にこもらず、また会話を急がず、まずは他者たちのいる生活の場に留まるよう指導していく。

　第3期：（重い）作業期（1～2カ月間程度）。動物の世話、園芸、陶芸、料理など生活に即した様々な作業があり、他の患者と共同で作業する場面が飛躍的に増える。SAD／対人恐怖症の患者もこうした作業に踏み込み行動範囲が広がるにつれて、自己の症状にとらわれていた意識は徐々に外の世界に広がっ

ていく。当初は場面や関わる相手によって症状が消長するが，そのうちに他者との親密な関係ができて否定的に評価される恐れが軽減してくると，自らの症状と抗争する姿勢もおのずと緩んでいく。この頃には患者の訴えも症状自体から，次第に現実の他者との関わりを巡る悩みへと変化してくることが多い。それに伴ってSAD／対人恐怖症の人々にありがちなパターン，たとえば「人前ではこうあるべき」という心の構えや他者との勝ち負けにこだわる傾向がしばしば浮き彫りになってくる。そのような心理や行動パターンを治療者は日記や面接で取り上げ，徐々に修正を図っていくのである。

　第4期：複雑な実際生活期（1週間〜1カ月程度）。この時期は外泊を行うなど社会復帰の準備にあてられ，必要に応じて院内から通勤，通学を許可されることもある。SAD／対人恐怖症の患者は一旦治療の場で症状の軽快感を得ても，職場や学校に戻る過程ではしばしば症状を改めて自覚する。しかし軽作業期から作業期にかけてそうであったように，不安のまま必要な行動に踏み込んでいくうち職場や学校に自らの足場ができ，症状にとらわれずに生活を送ることができるようになっていくのである。

4. 外来での森田療法

　ここでは外来（通院）での面接の流れを解説すると共に，外来治療で留意すべき点を述べておくことにしよう。

A. 治療導入期

　当初の1〜数回の面接では治療導入，すなわち治療への動機付け，とらわれの明確化，治療目標の確認などを行う。

　　i)「何を治したいのですか」という問い

　たいていの治療は，何を治したいのかという問いかけから始まるだろう。患者からは「人前で緊張しないようになりたい」というように，症状を除去したいという答えが返ってくるのが通常である。このような場合に重要なことは，症状の内容ばかりでなく，それに伴う感情に目を向けることである。すなわち

不安，困惑，羞恥，恐怖あるいは怒り，悲しみなど患者の感情によく耳を傾け共感を伝えることである。それは人間にとって自然な感情であるというメッセージに他ならず，森田学派では感情の普遍化（藍澤）と呼ばれる。たとえば対人緊張を訴える患者に対しては，「人から注目されるようなときには，（私たちは）緊張するものですね。うまくできなれば，よけいに舞い上がってしまいますね」などと伝えるのである。

ⅱ)「どのように治りたいのですか」という問い

次に治療者が発するのが上記の質問，あるいは「治ってどんな自分になりたいのですか」という問いかけである。「結局われわれは，静かに自分を見つめるときに，自分は果たして，何を求めつつあるかということを知らなければならない」（森田）[14]。この質問によって意図するのは，症状の裏にある患者の向上発展の希求（生の欲望）を探し当てることである。それはたとえば，人に認められたい，好かれたい，仲間がほしいなど，よりよく生きようとする患者の切なる望みである。こうした生の欲望についても，人間にとって自然な欲求であることを治療者が承認し，普遍化する作業が大切になる。

ⅲ)「欲望と不安は心の両面であること」を提示する

ⅰ) ⅱ)の問いを経て，治療者は欲望と不安がコインの裏表のような関係にあることを言い添える。「人によく思われたい心があるからこそ，悪く見られないかと心配にもなるのでしょう」といった，なるべく具体的な表現がよい。

ⅳ) 患者のパターンを確かめる

一般に神経症の患者は，本来の目的よりも，それを実現するための手段，条件を整えることがいつのまにか自己目的化されている。そこで「緊張しなければ，物事がうまくゆき人に好印象を与えられる。だからまず緊張しないようにと努力を傾けてきたのではありませんか」というような質問によって，本末転倒のパターンを明らかにするのである。

ⅴ) とらわれ ⇄ はからい（不安を排除したり，回避しようとする行動）の悪循環を明確にする

「緊張すまいと思えば，ますます自分の状態を意識して，よけいに緊張するも

のですね」といった，さりげない指摘でも，患者はたいていこの悪循環に思い当たるものである。

vi) 治療目標を確認する

症状の除去ではなく，とらわれから脱し，生活を立て直すという治療目標を改めて確認しておくことは，導入期の締めくくりに欠かせない作業である。

B. 治療の地固め期

治療導入期に続く一連の操作を，治療の地固め期と呼んでおく。この時期以降は，日記指導を活用することが勧められる。

i) 不安や緊張をそのままにおくこと

SAD／対人恐怖症の患者は多くの場合，不安や緊張を紛らわすためのはからい(たとえばスピーチの前に飲酒するなど)によって，いっそう問題が複雑化している。そこで治療者は「事態を紛糾させていたはからいをしばらくやめてみよう」といった提案を行い，不安や緊張のまま自分に向き合うことを促すのである。

ii) 患者の生活に焦点を合わせること

その一方，患者の日々の生活状況に目を向け，どのような課題を抱え，あるいはそれを回避してきたのかを検討する。つまり治療の土俵を患者の実際の生活に据えるということである。

iii) 再び「何を求めているのだろう」という問い

患者の生活をコンテクストにおいた上で，改めて内心求めていることを言葉にするよう促す。たとえば「人に認められたい」という欲求は，「同僚にわかってほしい」「一人前の仕事をしたい」「資格を持ちたい」など，様々に語り直されるかも知れない。このような作業は，患者の生の欲望を具体的なイメージとして引き寄せ，賦活することを意図したものである。

C. 治療の展開期

ここまで来た後は，不安や症状をそのまま抱えながら，いま，行動の拡大を

図るよう提案する。高良のいうようにひとつひとつの症状を治そうとするのではなく，生活全体を外向化させていくのである[8]。なお行動の課題は治療者が一方的に指示するのではなく，患者と共に探していくことが重要である。

　i) 行動の指針を示す

　まずは日常生活の立て直しを図ることである。たとえば緊張を予期して避けてきた行動（同僚にあいさつする，会議に出席する，銀行に行くなど）を当面の目標に設定する。その際，症状の有無ではなく行動の目的を達成したかどうかを評価の基準におくよう指導する。また義務的な行動ばかりでなく，たとえば新しい洋服を買いに行くなど，「～したい」と願いつつ症状のために逡巡していた行動をも実行に移すよう奨励していく。その他，時間を有効に利用すること，行動に際しては状況に応じて臨機応変に対応していくことなどが指導のポイントになる。さらにSAD／対人恐怖症の人々に対しては「話し上手より聞き上手」を心がけるよう助言する[8]。なぜなら彼らは会話の最中，次に何を話そうかと自分の方にばかり注意を向けるため，相手に注意が払われず，結果として間の悪い唐突な話しぶりになりがちだからである。コミュニケーションは相手の話を傾聴することが出発点であり，またそうすることによって自己に対する注意のとらわれから脱することができるのである。

　ii) 患者の陥りがちな行動パターンを修正する

　行動に踏み出すことによって，患者の陥りがちなパターンが明るみに出てくる。そこで「かくあるべきのパターンにはまっていませんか」というように，患者のとらわれを具体的に取り上げ修正を図るのである。特にSAD／対人恐怖症の患者は，人との優劣に過敏で，勝ち負けにこだわりがちである。そのような競争的な姿勢は他者との絶えざる緊張をもたらしやすい。そこで実際の体験を通して「勝ちでも負けでもない」協調的な対人関係があり得ることに気づけば，それは患者の心の構えを変化させる契機になる。治療者は，このような患者の新しい体験に共感を持って応答し，建設的な行動を強化することが重要である。

D. 治療のまとめ

上記のようなプロセスによって患者の行動が広がり，自己を受け入れる姿勢が身についた頃合いを見て，治療のまとめを行う。治療の経過を振り返って何が得られたか，これからの課題は何かを話し合い，今後の目標を明確にして終結へと導くのである。

E. 外来治療の留意点

i) 治療者の不問的態度，すなわち症状に関する訴えを細かく取り上げず，症状の意味を追求しない姿勢は森田療法の原則とされている。とはいえ外来治療の初期には症状の話題を避けて通ることはできず，面接者の弾力的な姿勢が望まれるところである。

ii) 説得に際して，患者を理屈で納得させようとすると，かえって患者の知性化傾向との綱引きに陥りやすくなる。それを避けるために治療者は，比喩を用いるなど，イメージを喚起するような説明や説得を行うことが多い。例えば「感情は天気，不安は雨模様」などの比喩によって，「不安は自然に変化していくこと」を暗示するというように。

iii) 共感を示すこと（人間性の事実の共有，普遍化）は，ことに外来治療では重要な手だてである。患者が入院のような治療の場の支えがない状況で不安を受容することは，治療者との間に人間性の事実が共有されて，初めて実現可能になるからである。

iv) 薬物療法の併用を柔軟に考慮することが望ましい。森田療法は「薬を使わない療法だ」との先入観も一部にあるが，たとえば重症の対人恐怖症状を有する場合，症状を抱えながら生活を再建するためには薬を味方につけることが効果的な方策である。もちろん治療の主眼は薬によって症状を除去することではないから，患者に対しては薬は「生活を立て直すための補助手段である」ことを明確にした上で処方すべきである[16]。

v) 外来治療だけで完結させようとすると時に膠着状況に陥ることがある。そのような場合は短期間の入院治療を利用したり自助グループへの参加を促し

たりというように，異なる治療形態と有機的に結合させていくことが打開策になることが多い。

V. おわりに

SAD に対する薬物療法と認知行動療法を紹介した。次いで森田の対人恐怖症論を，羞恥恐怖及びとらわれの機制を中心に解説した。さらに SAD ／対人恐怖症に対する森田療法について，入院治療および外来治療の進め方を具体的に提示した。

社会不安にとらわれた自己の意識を脱焦点化すると共に，不安の裏にある生の欲望を発揮し自己を生かしていくという森田療法の方向性は，認知行動療法とも異なる独自の観点である。

文　献

1) Andrews G, Creamer M, Crino R, et al.：The Treatment of Anxiety Disorders, Second Edition. Cambridge University Press, 2002.（古川壽亮監訳：不安障害の認知行動療法(2)，社会恐怖．星和書店，東京，2003.）

2) Asakura S, Tajima O, Koyama T: Fluvoxamine treatment of generalized anxiety disorder in Japan: a randomized double-blind, placebo controlled study. Int J Neuropsychoparmacol 30:1-12, 2006.

3) Clark,D.M., Wells, A.: A cognitive moedel of social phobia. Social Phobia: Diagnosis, assessment, and treatment (ed. By Heimberg,R.G., Liebowitz, M.R., Hope, D.A., et al.), Guilford Press, New York, p.69-93,1995.

4) Davidson JRT, Potts NS, Richichi E, et al.: Treatment of social phobia with clonazepam and placebo. J Clin Psychopharmacol.13:423-428, 1993.

5) Heimbeg RG, Liebowitz MR, Hope DA et al.: Cognitive behavioral group

therapy vs phenelzine therapy for social phobia: 12 week outcome. Arch Gen Psychiatry 55:1133-1141, 1998.
6) 井上和臣, 渡辺元嗣：対人恐怖／社会恐怖と認知行動療法. 臨精医 29:1099-1104, 2000.
7) 北西憲二, 中村敬（編著）：心理療法プリマーズ 森田療法. ミネルヴァ書房, 京都, 2005.
8) 高良武久：森田療法のすすめ. 講談社, 東京, 1969.
9) Liebowitz MR, Gorman JM, Fyer AJ, Klein DF: Social phobia: Review of a neglected anxiety disorder. Arch Gen Psychiatry 42:729-736, 1985.
10) Liebowitz MR, Schneier F, Campeas R, Hollander E, et al.: Phenelzine vs atenolol in social phobia: A placebo-controlled comparison. Arch Gen Psychiatry 49:290-300, 1992.
11) Matsunaga H, Kiriike N, Iwasaki Y, Stein DJ: Taijin kyofuso: A form of social anxiety disorder that responds to serotonin reuptake inhibitors? Int J Neuropsychopharmacol. 4:231-237, 2001.
12) 松永寿人：社会恐怖の治療―薬物療法. 精神科治療学 18:305-310, 2003.
13) 森田正馬：赤面恐怖症（又は対人恐怖症）とその療法. 森田正馬全集 3, 白揚社, 東京, p.164-74, 1932/1974
14) 森田正馬：第 45 回形外会. 森田正馬全集第 5 巻, p.514-529, 白揚社, 東京, 1975.
15) 永田利彦, 大島淳, 和田彰, 山田恒ほか：社会不安障害に対する薬物療法－古典的対人恐怖, ひきこもりとの関連. 精神医学, 46；933-939, 2004.
16) 中村敬, 三宅永：神経症に対する薬物療法の実際. 精神科治療学, 13；709-714, 1998.
17) 中村敬：森田療法. 臨床精神医学講座 15 精神療法, 岩崎徹也ほか編, p.117-34, 中山書店, 東京, 1999.
18) 中村敬, 久保田幹子, 岩木久満子, 舘野歩ほか：森田療法室 26 年間の入院症例の検討. 森田療法室紀要, 20；12-19. 2001.
19) 中村敬, 久保田幹子：社会不安障害／対人恐怖症の森田療法. 小山司編, 社会不安障害治療のストラテジー. p.124-9, 先端医学社, 東京, 2005.
20) 中村敬：社会不安障害（対人恐怖症）の森田療法. 精神経誌, 108；754-759, 2006.

21) Pollack MH. Social anxiety disorder: Designing a pharmacologic treatment strategy. J Clin Psychiatry 60 (Suppl9) 20-26, 1999.
22) Stein MB, Fyer AJ, Davidson JRT, et al.: Fluvoxamine in the treatment of social phobia: A double-blind placebo-controlled study. Am J Psychiatry 156:756-760, 1999.
23) Van Ameringen M, Mancini C: Pharmacotherapy of social anxiety disorder at the turn of the millennium. Psychiatr. Clin. North Am 24:783-803, 2001.
24) Van Vliet IM, den Boer J, Westenberg HGM, et al.: Psychopharmacological treatment of social phobia: A double-blind placebo controlled study with fluvoxamine. Psychopharmacology 15:128-134,1994.
25) Versiani M, Nardi AE, Mundim FD et al.: Pharmacotherapy of social phobia: A controlled study with moclobemide and phenelzine. Br J Psychiatry 161:353-360, 1992.

第 3 章
対人恐怖症からひきこもりへ

回避・ひきこもりを特徴とする対人恐怖症について

I. はじめに

　対人恐怖症の時代的変遷については，これまでにもいくつかの報告がある。たとえば西田は1967年に，対人恐怖症の中でも赤面恐怖の減少と視覚的・臭覚的関係念慮の増加を報告し，その背景に「〔周囲に対する恥の意識〕から，〔周囲に対する怯えの意識〕へという対人交渉の基本的な態度の変化」[16]を指摘した。このような関係念慮を特徴とする症例は，ほぼ同時期に提唱された植元・村上らの「思春期妄想症」[18]や笠原らの「重症対人恐怖」[2]とも共通点が多かったことから，対人恐怖症の現代的病像として注目されてきたといえる。

　しかし今日，怯えの心性を有する対人恐怖症の中には，明らかな関係念慮ないしは関係妄想性を認めぬものの，漠とした対人緊張や自己不確実感を訴え，長期にわたってひきこもる患者も少なくない[12]。そこで今回はこうした一群の症例を呈示し，その臨床および人格特徴を記述すると共に，治療的側面についても若干の検討を加えることにする。

II. 症　例

症例1　21歳，女性，大学生

[主訴]　人前で緊張して，対人関係がうまくいかない。自分が何を考え何をしたいかわからず，自分らしくできない。何もする気になれない。

[生活史と病歴]　妹との2人同胞。両親が共稼ぎのため，中学卒業まで父方の伯母のところで過ごすことが多かった。小・中学時代は成績が良く，生徒会長やクラブの部長を務めるなど，周囲から注目される存在だったという。私立高

校に入学後，成績が下降して自信を失い，この頃から級友の中で緊張を覚えるようになった。同じ頃伯母が亡くなって，孤独感を強く感じたという。高卒後いったんは短大に入学したが，専攻が合わないと感じ周囲にも打ち解けられず，1カ月で退学。1浪後女子大の英文科に再入学したが，そこでも進路の選択を誤ったような気がしていた。周囲の人たちが大学生活になじんで行くにつれ，自分だけ取り残されたように感じられ，"人前で自分を出すことができず，対人関係がうまくいかない"ことを絶えず悩んでいた。無理してサークルに入部したが2年の終わりに部長になってから，"人の話についていけず，自分の考えを話せない"など主訴の状態が一層強まり，登校できなくなる。一度他院精神科を受診したが"どうしたいのか"と尋ねられ"それが分からないから受診したのに"と思い，通院をやめた。結局2カ月間自宅にひきこもった末，大学の教員の紹介で筆者の勤務する精神科を受診した。

［治療経過］　初診時，患者の訴えは漠然としていて，自分の症状をうまく表現できないことにもどかしさを感じている様子がうかがわれる。"自分らしく自然に振る舞えたらいいと思うが，そうできない。そもそもどういう自分が自分らしいのかわからない。自分の考え，何をやりたいのかがわからない。"という自己不確実感が主たる訴えであった。また人前では漠とした対人緊張感，赤面を覚え，周囲の視線が気になるという。さらに初診当時は軽い離人感を伴い，何事にも興味がわかず，無気力な状態にあった。外来では薬物療法と並行して臨床心理士によるカウンセリングに導入。次第にアパシー症状は改善して，以前から続けていた習い事の稽古に通ったりするようにはなったが，依然として大学には行かれない状態が続いていた。通院中も先のような自己不全感が繰り返し訴えられ，また"相手の自分に対するイメージに無理に合わせて振る舞っているため，緊張してぎこちなくなる"が，同時に"そのイメージが壊れてしまう"ことにも強い恐怖感を抱いていた。約半年間のカウンセリングにより次第に対人恐怖心性が明瞭になったため，治療者の紹介で大学病院の森田療法施設に入院した。入院中は一見適応が良く，他の患者との交流も少なからず認められたが，その一方で自己不確実感は根深く，対人的な経験がなかなか内化さ

れなかった。それでも4カ月後の退院時には、"優越を求める自分"や"無力な自分"だけでなく、今までになかった"優劣にかかわらない、そのままの真っ白な自分"が出てきたと語っている。しかし大学に復帰した時点で"自分は何をやりたいのか"という疑問と不確かさが再びつのったため、主治医と相談の上、退院後はデイホスピタル形式での治療を継続する傍ら、当初の治療者との間でカウンセリングも再開している。患者はその後大学を卒業し、現在は職業選択を巡る問題がテーマになっているという。

症例2　26歳，男性，会社員

[主訴]　人の視線が気になり、会話ができない。疲れやすく、頭が良く働かない。何をしても楽しめない。

[生活史と病歴]　姉、妹との3人同胞。人見知りの傾向はあったが、勉強、スポーツがよくできて小学校では友人も比較的多かった。中学2年の時、女子生徒の前で友人にからかわれてから、赤面を気にするようになった。そのうち自分の顔が泣いたような表情になるのではないかと気になり、前を向いて歩けなくなった。また会話の際、発音がうまくできなくなるような不安も生じた。高校入学後は上記の対人恐怖症状に加えて、記憶力が鈍って頭が悪くなったような気もして、教室では誰とも口を聞けなかったが、運動部の練習には熱心に取り組み、インターハイにも出場している。現役で有名国立大学に入学。しかしそこでも症状のため友人ができず、自分が一体何をしたいのか分からなくなり、ほとんど講義には出席せず運動部の練習にだけ顔を出していた。卒業後、機械メーカーに入社したが、仕事がうまく進まず"能力がない"と見られるのではないかと不安で、周囲の目が気になる。同僚たちと会話することもできない。このため入社早々から欠勤が多く、初診の前年には5カ月間休職している。入社翌年から近医で投薬を受けていたが著効なく、大学病院精神科で約半年間カウンセリングを受けた後、森田療法を希望して受診に至った。

[治療経過]　初診時は、対人恐怖症状よりも慢性的な易疲労感、思考困難感、意欲減退、アンヘドニアなどの「抑うつ」症状が訴えの中心であった。このた

め仕事は休みがちである反面，他者の評価とは関わりのない領域，例えば家庭菜園での畑仕事などには案外熱中できるという。また受診を重ねる間に，"人の視線が気になって，悪く思われないよう態度や歩き方などすべてを意識して緊張する""間違ったことを言うのではないかと不安で，会話ができない"などの対人緊張が持続していることが明らかになった。さらに"会社員ではなく，研究者になればよかった"というような，漠然とした進路選択への不全感や，"食事を注文するときなど，些細なことにも自分の気持が判然としない"などの自己不確実感が目に付いている。数回の通院後，この患者は入院森田療法に導入された。臥褥中はあまり退屈感を覚えずに経過。起床後，一過性に自己の視線，表情，しぐさなどにとらわれる対人恐怖症状が顕在化したが，その後これらの症状は消失。入院4カ月目にナイトホスピタル形式で職場に復帰したところ，中途で症状が再燃し出社できなくなる。絶望感に陥った患者は入院を継続したものの数カ月病室にひきこもった生活を続ける。このとき担当医はこうしたひきこもりを容認し，取りあえずは治療の場に安全感の持てる「居場所」ができればよいと伝えていった。この当時の面接では，"こんなにぼーっとした顔では生きていけない"という訴えや他者に優越することへの異常なこだわり，その反面競争状況からの退却傾向，さらに漠然とした心身の不全感，無気力などが語られている。その後少しづつ行動は立て直され，結局13カ月という長期の入院を経て，強い対人不安を感じながらも復職に至り，出社を続けている。

症例3　24歳，男性，無職

[主訴]　自分が大人でも子どもでもない中途半端な存在に感じられ，人前にいたたまれなくなる。人の視線が気になり，ほとんど外出できない。

[生活史と病歴]　妹との2人同胞。患者は幼稚園の2年間，自分の名前が笑われることを恐れて一言も口をきかなかったという。小学校卒業前から人前で緊張するようになったが，特に中学2年になり，次第に同級生の体格や服装が大人びて，自己主張的になってくるにつれ，まわりについて行けないと感じ始めた。"自分は皆のように変われない"と思い，自分を出すことが以前にも増して

怖くなったが，一方では"自分が変わる"こともまた不安であった。このころから鏡の前に座ったり，服装や髪型にかまったりすることが耐えられなくなったという。高校入学後は，周囲の視線が気になり動作がぎこちなくなると感じ，教室では絶えず緊張してうつむいている状態だった。卒業後は，外出も怖くなり，ほぼ5年間にわたって自宅にひきこもる。この間は手当たり次第に本を読んだり，音楽を聴いて過ごしていたという。その後ようやく両親の勧めで大学病院精神科を受診するに至った。

[治療経過] 約半年の通院後，入院森田療法に導入された。入院後，一旦急速に対人緊張は軽減したが，他の入院患者の入れ替わりによって再び孤立感から症状が再燃。波状の経過をたどった末に，ようやく7カ月後，軽快退院に至った。この間，些細な対人関係の行き違いから，容易に疎外感を抱いて傷つき，自室に引きこもり，いらだちの果てに感情を爆発させるというように，対人的な不安定さが目に付いている。退院後もアルバイト先で"自分が大人でも子どもでもない中途半端な存在"に感じられ，劣等感を抱いたが，それに耐えながら仕事に打ち込んだ。この頃から自分の将来の進路について真剣に悩むようになる。その後夜間の美術学校に入学し，そこでようやく所を見つけた気がして，自分と折り合うことができるようになったということである。

次の症例はこれまでのケースと比べて若年であるだけに，体験はさらに未分化である。

症例4　15歳，男性，無職

[主訴] 人前で緊張し，うまく喋れない。人の目が気になり，外出できない。
[生活史と病歴] 3人同胞の末子。元来内向的であったが，小学校5年の時から友人を作ることが苦痛になった。中学入学後，対人緊張のため全く友人ができず，孤立。間もなく両親が別居し，患者は母親，姉とともに祖母宅に引っ越した。しかし転校先でも人と話をすることができず，学校に行くことが苦痛となり，1年の2学期からは全く登校していない。その後約3年間は殆ど自宅に閉

居し，テレビを見たり漫画を読んだりして過ごしていた。この間，児童相談所などでカウンセリングを受けたが格別変化がないため，森田療法を希望して受診に至った。

[治療経過] 初診医に対しても緊張が強く，自らの体験，感情を話すことが困難であったため，暫く外来で臨床心理士によるカウンセリングを行うことにした。患者は"人と挨拶するときなど，頭の中でいろいろ考えてしまい，どう言っていいのか分からなくなる。親以外の相手，特に同年輩の相手といると，うまく話さなくてはいけないと思って，緊張して喋れなくなる。それでますます気まずくなってしまう"という。また"大学生のように大人っぽく見られるのがいや。子どもに見られている方が楽だから，顔も子どもっぽい方がいい"と繰り返し述べている。この頃は"どんどん時間が過ぎてしまう"ことへの焦りを感じていたというが，現実には殆ど一日中パソコン相手に時間を過ごしていることが多かった。一時，学習塾に通うなどやや行動の拡大を見せたものの，"疲れて面倒になった"という理由であっさりやめてしまう。約1年間の通院を経て，本人の希望から入院森田療法を開始したが，現実の人間関係に身をおき"なじめなさ"がつのると，すぐに外泊を希望するなど消極的，回避的傾向が目に付いた。結局3カ月の入院後，別の治療施設に行くという理由で自ら退院した。

以下に手短かに示すケースは，これまでの症例と同様に回避・ひきこもり傾向を特徴とするが，症状ないしは人格傾向において，それぞれ若干異なった印象を与えるものである。

症例5　24歳，男性，コンピュータープログラマー

小・中学校時代にいじめを受けた体験がある。中学生の頃から"人前で緊張して，うまくコミュニケーションが持てない。自分の緊張を知られるのではないかと思い，人の目が怖い"という症状が続いている。高卒後1年間自宅に閉居した末，どうにか専門学校に通い，就職したが，症状のために仕事に殆ど集中できないという訴えで来院，入院森田療法を施行した。治療中も集団の中で

怯えの心性が顕著であり，時間が経過しても対人的な安心感が育たないこと，活力および感情表出に乏しくschizoid的な印象を与えることが特徴的であった。

症例6　25歳，男性，会社員

小学校高学年の頃から赤面恐怖心性があった。高校2年頃，友人から髪が薄いとからかわれて以来脱毛を気にするようになる。大学卒業後，商社に就職したが，絶えず頭髪のことが気になり，同僚の目に留まってからかわれるのではないかと不安で出社できなくなり，数カ月間自宅に閉居。家族の勧めで大学病院精神科を受診し入院となった。入院後も他の患者との交流を避け，"(頭髪のことは) 自分でも過剰な心配とわかってはいるが，気にせずにいられない。自分の内面に自信がなく，魅力がないから外見で補おうとしているのだと思う"と述べている。また"自分の中には変化を嫌うところが強く，常に同じでいたいという願望がある"という。2カ月間の入院治療では終始主体的な選択を避けて判断を親にゆだねるなど回避的な傾向が目に付き，森田療法を家族から勧められるが決断がつかぬまま自ら退院。その後も1年以上ほとんど自宅に閉じこもった状態が続いている。

症例7　24歳，男性，無職

中学時代から，グループでの怠学，シンナー乱用，万引きなどの非行があったという。中卒後就職したが，1日でやめ，以後は毎日友人とゲームセンターで時間をつぶしているような生活を続けていた。18歳の時，友人に"笑った顔がひきつっている"と言われてから，表情が気になり人前で笑えなくなった。そのうち，人といると緊張し，手や顔がふるえることも気になって自宅に閉居するようになる。ここ数年は気の許せる2, 3の友人と毎日自宅で朝方まで飲酒し，酩酊して対人緊張が軽減してからパチンコに行く生活。森田療法室に入院後，対人緊張は軽減したが，何か困難に直面すると外出して飲酒したり，急に退院を申し出るなど衝動的な傾向が目立っている。この患者は入院中からアルバイトに通い，退院後もそのまま仕事を続けている。

III. 考　察

1) 臨床的特徴

　はじめに，上記の7症例をどのような基準から対人恐怖症と見なすのか，その根拠を明らかにしておく。というのも対人恐怖症という診断概念はその内包と外延が明瞭ではなく，これまで研究者間で十分なコンセンサスが得られていたとはいえないからである。最近ようやく対人恐怖症の診断基準に関する検討が始まり，先にその試案（表1）[5]が作成されたことから，ここではその基準に即して考えることにしたい。ここに挙げた症例はいずれも対人状況において"他人の視線を意識して不適切に緊張する"ことを自覚し，人前では絶えず恥辱や怯えの感情に晒され，他人とうまくコミュニケーションが持てないことを自ら苦悩している。したがって先に示した診断基準の項目1～3を満たすことは明白である。議論の余地があるとすれば"対人状況を回避しようとする反面，回避することに対して抵抗がある"ことを条件とした項目4に該当するか否かであろう。確かにここに挙げた症例はおしなべて回避に対する抵抗が乏しい点にこそ特徴があるのだが，しかし少なくとも自らのひきこもりに全く自足しているわけでも無関心であるわけでもない。そのような自己に対して苦痛や不全感を自覚し治療を求めている点で，幾ばくかの回避への抵抗が認められるのである。またいずれの症例も，旧来いわれてきたような対人恐怖症の症状賦活状況の特徴，すなわち"半見知り"の状況や同性同年輩のスモールグループをもっとも不得手とする反面，少なくとも家族の誰か一人の前では殆ど症状が気にならないという特徴[2]を有しているところは，対人恐怖症の診断を補強する根拠となろう。ところで症例1，2は初診時，対人緊張と共に意欲低下，易疲労感，アンヘドニアなどの「抑うつ」症状を伴っており，彼らの対人恐怖症状はうつ病に起因するものではないかという疑問が生じてくる。しかし病歴をさかのぼるといずれも対人恐怖症状が「無気力」に先行しており，また「抑うつ」症状が消褪してなお対人恐怖心性が持続し，さらに入院治療という対人接触の濃密な状況では一層その心性が露わになっている。従って彼らの対人緊張をうつ病

表1 対人恐怖症診断基準（案）[5]

以下の4項目を満たすこと。
1. 自己の態度，行為，あるいは身体的特徴が，社会的対人的状況において不適切に感じられる。
2. そのため社会的対人的状況で，恥，困惑，不安，恐怖，おびえ，緊張など，持続的な感情反応を呈し，強い苦痛を感じる。
3. 1，2のために他者との良好な関係を維持できない（受け入れられない，軽蔑される，避けられる）と感じ，悩む。
4. 苦痛を覚える社会的対人的状況を回避しようとする反面，回避することに対して抵抗がある。

付帯事項：妄想型（いわゆる重症対人恐怖，思春期妄想症）
　上記診断基準を満たし，さらに以下の3項目に該当するものを妄想型対人恐怖症と特定せよ。
1. 特定の身体部位あるいは身体感覚に結びついた，自己の身体に欠陥があるという確信（自己の視線，臭い，醜貌など）を持つ。
2. 1のために他者に対して害を与えるか，不快感を与えると妄想的に確信している。
3. 1のために他者がいつも自分を避けることを，妄想的に確信している。

から二次的に派生した症状と見なすことはできない。但し逆の可能性はあり得る。この2症例に限らず，以下に述べるような特徴を持った対人恐怖症者では，一過性の抑うつや無気力症状を呈することが少なくないのかもしれないということである。ここではその可能性を指摘するに留め，今後の検討に委ねることにしたい。

　さてそれではこれらの症例に，いかなる点で旧来の対人恐怖症とは隔たった今日的病像を認めることができるのだろうか。先ず症状構造から検討を加えることにする。

　従来思春期妄想症や重症対人恐怖，あるいは山下のいう定型的（確信型）対人恐怖[19]については，以下のような特有の3分節的な症状構造，すなわち①自

己の存在や身体に関する欠陥の確信→②それが周囲の他者に不快を与え（加害関係妄想性）→③その結果，他者から蔑まれ避けられると確信される（忌避関係妄想性）という構造を持つことが指摘されてきた[2,9]。こうした3分節構造は，より希薄な（確信にまでいたらぬ予期恐怖の）形では，重症型に限らず神経症レベルの赤面恐怖や表情恐怖などにおいても存在すると思われる（書字恐怖や演説恐怖など特定の状況に限局した対人恐怖症はその例外である）。それは人前で自己の緊張が（赤面や表情を通じて）露わになるという意識→それが相手に伝わり，相手を気まずくさせたり，その場の雰囲気を損なうのではないかという恐れ→相手から軽蔑されるか，受け入れられないことを恐れるという形である。ところがここに呈示した症例はおしなべて，重症型の中核的特徴とされてきた「加害関係妄想性」，すなわち自己の身体的欠陥のために周囲に害を及ぼし，不愉快な印象を与えるという確信に乏しい点が特徴的である。より希薄な形での対他的影響性，すなわち"その場の雰囲気を損なうかもしれない"という意識でさえ明瞭ではない。言い換えれば彼らにあっては明確な3分節構造が認められず，自らの緊張が自覚されるやいなや（第1分節），第2分節が殆ど意識に上らぬまま，漠然とした他者からの圧迫感や被忌避感（第3分節）が無媒介的に体験されるかのようである。したがって彼らは第1分節と第3分節の関連を論理的に（妄想的形式をとるにせよ）説明し得ず，雰囲気的に感知しているにすぎない。このことが彼らの訴えに未定形で曖昧な印象を与える一因になっていると思われる。そしてこうした特徴から，彼らの心性には一体に（第2分節に対応するような）他者に対する罪の意識が希薄である。ここでは内沼が指摘したような赤面恐怖から視線恐怖段階への進展に伴う倫理的変遷，すなわち恥辱から罪へといった推移[17]を辿っているようには見えない。にもかかわらず彼らは羞恥や恥辱にとどまらず，他者からの直接的な被圧迫感に由来する怯えの感情を強く体験しているのである。

　今一つの症候学的特徴は，自己の赤面，表情，視線といった身体的属性に固着する構えが比較的乏しいところにある。彼らにおいても，赤面や表情，視線恐怖心性が見られないわけではない。しかしいずれも部分的，背景的なものに

とどまり，古典的な症例のように一つの身体的属性に頑固に執着する姿勢が希薄なのである。彼らが主として訴えるのは，むしろそうした個別の身体的属性以前の，一層未分化で漠とした対人緊張や圧迫感である。

　では彼らは，純粋な恐怖症段階かそれ以前の軽症例[19]に過ぎないのだろうか。少なくともここに例示した症例の大半については，そうではないと筆者らは考えている。その根拠を以下に述べる。第1に，彼らにおいては対人緊張や圧迫感と同時に，より内面的な自己不確実感が語られることが多い。例えば"どういう自分が自分らしいのかわからない"（症例1），"些細なことにも自分の気持ちが判然としない"（症例2），あるいは"自分は大人でも子どもでもない，中途半端な存在であり"，それが他人の目に"素っ裸にさらされ，隠すところがない"かのように感じられるという（症例3）。このように彼らにとって他者のまなざしは，あたかも身体の表層を透過して，内側の不確かな自己それ自体に注がれているかのようであり，そこから無媒介的に怯えの意識が生じてくるのかもしれない。例外的に，症例6は一種の醜貌恐怖であって，頭髪が乱れ失われていくことへの異常なこだわりと，それが他者の目にさらされることへの恐怖が症状の中心だという点で，他の症例とは若干ニュアンスを異にしている。しかしこの例でも身体的欠陥の意識は妄想的確信にまで至らず，むしろそれが過剰な不安であることや，"内面のなさを外見でカバーしようとしている"とあっさり認めていることから分かるように，身体の一部への防衛単純化の構造が脆弱であり，内的な不確実感が容易に表面に現れる点で他の症例と移行的だといえる。今一つ，安易に軽症例と見なすことのできない理由は，程度の差こそあれ彼らが共通して顕著なひきこもりを示す点である。旧来から重症例については長期のひきこもり傾向も指摘されている[19]。しかしここに挙げた症例は重症型の症状構造を持たないにも関わらず，重症例以上にたやすく長期のひきこもりを続けるため，治療が難渋しやすいのである。こうした独特の治療的困難さは，森田療法という一定の治療的枠組みを通して見たとき一層明らかになるが，この点は後で検討することにする。

　以上のように，加害関係妄想性の欠如と身体的欠陥への妄想的固着に乏しい

という記述的特徴から，さしあたりこれらの症例を通常の重症対人恐怖や思春期妄想症と区別する事が可能である。にもかかわらず症状構造の曖昧さや無媒介的な怯えの意識，さらに根深い自己不確実感と長期のひきこもりのため治療が難渋しやすい点などで，従来の軽症例ないしは神経症レベルの対人恐怖症ともまた感触が異なるのである。ところで漠然とした対人緊張や自己不確実感を特徴とする対人恐怖症例については，既に二，三の言及がある。たとえば近藤，丸山は1980年と82年にそれぞれ同一の森田療法施設を調査し，対人恐怖の中でも圧迫感や緊張を主訴とするものがもっとも多かったことを報告しており[6,7]，近藤はこれらの症例を正常範囲の人見知り的配慮が神経症レベルに至ったもので，いわば対人恐怖症の始原的形態だととらえている[6]。それに対して成田は，こうした対人恐怖としての構造のはっきりしない症例が増えてきたことを肯定しつつも，これらの症例には重篤な人格障害をもつものがあることを示唆した[14]。また村上は，自己の人格的欠陥についての妄想的確信や自己不全感などを特徴とする一群を自己拡散型妄想症と名付け，しばしば破瓜型統合失調症と診断されるような思春期妄想症の最重症型だとしている[10]。このように症状構造が曖昧で未分化な対人恐怖症についての診断的位置づけは，軽症，神経症レベルとする見解から重症人格障害とみなすものまで幅があり，未だ十分な論議が尽くされたとはいえない。そこでこの問題を今少し明らかにするために，彼らの症状の背後にある人格特性を検討することにしたい。

2）人格特徴

先の7症例は共通して，森田神経質を典型とする古典的対人恐怖症や自己視線恐怖など一部の重症型に見られる頑固な「我の強さ」や自己中心性，症状にあくまでこだわり，それを除去せんとする強力的，制縛的傾向をあまり感じさせない。もっと弱々しく繊細で，受け身的な性格のようである。この点がパラノイア性の妄想発展に至りにくいひとつの理由であるかもしれない。但し，一部の症例には几帳面さや完全欲，知性化傾向などの強迫的性格傾向が垣間見られ，これらのケースは笠原の「類強迫性格」[4]あるいは成田の言う「弱力型強迫」[14]

に該当するともいえる。また対人的な不安定さが目立ち，入院中も，些細な対人関係の行き違いから容易に傷つき揺れ動く場面がしばしば見受けられた。そしておそらくはこうした対人的な傷つきやすさのため，彼らの行動には回避・ひきこもり傾向が顕著に認められるのである。このうち症例1,2は，ひきこもりの期間が比較的短く，また大学を休んでいる間も習い事や運動部など趣味的な領域の活動にはむしろ熱心にコミットを続けていたように，選択的退却の傾向が認められる。こうした特徴は，笠原の提唱する「退却神経症」[3]との共通性を考えさせられるところである。但し相違もまた見逃せない。症例1,2とも一過性に無気力症状を呈してはいたが，その根底には対人恐怖心性が持続しており，他者のまなざしを意識して症状に苦悩し，少なからぬ治療意欲を持って外来を訪れている点である。典型的な退却神経症者が，その部分的退却という自我親和的な防衛機制の故に神経症的不安や葛藤から免れており，そのために進んで治療を求めることが稀だという特徴[3]と比べると，明らかに隔たりがある。逆に言えば，ここに挙げた症例では部分的（選択的）退却の戦略が十分成功していないと見ることもできる。いずれにせよ両者の人格特徴にかなりの共通性があることは間違いない。一方，症例3,4,7は数年間にわたって自宅に閉居を続け，家族の限られたメンバー（および症例7では2,3の友人）の他には全ての対人交渉を避けていた点，一層ひきこもりは顕著だといえる。しかしこれらのケースにおいても，自らのひきこもりに対して葛藤を有し，根底には対人希求性を秘めている点で，schizoid personality とも区別される。むしろ彼らの人格は共通して，avoidant personality との近縁性を有しているようである。症例1,2,3では，こうした回避性人格傾向は，他者との親密さを回復しようとする欲求となお拮抗しているが故に，現実の対人関係の場面で一層不安定に揺れ動きやすかったともいえよう。しかし境界例のような対人評価の逆転や著しい行動化に至ることはなく，かえってその揺らぎは，たとえ弱々しくとも典型的な対人恐怖症の自覚的葛藤構造を保有していることの現れだと思えるのである。それに対して症例4,6では，回避傾向は社会状況のみならず自己の感情，行動を含めほとんどの領域に及び，より自我親和的で意識的葛藤に乏

しいため，DSM-IVを用いれば avoidant personality disorder の診断に該当する。分けても症例6はより対人希求性が曖昧な分 schizoid personality にも近づいており，さらに感情表出や生命的なエネルギーの乏しい症例5は，おそらく schizoid personality disorder に位置づけることができよう。McHugh らは，人格障害の諸類型を分離したカテゴリー（その代表が疾患単位の概念である）とは見なさず，「正常」から人格障害へ，あるいは異なる人格障害相互に連続的な移行を認めている[8]。こうした観点に立つと先の症例群には，対人的ひきこもりという共通の特徴の上に親密さの希求→拒絶という次元で avoidant → schizoid へという人格障害の移行が認められるようである。やや特異なのは，中学時代から非行，シンナー，アルコール乱用などを示した症例7である。かねてからアルコール依存者の一部には対人恐怖心性の潜在が指摘されているように，対人緊張を紛らすために飲酒を続け，二次的にアルコール依存に発展することはさほど稀ではない。しかし森田神経質的な人格特徴と比べてこの症例では，回避傾向と同時に葛藤耐性が低く気まぐれで衝動コントロールに乏しいところは否めない。症例7に見られた程度の行動化はいわゆる「突っ張り」の範囲内のものであり，borderline personality disorder ほどの破壊性はない。しかしこうしたケースの存在は，その衝動傾向という点で，回避的な対人恐怖症の中に DSM-IV の cluster B personality disorder へと接近する一群もあり得ることを示唆しているといえる。

　以上のような回避性人格傾向に加えて注意を引くのは，彼らの多くが共通して特有の時間体験の障害を述べていることである。"相手が自分に対して有するイメージが壊れていくことが恐い"（症例1），"自分が皆のように変われないことが情けない反面，自分が変わることもまた不安である"（症例3），"子どもっぽく見られていたいのに，どんどん時間が過ぎてしまう"（症例4），"自分の中には変化を嫌うところが強く，常に同じでいたいという願望がある"（症例6）というようにである。またそれは症例1や2のように，「進路選択の失敗」として，自己の時間が"誤った"方向に過ぎ去っていくことへの無力感として体験されたりもする。いずれにしてもそこには，内心で自己の成熟を望みなが

ら，同時に変化を恐れ回避するというように，エリクソンのいう時間的展望の拡散[1]，言い換えれば時熟する存在として自己を未来に向かって投企することができず，宙づりになっている様態を見て取ることができる。彼らは古典的対人恐怖症とは対照的に，"かくあるべき"だという自我理想が漠として曖昧であり，むしろ同一化すべき対象が見えず，方向を失っているかのようである。これらの心性は，端的に「同一性拡散」[1]と呼ぶことができよう。

 以上のように，今回提示した症例は回避・ひきこもり傾向を軸に重症度の異なる移行的な人格系列に属し，その基底にはいずれも同一性拡散あるいは同一性形成不全が存在するといえるだろう。そしてこうした人格特徴の故に，彼らの対人恐怖症の構造は脆く，容易に自己不確実感が露出してくるのだと思われる。

3）治療的検討ー森田療法の観点からー

 先にも述べたように，今回呈示した一群の症例は，森田療法という一定の治療を適用したときその特徴が一層明らかとなった。例えば軽症例ないし神経症レベルの対人恐怖症であれば，外来ないし自助グループでも改善が得られるものが少なくない。また入院治療では一般に集団への違和→動揺→融合→出立という段階を経て，症状へのとらわれから離脱していく[11]。一方重症例では入院後も頑固に症状にこだわり，集団内ではしばしば孤立して関係念慮を深め，あるいは他者への怒りにかられて，中途で治療を放棄するものもある。しかしいったん動き出したケースでは，症状のままに行動に向かうにつれ，遅々とした歩みであれ軽症例類似の過程を経てある程度の改善が得られることが一般的である。それに対してここに挙げた症例では，治療の場でも延々とひきこもりを続けるか，あるいは他者との関係が広がっても表面的なものにとどまって体験が内面化されにくい。また経過が浮動的で急速に軽快感を持ったかと思うと，些細なつまずきから容易にひきこもり，振り出しに戻ったかのような印象を与えるものも少なくない。要するにとらわれの打破を中心に据えた治療セッティングに安定して乗りにくく，その分だけ治療の困難さがあるのである。

今のところこうした症例に対して，系統的な治療戦略を持って臨めるほど十分な経験の蓄積があるわけではない。しかし森田療法の枠内でいくつか技法の修正を試みることにより，治療可能な症例があったことも事実である。ここではそのポイントを素描し，議論の素材を提供することにしたい。第1の点は，入院導入の前に十分な時間を割いて，支持的・共感的な治療関係を形成することである。常識的なことではあるが，弱力的な患者の治療的展開を支える重要なポイントであることは間違いない。その際，森田療法の観点からすれば，対人恐怖症状の背後にある密やかな「生の欲望」，すなわち弱々しく傷つきやすい彼らの対人希求性を患者ともども再発見し，それを受け入れ育んでいく作業が不可欠なのである。次いで第2の点は入院後，患者の集団からのひきこもりを治療者が許容し，取りあえずの「居場所」を保証していくことである。それが果たされたとき患者は他者と関わっては撤退し，また対人的な場に出ていくというような行きつ戻りつの過程を辿るのだが，たとえそれが不安定に揺れ動く危ういものであっても，こうした対人的プロセスは患者にとって social play (Erikson)[1] の機能を果たし，同一性形成を準備すると思うからである。このように治療者が患者のゆっくりとした成長を受け入れる過程で，"不安のままに行動していく"姿勢がどうにか培われるところまでが入院治療の目標であろう。ここまでくれば対人恐怖症状それ自体は，患者自らある程度引き受けることが可能となる。第3の点はこのようにして外殻の症状がやわらいだとき，患者が再び直面する自己の不確かさ，同一性の問題をどう扱うかである。退院後多くの患者は進路の選択に迷い，改めて"自分は何であり，どこに向かうのか"という問いの前に立ちすくむ。そこで治療者が患者の試行錯誤を見守り，少しずつ"自分らしさ"を探り当てるよう援助を続けることが最終のテーマとなるだろう。上記の点はこうした症例を扱うとき，森田療法に限らず精神療法一般に共通するポイントであるかもしれない。今後，他の療法との相互検証が欠かせないところである。

IV. おわりに

回避・ひきこもりを特徴とする対人恐怖症の7症例を報告した。これらの症例は，以下の臨床特徴から「重症対人恐怖」や「思春期妄想症」，「対人恐怖定型例（山下）」とは異なったものである。
1. 加害関係妄想性が不明瞭ないしは欠如する。
2. 他者に対する罪意識が希薄である。
3. 赤面，表情，自己視線など自己の身体的属性に固着する構えが乏しい。
4. 漠然とした対人緊張・圧迫感が訴えの中心である。

同時に以下の3点において，従来の軽症例ともまた区別される。
5. 他者に対する怯えの意識が強い。
6. 「自分らしさが分からない」などの自己不確実感を伴うことが多い。
7. 長期にわたってひきこもる傾向にあり，治療が難渋しやすい。

また彼らの人格は共通して次のような特徴を有する。
1. 森田神経質に典型的な「我の強さ」を感じさせない，消極的・弱力的な性格。
2. 対人的な傷つきやすさ，不安定さが目立つが，著しい行動化は見られない。
3. 根底には対人希求性が存在する。
4. 選択的退却から長期のひきこもりにわたる回避傾向（DSM-IVに基づきII軸診断を行うと，多くは avoidant personality trait 〜 disorder に該当し，一部は schizoid personality trait 〜 disorder に近接している）
5. 時間的展望の喪失，変化への恐れが潜在する（同一性拡散）。

以上のような臨床像及び人格特徴から，彼らの診断的位置づけに関する先の問いに対して，さしあたりつぎのように答えることができる。すなわちこれらの対人恐怖症の1群は，特定の病態レベルに限局した臨床カテゴリーというより，比較的軽症なものから重症人格障害のレベルに至るスペクトラムに位置しており，おそらくは回避・ひきこもり傾向を特徴とする移行的なパーソナリティに由来するのだろうということである。そしてこうした一群は，妄想発展へと至る従来の対人恐怖症の系列とは相対的に別個の重症化の方向を示してお

り，対人関係の質の変化や社会規範の拡散に見られるような今日的な社会変動とリンクして，次第に対人恐怖症の病像を彩るようになってきたのではないかと推測されるのである[13]。彼らに対して森田療法を適用する上では，いくつかの治療的工夫が不可欠だと考えられる。

文　献

1) Erikson, E. H.: Growth and Crises of the Healthy Personality. (健康なパーソナリティの成長と危機. 1950)，小此木啓吾訳編：自我同一性－アイデンティティとライフ・サイクル－. 誠信書房，東京，1973.
2) 笠原嘉，藤縄昭，関口英雄ほか：正視恐怖・体臭恐怖－主として精神分裂病との境界例について－. 医学書院，東京，1972.
3) 笠原嘉：退却神経症 withdrawal neurosis という新カテゴリーの提唱－スチューデント・アパシー第二報－. 中井久夫，山中康裕編：思春期の精神病理と治療，p.287-319, 岩崎学術出版社，東京，1978.
4) 笠原嘉：訳者あとがき（Salzman,L.: The Obsessive Personality. 1973. 成田善弘，笠原嘉訳『強迫パーソナリティ』，みすず書房，東京，1985.）
5) 笠原嘉，中村敬：対人恐怖症と Social Phobia. メンタルヘルス岡本記念財団平成5年度研究助成報告集，6；55-60, 1993.
6) 近藤喬一：対人恐怖の時代的変遷－統計的観察－. 臨床精神医学，9；45-53,1980.
7) 丸山晋，児玉和宏，小島忠ほか：対人恐怖の時代的変遷. 臨床精神医学，11；829-835, 1982.
8) McHugh, P. L., Slavney,P.R.: The Perspectives of Psychiatry. The Johns Hopkins University Press, Baltimore, 1983.
9) 村上靖彦，大磯英雄，青木勝ほか：青年期に好発する異常な確信的体験－関係づけの特殊性. 精神医学，12；573-578, 1970.
10) 村上靖彦：青年期と精神分裂病－「破瓜型分裂病」をめぐっての一考察－. 精神医学，19；1241-1251,1977.

11) 中村敬：森田療法における治療過程の検討－対人行動の分析を通じて－．慈恵医大誌，104；821-841,1989.
12) 中村敬：Social phobia と対人恐怖症－文献およびカナダ人自験例についての予備的考察－．精神医学，36；131-139,1994.
13) 中村敬：対人恐怖症．牛島定信編：シリーズ精神科症例集5，神経症・人格障害，中山書店，東京，1994.
14) 成田善弘：対人恐怖症－最近の見解．現代精神医学大系，1988年版，pp171-185，中山書店，東京，1988.
15) 成田善弘：強迫症の臨床研究．金剛出版，東京，1994.
16) 西田博文：青年期神経症の時代的変遷－心因と病像に関して－．児童精神医学とその近接領域，9；225-252,1967.
17) 内沼幸雄：対人恐怖の人間学．弘文堂，東京，1977.
18) 植元行男，村上靖彦，藤田早苗ほか：思春期における確信的体験について－その1，いわゆる思春期妄想症について－．児童精神医学とその近接領域，8；155-167,1967.
19) 山下格：対人恐怖の診断的位置づけ．臨床精神医学，11；797-804,1982.

長期にひきこもりを続けた対人恐怖症の1例

　森田療法と精神分析との対話の糸口として，対人恐怖症の一症例を報告し，森田療法による治療過程を呈示する。その際，異なる学問的立場を越えて理解の共有をはかるため，なるべく森田療法の用語を用いず，事柄それ自体を示すように努めた。

　症例　与志（仮名），24歳，男性

I．初診時の状況

　与志は父親に伴われて来院した。両親の勧めで森田療法に関する本を読み，治療を希望して訪れたということである。彼は痩身で顔色青白く，肩まで伸びた長髪を後ろで束ねていた。身ぎれいとはいえないが，さりとて不潔な印象を与えるわけでもない。黙って治療者に頭を下げ席に着いたが，緊張した面持ちで身を固くし，俯いたままなかなか顔を上げない。それでも治療者の質問にはぽつりぽつりと答え始め，やや緊張が解けてからはこれまでの病歴を自発的に陳述した。思路の乱れは感じさせない。過去の体験を語るうちに時折苦しげな表情になるが，体験内容から十分了解できるものである。面接が終了した後は，入室時よりはっきりと治療者にお辞儀をして退出した。

　当然のことながら初診時には精神医学的診断を行う。さらに森田療法の希望者に対しては，1) 神経質性格と見なすことができるか，2) 発症の機転が森田説による「とらわれの機制」，すなわち不安や症状を取り除こうとしてますますそれに固着するといった心理機制として理解できるか，3) 自己内省傾向および克己の姿勢が認められるかなどを評価し，森田療法への適応を検討する。また

患者には"森田療法によってどのように変わりたいのか"を尋ね，治療に対するモティベーションを判断することにしている[6]。

与志の主訴は"周囲の視線が気になり，態度や動作がぎこちなくなる。そうなると人から変に思われるのではないかと感じ，ますます緊張して口もきけなくなる。このためほとんど外出することができない"というものであった。初診時も，他の乗客の目が気になって電車に乗れないため，タクシーを用いて来院したということである。

II．生活史および病歴

中部地方にて出生。2人の妹との3人同胞。父親は会社員，生真面目で，家族に対しても"ありのままの感情を表に出さないひと"であるが，不真面目な行動には他人であっても怒り出すことがあったという。よく与志を映画や動物園などに連れていった。母親は潔癖で感情の起伏が激しく，短気でよく子どもに手を上げた。機嫌の悪いときは，本を読んで欲しいと頼んでも，途中で投げ捨てることが度々あったという。与志は幼児期，母親の前ではいつもビクビクしていたということである。幼児期は父親の転勤のため東京で過ごした。本人によれば，物心ついたときから"自分の感情を表現することができなかった"。内向的で受け身，繊細で人の言動に傷つきやすい反面，"本当は自分が中心にいたい"という密やかな願望があったという。また，たとえば靴が汚れるとずっとそれを気にし続けるような傾向があった。幼稚園に入園当初，自分の名前が笑われて仲間外れにされると思い，自分から話しかけることができず，そのまま2年間一言も口をきくことがなかった。それでも小学校入学後は少数の友人ができた。3年の時出生地に転居，当地の学校に転入したが，そこでは自然が多かったせいか比較的伸び伸び過ごすことができた。特に絵を描くことと生き物に親しむことが好きで，この点ではある程度の自負もあったという。小学校卒業と同時に再び東京に転居。卒業前から人前で緊張するようになっていたが，特に中学2年になり，次第に同級生の体格や服装が大人びて，自己主張的に

なってくるにつれ，まわりについて行けないと感じ始めた。"自分は皆のように変われない"と思い，自分を出すことが以前にも増して怖くなったが，一方では"自分が変わる"こともまた不安であった。前から自分の顔が嫌いであったが，この頃からとくに，鏡の前に長時間座り，服装や髪型にかまったりすることが耐えられなくなったという。3年の頃には"ひとと関わることが苦痛になり"，席に着くとずっとうつむき，身を固くしている状態になった。高校入学後"奇跡的に"友人はできたが，ほとんどは1対1の関係で，3人以上のグループになると極端なまでに自己主張できなくなり，"おいてきぼりを食う"ことが多かったという。教室内では相変わらず緊張がひどかったが，何とか休まず卒業した。しかし卒業の頃は，絶えず"周囲の視線が気になり動作がぎこちなくなる"ほどで，そんなときは"人から変に思われるのではないかと感じ，ますます緊張して口もきけなくなった"。大学受験にも失敗して卒業後は家に閉じこもるようになっていった。

　自宅に閉居していた期間は，途中1年間の専門学校通学をはさんで，実に5年間にもわたる。とくに最初のうちはほとんど何も手につかず，焦りと自己嫌悪から月に1度くらいは感情が爆発し，物を投げたり怒鳴ったりすることもあった。半年ほどして少し落ちつき，手当たり次第に本を読んだり，音楽を聴いて過すようになった。しばらくして犬がもらわれてきたことから，散歩につれていくためときどき外出するようになり，この頃には感情の爆発もほとんど起こさなくなったが，自分の生活はまるで"あり地獄"のように感じられた。閉居3年目には大学進学も諦めた。その後将来のことに思い悩み，"何か技術を身につけなければ"と切迫した気持ちで，高校卒業5年目に意を決してイラストの専門学校に通い始めた。しかし専門学校への通学は"かえって逆効果であった"という。そこでは1人も友人ができず，授業が終わるや否や逃げるように帰宅する有り様だった。どうにか1年間の過程を修了した後は，以前と同様自宅に閉居した生活に戻ってしまった。それから1年後，ようやく両親の勧めで受診に至ったのである。

Ⅲ．初診時の診断

　対人恐怖症。主症状は（他者）視線恐怖，ひきこもり。
DSM-Ⅳ では社会恐怖，全般型 に該当。回避性人格障害の付加診断も考慮される。

Ⅳ．外来での治療経過

　初診の時点では森田療法の理解は浅く，親の勧めで受動的に来院したものの治療へのモティベーションは必ずしも十分とはいえなかった。そこで治療導入期間として外来治療が他の医師により実施された。外来医の基本方針は森田療法的な観点から日記指導を行う傍ら，自宅での生活を活動的にしていくよう助言することであった。与志もそれなりの努力を払い，初診以前に比べて日常生活は多少積極的になったといえる。例えば自室の掃除や夕食の支度などを自分でやるようになり，昼夜逆転した生活リズムもある程度改善された。しかし外出への恐れ自体には変化が無く，しばしば焦りや苛立ちを感じて気分が不安定になる。こうした気分の時には行動を中途で投げ出したり日記を中断することも度々であった。入院には不安が強く暫くは躊躇を示していたが，行動の拡大が行き詰まり治療も些か膠着状況に陥っていることから，最終的に与志と外来医が相談の上，森田療法室への入院を決めた。

Ⅴ．入院中の経過

　入院後は初診医である筆者が，改めて主治医として患者を担当することになった。

1) 絶対臥褥期

　入院森田療法は約1週間の絶対臥褥から始められる。この間患者は食事，洗

面，トイレ以外は一切の気晴らしをやめ，個室に横になったまま過ごすよう指示される。臥褥中どんなことを考え感じてもよく，たとえそれが不安や症状であっても起こるままにしておくよう予め伝えられる。主治医は毎日短時間の回診を行い，患者の状態をチェックする。ところで与志の臥褥は対人恐怖症者のほぼ定型的な経過を辿っている。全経過を通してこれまでの閉居した生活への後悔と，この先何をしていけばいいのかという考えが繰り返し浮かんだという。途中から退屈感を強く感じたが，後半になるとこれから他の患者の中に出ていくことが次第に不安になっていった。

2) 軽作業期

臥褥に続く1週間は，軽作業期間である。この間も身体的労作や外出などの行動は禁じられ，外界の観察をよく行うよう指示される。日記の記載を始め，木彫りや拭き掃除などの軽い仕事に，気づいたところからぼつぼつ手を出していくよう促される。この時期の主眼は，臥褥によって高められた心身の活動欲を少しずつ自発的な行動に向けていくことである。一方で症状や不安はそのまま持ちこたえるよう求められる。与志の場合，臥褥が明けた当初は"皆同じ神経症なのだから，怖がらなくていい"と自分に言い聞かせ，ようやく自室を出たものの，いざ他の患者たちの前に出るとひどく緊張し，強い圧迫感を覚えた。初日は午後から病室にこもって読書をしていたため，主治医に「なるべく閉じこもらぬように」指導されている。その後しばらくの間は集団の中にあって，"往来で素っ裸にさらされ，自分を隠すところがないような気持ち"を常に感じていたという。

3) 作業期

この時期は，動物の世話，園芸，工作，陶芸，スポーツ，レクリエーションなど様々な行動に携わる。特に他の患者と協働して作業する場面が飛躍的に拡大する。このような場面を通じ，気分に従ったやり方ではなく，何にでも踏み込み目的を果たしていくような態度が養われていく。そしてこうした生活態度

が身につくにつれ，次第に症状にとらわれた在り方が打破されていくことになる。

　与志は始めの頃，作業には真面目に臨んだが，皆の後からおずおずとついていくような様子で，率先して行動に向かう場面は少なかった。治療者に対しても自分から面接を希望することは稀で，声をかけられることを受け身で待っているようであった。

　入院1カ月を過ぎた頃，同年輩の不安神経症の男性患者が入院した。この患者は気さくで話し好きであり，趣味も共通していたため，親しく話をするようになった。彼にとっては久しぶりに共感しあえる友人であり，どちらかといえばイニシアティブは相手にあったものの，緊張したり競争的になったりすることなく自然に接することができた。この後もう1人同性同年輩の患者が入院し，彼らとともに一種のスモールグループが形成されたが，新しく入った患者が無口で受け身的なタイプであったためか，グループ内では不思議とこれまでのような疎外感を感ずることがなかったという。

　ちょうどこの時期，定例のクリスマス会に向けて作業が忙しくなったときであった。先の不安神経症の患者が自然にリーダーシップをとったこともあって，彼ら3人は行事の準備の中心を担うことになった。この過程で与志の集団に対する感情は一時大きな変化を示す。いやがおうでも人と関わるうちに，次第に"皆の前でも自分が出せるようになり，妙に元気になっていった"という。急速に対人緊張が軽減し，集団内でも安心感を抱き始めた頃である。しかしその一方では，自分でも"わがままになった"と感じるほど，周囲の人間への好き嫌いの感情が表に現れていく。こうした感情の振幅は，行事直前に親しかった患者の病状が悪化し退院に至ったことからとくに激しくなった。周囲のやる気のなさに腹を立てたり年長の患者と衝突したりで，傍目にも苛立ちが目についた。さらに親しかった他の患者たちが徐々に退院した頃から，急に孤独感を感じて自室に閉じこもり，そのうち感情が爆発して壁を殴りつけるようなことも幾度か見られた。あるとき，電話で話していた妹に罵倒されたことから怒りのコントロールがつかなくなり，病室の壁を蹴破ってしまった。このとき主治医は，

与志の気分本位の態度を指摘するとともに，こうした振る舞いがいかに他の人に不安や動揺を呼び起こすものであるかということに注意を促した。このような行動が繰り返されるなら退院も考慮せねばならなくなることを伝え，治療の仕切直しの意味で1週間の外泊を実施している。自己の感情にばかり目を奪われていた与志は，そこで初めて現実の他者の反応に気づき，愕然としたという。

　こうしたエピソードを経て与志の感情の起伏は徐々に穏やかになり，再び生活の中で他の患者たちとの関係が立て直されていった。この頃主治医との間では，よく与志が引きこもりの間に乱読した本のことが話題になった。たとえばKonrad Lorenzの『ソロモンの指輪』に強く魅せられたというように，彼の読書内容には内面に潜む知的関心や豊かな感受性がよく窺われ，主治医は率直にその印象を伝えた。与志の気に入った本を勧められ借り受けたこともあったが，残念なことにその本のタイトルは思い出すことができない。また同じ頃同年輩の女性患者に恋愛感情を抱き，二人でよく行動を共にするようになり，そのことで他の男性患者との軋轢が生じたこともあった。その後も対人的な距離の不安定さ，不器用さはしばしば目につき，他の患者と衝突することもあったが，以前ほど自己に内向することはなくなった。ナイトホスピタル形式で1カ月間のアルバイトを経て，入院7カ月後に軽快退院に至った。

VI. 退院後の経過

　退院後もアルバイトを続けたが，職場では"自分が大人でも子供でもない中途半端な存在"に感じられ，しばしば劣等感に苛まれた。しかしそんなときはひたすら仕事に打ち込むことで自然に緊張が和らいだという。またこの頃から将来の進路について真剣に迷うようになり，焦りをつのらせていく。この時期，主治医は"たとえ同年輩の人より就労が遅れているとしても，それは一面に過ぎない。その間に自分の内面を見つめ，様々な本を読み，考え抜いてきたのもまた自分ではないのか。よくも悪くも自分らしさとはそれをおいて他にないのだから，要はそれを引き受けていくことではないか"と伝えた上で，正規に就

職することを焦らず，いろいろ興味を覚えることに手をつけてみるよう勧めていった。退院から10カ月の後，与志はアルバイトを継続する傍ら夜学の美術学校に入学することに決めた。もともと絵が好きでそれなりの才能にも恵まれていた彼は，そこで本当に久しぶりに満足できる時間が持てたという。当初は学校でも孤立することを恐れて緊張していたが，間もなく数人の友人ができ，そこから対人関係が広がっていった。この頃，定期的な通院は自らの判断で中止している。その後暫くぶりに来院した与志によると，退院後1年半を過ぎたある時，学校の課題として出された自画像を描いたのだという。与志は描くことに没頭し，夢中で描ききった。作品を見た友人は驚きの表情を浮かべ，教師は暫く沈黙した後，一言"完璧だ"と評した。この時以来何かがふっきれた思いで，学校での対人関係にも完全に慣れたということである。退院後3年を経た時点で与志は"今でも自分は年齢の割に成熟しているとはいえず，自分を問いつめることも多くて楽ではない。しかし入院前とはまるで違う。今の自分はそれなりに評価していいのではないかと思う"と主治医に語っている。

VII. 考　察

　与志の主訴は「周囲の人々の視線が気になり，自分の態度がぎこちなくなる。そうなると人から変に思われるのではないかと感じ，ますます緊張して口もきけなくなる」というものであった。こうした訴えは，いうまでもなく対人恐怖症の典型的な症状である。とはいえ与志には，古典的な対人恐怖症とはやや異なる特徴がいくつか認められる。

　その第1は，怯えの心性が既に幼児期から認められる点である。一般に対人恐怖症患者の母親像は，過保護的で甘えを受容し愛情深いと表現されてきたが，この患者の場合，気分易変的な母親の養育態度が，怯えの心性に影響していた可能性はあるだろう。第2に，古典的対人恐怖症と比べ，より弱力的なパーソナリティであることが窺われる。与志にも「本当は自分が中心にいたい」というような「優越への欲求」が潜在する。しかし典型的な対人恐怖症ほどには，そ

の欲求が現実の行動に見え隠れしてこない。ちなみに力動精神医学の立場から岡野は，対人恐怖症の心性をGabbard, G. のいう過敏型自己愛人格(hyper-vigilant type of narcissistic personality disorder）の枠組みから理解しており，Gabbard自身がこのタイプの自己愛障害と社会恐怖とのオーバーラップを認めているということである[7]。このような文脈に沿っていえば，与志の自己愛的希求は定型的な対人恐怖症よりもさらに一層もろく密やかなものといえるだろう。このことは，多くの対人恐怖症患者のようには与志がいわゆる"黄金期"[9]，すなわち小児期に周囲の注目や賞賛を浴びた時期を経験していないということと関わりがあるかも知れない。第3に与志の心性には，羞恥への恐れだけでなく，怯えの心性が色濃く認められる。与志にとっては赤面のような羞恥の場面的表出に留まらず，「皆のように大人に成りきれない中途半端な」自己の存在それ自体が他者のまなざしに晒され，「隠すところがない」かのように感じられていた。古典的な対人恐怖症の症例では，人前で堂々とあるべきだという観念が人一倍強いがゆえに，かえって羞恥する現実の自己にとらわれるというメカニズムがある。それに対してこの症例では「あるべき自分とは何か」という自我理想が漠として曖昧であり，同一化すべき対象が見えていないかのようである。それゆえ，与志は大人になりきれないことを恥じる一方で，皆のように「大人に変わることもまた不安」であったといい，自己の変化自体が怯えを喚起したと推測される。このような心性は，いうまでもなく「同一性の不確かさ」を物語っているだろう。第4の特徴は，5年間にわたって閉居していた事実に示される，顕著な回避・ひきこもりの傾向である。この症例のように漠とした対人緊張や自己不確実感のために長期にひきこもる患者を，後に筆者らは今日的な対人恐怖症の病像として報告したが[4,5]，治療の時点ではまだそこまで意識していたわけではなかった。

　次に治療経過を振り返ることにしよう。

　外来医の方針は，森田療法的アプローチの内容として一般的なものであった。しかしあえていえば，患者が「不安のままに行動を広げていく」ことを可能にするような心理的準備にもう少し焦点をあててもよかったかも知れない。それ

は端的に言えば,対人恐怖症状の背後にある密やかな自己実現への願い,あるいは対人希求性を患者ともども再発見し,それを受け入れ育んでいく作業を意味する。なおこの患者に対しては,外来で一時少量の抗不安薬が処方されたが,本人が服薬に対して消極的なこともあり,継続的な薬物療法は行われていない。

さて入院森田療法による対人恐怖症治療の基本は次の通りである。すなわち他者に関わることへの緊張や恐れの感情を「他者に認められ,受け入れられたい」という強い欲求の裏返しとして理解し,そのような感情を排除せずそのままにおく一方,作業を中心にした行動に打ち込んでいくよう指導する。患者は行動によって自己の世界が広がるにつれて症状へのとらわれから徐々に脱却していくのである。最終的な治療目標は,「自己存在に対する自己の態度の転換」[8]であり,あるがままの自己を受け入れ,その実現を図ることである。なお治療者は不問的態度といわれるように,症状の訴えを細かく取り上げず,また過去に遡って症状の意味を問うことはしない。

ところで筆者は対人恐怖症患者の入院森田療法の経過を,対人関係に着目して次のように記述したことがある。すなわち違和形成期(集団に溶け込めず焦りを強める時期)→動揺期(少数の親密な関係ができ,症状が場面によって動揺する時期)→融合期(集団との一体感が生まれ症状が急速に軽減する時期。この時期から患者の行動は伸びやかさを増してくる)→漸進的離脱期(同様のプロセスを外の関係において反復しながら,出立していく時期)という経過である[3]。全体としてみれば,与志もこのような展開を辿ったといってさしつかえない。しかし与志の場合,いったん融合期を迎えたかに見えながらメンバーの変化によって再び動揺期に回帰しており,またささいなことから傷つき,ひきこもっては苛立ちを爆発させるというように,特有の不安定さが目に付いている。それまでひきこもりの中に沈潜していた羞恥,怯え,怒りの感情が,他者との現実の関係の中で一挙に噴き出したかのようであった。一般に対人恐怖症患者は入院中,このような感情を内心で体験していると思われるが,多くはこの患者ほど露わにならず,より穏やかに治療が進行していく。ふつう治療者は,対人緊張の消長に一喜一憂する患者の態度を"気分本位"として取り上げ,面

接や日記を通じて修正を図っていく。例えば「症状は天気のように，常に変わりうるものだ。晴れれば気持ちがよいし，雨が降ればうっとうしいのが自然な感情。しかし行動は天気（症状）にまかせず，たとえ雨が降ってもやるべきことは避けずにやるように」などとコメントしていくのである。しかし対人関係の波に翻弄された与志の場合，主治医はこうした一般的な対応にとどまらず，よりアクティブな関与を必要とし，入院期間も7カ月という長期に及んだ。このとき主治医は，一方で患者の繊細な内的世界に関心を払い，傷つきに共感を寄せながら，同時に現実への直面化を図るという二重の課題の間で一種の共揺れを起こしていたかも知れない。しかし結果的には不安定に揺れ動く患者を受け入れ，ゆっくりとした変化を辛抱強く見守り続けることがこの種の患者には不可欠な関わりだったと考えている。このような治療的関与があったことで，入院環境が患者にとってEriksonのいうsocial play[1)]の場として機能したと思われるからである。こうしたプロセスを経て，患者がどうにか現実の生活の中で「不安のままに行動していく」姿勢が培われたところまでが入院治療の役割であった。

　退院後の与志は，なお自己の否定的側面にとらわれがちではあったが，一方でようやく同一性を巡る葛藤が現実の選択の問題として意識にのぼってきたようであった。このときの主治医の問いかけは，一種のモラトリアム期間を保証し，「何をなすべきかという知的判断を脇に置いて，自発的な関心に従って何にでも手を出してみる」という森田療法的な行動姿勢を促すことを意図したものである。しかし患者固有の"体験価値"[2)]に目を向けるという意味では，Franklのロゴセラピーの観点に近づいていたかも知れない。

　その後美術学校に所を得たことが，定期的通院を自ら終了するきっかけになった。退院後の外来治療では当初から期限設定をした場合を除き，この患者のように自然に離れていくことが多いようである。ところで美術学校での"自画像"のエピソードには興味深いものがある。様々な解釈が可能であろうが，筆者は単なる「自己愛的満足」を越えた"自己治癒"ないしは"自然治癒"の契機をここに認めている。与志は未だ社会的同一性を確立したとはいえないも

のの，少しずつ"自分らしさ"に気づき，それと折り合ってきた点は，彼の一定の成長を物語っているように思う．森田学派ではこれを"あるがまま"の自己の受容と呼んでいる．

文　献

1) Erikson, E.H.: 1959 Growth and Crises of the Healthy Personality. （小此木啓吾訳編，健康なパーソナリティの成長と危機：自我同一性－アイデンティティとライフサイクル．誠信書房，東京，1973.）
2) Frankl, V.E.：1952 Aerztliche Seelsorge. Verlag:Franz Deuticke, Wien. （霜山徳爾訳：フランクル著作集 2，死と愛，みすず書房，東京，1957.）
3) 中村敬：森田療法における治療過程の検討－対人行動の分析を通じて－．東京慈恵会医科大学雑誌，104；821-841，1989.
4) 中村敬，北西憲二，増茂尚志，牛島定信：回避・引きこもりを特徴とする対人恐怖症について．臨床精神病理，16；249-259，1995.
5) 中村敬：対人恐怖症の現代的病像－神経質の変遷をめぐって－．森田療法学会雑誌，7；157-161，1996．
6) 中村敬：森田療法．岩崎徹也，小出浩之編，臨床精神医学講座，15；117-134，中山書店，東京，1999．
7) 岡野憲一郎：恥の精神分析－「過敏型」自己愛性格の病理－．精神分析研究 36，191-200，1992.
8) 新福尚武：森田療法で起こりがちな"精神療法的副作用"．精神療法，6；16-22，1980.
9) 山下格：対人恐怖．金原出版，東京，1977.

回避性人格障害再考

I. はじめに

　回避性人格障害という概念は，我が国の精神科医にとってそれほど馴染み深いものではなかろう。境界性人格障害，自己愛性人格障害などに比べると，あまり関心が払われてこなかったきらいがある。だがこうした状況には変化の予兆も見出される。それは昨今増加の一途を辿る社会的ひきこもりという現象とこのタイプのパーソナリティとのつながりが想定されているからである。今ひとつは SSRI の適用拡大というモチベーションを背景にして，主として生物学的立場から社会恐怖（社会不安障害）に対する研究が活発化しつつあり，それとの関連でこのタイプのパーソナリティ「障害」に対する薬物の影響にまで議論が波及しつつあるからである[8]。そこでこの機会に，改めて回避性人格障害とは何であるのか検討を加えておくことにしたい。

II. 回避性人格障害―概念の歴史―

　回避性人格障害という概念が公式の診断分類に登場したのは DSM-III が最初であるが，それ以前の精神病理学においても類似の概念が精神病質の一型として記述されてきた[16]。特に Kretschmer のいう主として過敏な気質（Hyperasthetische）の統合失調（分裂）病質は，繊細な内的知覚過敏を基調とし，それゆえに現実生活の刺激を避けて「小さな範囲の人間や利害関係への内閉的な自己限局」を図る傾向にある人々を指しており[15]，このタイプのパーソナリティに重なる部分が大きい。さて回避性人格障害（avoidant personality disorder）という命名は Millon による。Millon は伝統的な精神病理学や力動精

神医学にはなじみの薄い「回避 avoidance 」という行動心理学的な用語によって，対人関係からひきこもる傾向にある人のなかに，統合失調病質とは異なるパーソナリティを見出し記述した[16]。この Millon の概念を踏襲して，1980 年に刊行された DSM-Ⅲ ではⅡ軸障害（パーソナリティ障害）の一型に回避性人格障害というカテゴリーが採用され，次の 5 項目が診断基準に挙げられた。すなわち拒絶への過敏さ，無批判に受け入れてくれるという保証がない限り人間関係を結ぼうとしないこと，社会的引きこもり，愛情および受容への欲求，低い自尊心という項目である[1]。しかし DSM-Ⅲ の回避性人格障害というカテゴリーは統合失調病質人格障害や依存性人格障害との境界があいまいだという点が問題視された[26]。そこで 1987 年の DSM-Ⅲ-R では，精神分析的な恐怖症性格という概念に沿って診断基準にいくつかの修正が加えられ，「不適切なことや馬鹿げたことを言ったり」「人前で赤面したり…恥ずかしい思いをすること」への恐怖，「何か普通のことでも，自分の日常のやり方以外は，その潜在的な危険や困難を強調する」という項目が付け加えられた[2]。しかしこれらの修正は，カテゴリーの境界に関してまた別個の問題を派生することに結果した。というのも DSM-Ⅲ-R では診断にヒエラルヒーを排して複数の障害のコモビディティを容認した上，Ⅰ軸障害のひとつである社会恐怖に全般型というサブカテゴリーを新たに加え，「回避性人格障害の付加診断も考慮せよ」と明記したからである。その結果，社会恐怖と回避性人格障害のコモビディティは 22.1～72.7% の高率に上り[11]，特に全般型社会恐怖ではその 89% が回避性人格障害であるという結果も報告された[25]。DSM-Ⅲ の時点では社会恐怖と回避性人格障害は，後者がソーシャルスキルに欠陥があるという点で区別されると考えられていた[27]。しかし DSM-Ⅲ-R 以降，両者が高率に共存することから，ふたつのカテゴリー間に質的な相違はなく，社会不安に関する移行的なスペクトラムをなし，回避性人格障害はより重症の側に位置するという仮説が有力になっていった[11]。ちなみに DSM-Ⅳ のマニュアルにおいても，社会恐怖全般型と回避性人格障害は「同じまたは類似の状態を違った形で概念化している可能性もある」との断り書きが記されている[3]。

表 回避性人格障害の診断基準（DSM-IV）

社会的制止，不全感，および否定的評価に対する過敏性の広範な様式で，成人期早期までに始まり，種々の状況で明らかになる。以下のうち4つ（またはそれ以上）によって示される。

1) 批判，否認，または拒絶に対する恐怖のために，重要な対人接触のある職業的活動を避ける。
2) 好かれていると確信できなければ，人と関係をもちたいと思わない。
3) 恥をかかされること，またはばかにされることを恐れるために，親密な関係の中でも遠慮を示す。
4) 社会的な状況では，批判されること，または拒絶されることに心がとらわれている。
5) 不全感のために，新しい対人関係状況では制止が起こる。
6) 自分は社会的に不適切である，人間として長所がない，または他の人より劣っていると思っている。
7) 恥ずかしいことになるかもしれないという理由で，個人的な危険をおかすこと，または何か新しい活動にとりかかることに，異常なほど引っ込み思案である。

さて1992年の国際疾病分類第10版（ICD-10）には，この人格障害に相当する不安性（回避性）人格障害というカテゴリーが採用されたが，その診断基準にはDSM-III-Rに付加された恐怖症的傾向や潜在的危険を強調する傾向は取り入れられなかった[28]。その影響もあってか1994年のDSM-IVでは回避性人格障害の基準が再度改定され，批判，否認または拒絶に対する恐怖の項目が最初に位置づけられ，また低い自己評価に関する項目が復活するなどDSM-IIIに回帰したような感がある。DSM-III-Rに加えられた，人前で不適切なことをいってしまう恐れや赤面などの恐怖に関する項目は削除されたり表現を改められた[3]。

DSM-IVのマニュアルによると，回避性人格障害の人は社会的孤立という点では統合失調病質または統合失調型人格障害と共通しているが，回避性人格障害の人が対人関係を希求し孤独感を強く感じているのに対して，統合失調病質または統合失調型人格障害の人は孤立に満足しているか，むしろそれを好むと

いう点で相違があるという[3]。実際，回避性人格障害の中核的な特徴は，強い対人希求性（愛情や受容の欲求）を持ちながら拒絶への過敏さのために自ら他者との関わりを避けてしまうというパラドクスのうちに認めることができる[16]。

　それではこのようなタイプのパーソナリティの成因はどのように説明されているだろうか。Millon は生物社会的学習理論（biosocial learning theory）に基づき次のように説明する。このパーソナリティに特徴的に認められる警戒心は覚醒閾値が低いために生じる交感神経系優位の状態の反映である。その結果不適切な衝動が思考過程に侵入し認知に干渉を及ぼしやすいのである[26]。そのような人々はKagan が "inhibited child" と呼んだように[12]小児期から発達上の偏りが見出されるという。さらにこのような生得的気質の人が特異的な環境要因，たとえば両親や同輩集団からの拒絶を体験することによって，顕著な回避と社会的ひきこもりの傾向に発展するというのである[26]。また Cloninger は，回避的傾向の人は基本的に危害の回避によって動機づけられており，報酬依存や新規性追求に影響されることが少ないという仮説を呈示している[5]。さらに Ebstein らはドーパミン D4 受容体遺伝子の繰り返し配列数が少ない人ほど，新規性追求の得点が低いという結果を報告した[7]。このように，対人関係に対する回避傾向は生得的遺伝的に規定されているのだという理解が最近の趨勢である。一方力動精神医学の立場から Gabbard は，回避性人格障害の人々では羞恥心と自己がさらされることとが密接に結びついているという。彼らは，両親の過度に高い期待を内在化した結果，自己自身に対する高い要求水準を抱き，そのために自己の不適切な部分が衆目にさらされることを恐れ，恥じるというのである[9]。

　これまで主として北米を中心に回避性人格障害に関する議論を辿ってきた。冒頭で述べたように我が国ではこのタイプのパーソナリティを主題的に扱った検討は少ないが，1970 年代の笠原による「退却神経症」[13]や広瀬の「逃避型抑うつ」[10]の概念が類似のメンタリティを扱った先駆だといえる。これらは無気力（アパシー）や抑うつという症候を視座に，社会関係から容易に撤退する一群を記述したものである。他方，中村らは対人恐怖症の患者に SCID-II

(DSM-Ⅲ-R 構造化面接，人格障害版) を用いて評定したところ，31.6％が回避性人格障害に該当し，Ⅱ軸障害のうち最多であったことを報告した[21]。少なくとも操作的診断を実施する限り，今日の対人恐怖症の患者はかなりの部分がこのタイプの人格障害と判定されるということである。さらに中村らはこうした人格傾向を有する対人恐怖症者の中に特有の臨床像を呈する一群を認め，以下のように記述した。1) 赤面，表情，自己視線など自己身体の一部に固着する構えが乏しい，2) 漠とした対人緊張や圧迫感が訴えの中心である，3) 通常，明確な加害関係妄想性は認められない，4) 他者に対する罪意識が希薄である，5) 他者に対する怯えの意識が強い，6) 自分らしさを巡る不確実感を伴いやすい，7) しばしば抑うつ・無気力症状を伴う，8) 長期にわたってひきこもる傾向にあり，治療が難渋しやすい，という 8 点である[17]。後に傳田はこのタイプを「緊張型対人恐怖」の「きわめて現代的な」亜型として位置づけている[6]。

さて以上のように回避性人格障害の概念を歴史的に遡及すると，二つの問題点が浮上してくる。その第1は，このタイプの人格障害を社会恐怖ないし対人恐怖症から連続的に移行する自我親和的な病態—社会不安スペクトラムの重症の極—に位置づけるだけで十分なのかという点である。中村らの調査では回避性人格障害に該当した 16 例中 6 例（37.5％）は社会恐怖以外の I 軸障害（気分障害や強迫性障害など）と診断された。このことをどう説明するのかという問題が残っているのである。第 2 に最近の見解に支配的なごとく，回避・社会的ひきこもりという持続的行動パターンが，本当に遺伝的に規定されたパーソナリティに内属する特性といえるのかどうかという点である。そこで実際の症例を手がかりに，これらの問題点をさらに検討することにしたい。

Ⅲ. 症例提示

下記に提示するのは DSM-Ⅳ により操作的に診断すれば回避性人格障害に該当する症例である。ただし森田療法を主とする医療機関に自ら来院した症例であるため，必ずしもこのタイプのパーソナリティ全体を反映したものとはいえ

ない。なお症例のプライバシーを保護するため，生活歴の一部に若干の改変を施したことをお断りしておく。

症例1　24歳，男性，無職
[主訴]　人の視線が気になり，ほとんど外出できない。
[生活史および病歴]　妹との2人同胞。患者は幼児期から感情の起伏の激しい母親の前ではいつもびくびくしていたと回想する。元来内気で神経質，ものを気にしやすい性格だった。幼稚園の2年間，自分の名前が笑われることを恐れて一言も口をきかなかったという。小学校卒業前から人前で緊張するようになったが，特に中学2年になり次第に同級生の体格や服装が大人びて自己主張的になってくるにつれ，まわりについていけないと感じ始めた。「自分は皆のように変われない」と思い，自分を出すことが前にもまして怖くなったが，一方では自分が変わることもまた不安であった。高校入学後は周囲の視線が気になって動作がぎこちなくなり，教室では絶えず緊張してうつむいている状態だった。卒業後は外出も怖くなり，ほぼ5年間にわたって自宅にひきこもる。その後ようやく両親の勧めで受診にいたった。
[治療経過]　約半年間の外来通院を経て入院森田療法に導入された。詳細は省くが入院中は対人関係，行動が不安定に揺れ動いたものの7カ月後に軽快退院。その後アルバイトの傍ら夜間の美術学校に入学し，そこでようやく所を見つけた気がして自己を受容できるようになった。

症例2　19歳，男性，大学生
[主訴]　他の学生にどう思われているか気になり，大学に行かれない。足が短い，など容姿にこだわる。
[生活史および病歴]　一人っ子。父親は歯科医。母親は過保護過干渉的。患者は小学生の頃からテスト前になると不安が著しかった。不潔恐怖，心気傾向も認められ，気になることは母親に確認し保証を求めることが多かったという。平均以上の身長に達しているが，中学2年以降身長の伸びが止まったことから

「不規則な生活をしなければよかった」という後悔とこだわりが続いた。高3のときにはテスト不安のために試験日に欠席したこともあった。現役で私大歯学部に入学。間もなく一度友人にからかわれたことから「傷つきやすく，気が小さいと思われているのではないか」と気になるようになった。さらに風邪のためサークルの合宿に参加できなかったため，悪く思われていないかと不安に思い，登校できなくなった。結局前期試験を受けられず休学。当初母親のみ相談に訪れたが，その後本人も受診したため薬物療法と並行して臨床心理士が面談を実施した。

［治療経過］　治療開始後しばらくは時々面接をキャンセルし母親が連絡してくることがあった。反面，来院時には何事もなかったかのように明るい態度を見せることが特徴的であった。休学後は家でテレビばかり見ていて何もやる気がしないという。本人の希望もあり入院森田療法に導入した。入院中は予想以上にスムースに他の患者たちに溶け込み作業にも真面目に取り組んだ。「ここでは失敗しても良いと思ってやっている」とのことであった。但し行動に際して治療者の指示を求めるところが目立ったため，治療者は一拍おいて自ら対処の仕方を考えるようアドバイスしていった。その後作業の責任者になり，無難に役割を果たした。社会復帰期にはナイトホスピタルの形でしばらく病院から通学したが，休むことなく登校できたため入院約4カ月後に退院に至った。

しかし退院後間もなくの連休明けから登校できなくなる。「6年間果たして続くだろうか」と漠然と不安に感じていた折，休み明けの朝起きられなかったため「一日くらいいいだろう」と考えて休んだところ，翌日から行きづらくなったという。母親によれば，登校できないジレンマから母親に苛立ちをぶつけ，時に物を壊すこともあったという。その後断続的に来院するものの退避的な生活が続いている。

症例3　42歳，男性，会社員

［主訴］　不安感，出社困難
［生活史と病歴］　妹との2人同胞。父親には自殺企図の既往がある。母親は過

保護的。患者は小児期から人見知りしやすく，心配性，完全主義的。小学生のころ，緊張のため手を上げて発表することができなかったという。しかし成績はよく生徒会長を務めたこともある。中学，高校時代も成績は優秀。国立大学理学部入学後はパソコンに熱中した。卒業後，大手自動車メーカーに入社。10年間はソフト開発を担当し，先輩と共に仕事に打ち込んで成果を挙げたという。31歳のとき異動し管理職に昇進してから患者の責任でトラブルに対処しなければならない状況になり，このころから不安，不眠が出現し精神科を受診。自らの希望で別の部署に異動したものの，不安が強く新しい部署にも適応できなかった。そのうち抑うつ感も出現し，会社を休みがちになる。それ以降，3回の入院治療を受けたが，依然として欠勤が多い。朝出社前になると不安，緊張が出現し時には過呼吸状態になる。「不安のあまりぶざまな姿を見せてしまうのではないか」という予期恐怖がある。欠勤の連絡は妻に頼むことが多い。出勤してもつねに緊張が解けず，電話が鳴ると対処のできない要件ではないかと，どきどきしてくる。上司や同僚から批判的に見られているのではないかと気になり，同僚の作業着が「戦闘服」に見えてしまうという。産業医の勧めで38歳のとき筆者のもとを受診した。

［治療経過］　外来治療を続けるうち，旧知の上司が戻ったことをきっかけに約半年間は休まず出勤することができた。しかしその上司が異動になり患者の負担が増大したこと，また患者らの業務に周囲から苦情を寄せられたことから職場への恐怖感が再燃し，休みがちになった。そのころ妻が批判的なことを言ったことから刃物を持ち出し自殺のそぶりを示すという衝動行為も認めた。41歳のときに入院森田療法を実施した。入院当初は作業への予期不安が強く一時は中途退院も希望したが主治医の説得により入院を続行。「ここはいくら失敗してもよいところ」という看護師の言葉に安心したという。その後作業の責任者になったが，几帳面な取り組みに他の患者から信頼が寄せられ，それにつれて本人の自己評価も回復していった。しかし退院し職場に復帰してまもなく，給与が下がったことに傷つき，また欠勤をくりかえすようになった。その後も一進一退の状態であったが，新しい上司が患者に庇護的であり，入社当初の業

務内容に戻したことから意欲が回復し継続して出勤できるようになった。

症例4　24歳，男性，無職
[主訴]　意欲減退，集中困難
[生活歴と病歴]　一人っ子。両親とも大学教員。母親にはうつ病の既往がある。本人は特に人見知りするほうではないが，心配性，完全主義的，頑固で負けず嫌いな性格。小学校から高校までは成績がよく，友人も多かった。高校時代は柔道に打ち込んだが，3年生の夏，大会の予選で敗退してからクラブ活動は引退した。同じころ失恋も体験。秋から受験勉強を始めたところ性的，加害的な強迫観念が出現するようになり勉強に集中できなくなった。結局翌年の受験を断念。その後2年間は友人とたまに会うほかは殆ど自宅にひきこもっていたという。そのうち強迫観念が軽減したため，アルバイトを始めた。またこれまでの生活から脱却しようと考え，風俗店で初めて性交渉を持った。しかし直後から「とりかえしのつかないことをした」という自責観念にとらわれ，受診に至った。

[治療経過]　上記の自責観念は約半年後には概ね消失したが，意欲減退，集中困難が続き，間歇的に不安焦燥感がつのって大声を出したり物を壊すことがあった。いくらか気分が改善した時期にアルバイトを2回ほど試みたが，長続きしなかった。その後の3年間は，喫茶店や映画館に立ち寄るほかは自宅で過ごしている。自ら"long vacation"と称し新しい行動に着手しようとはしない。患者の現実に触れるような内容になると話題を変えてしまう反面，格闘技などの雑談になると会話が弾む。治療者は基本的にひきこもりを容認しつつ，ささやかであれ新しい経験を広げるよう勧めてきた。人寂しさを感じ少数の友人にはよく連絡するが，新しい人間関係には「暗い奴と思われるのではないか。会話についていけないのではないか」という恐れが強く，傷つくことが怖いという。最近犬の散歩を通して近隣の人々との交流が広がってきた。

IV. 症例の考察

　症例1は，ひきこもり型の対人恐怖症の典型例として既に報告したケースである[17,19]。「大人でも子供でもない中途半端な自己」に対する羞恥が著しく，そのような自己が衆目にさらされることに強い怯えを抱いていることが特徴的であった。操作的に診断すれば回避性人格障害に該当する。ただし人目を恐れる自己に葛藤を強く自覚している分，"対人希求と回避衝動との内的葛藤に乏しい"というTunerらの指摘した回避性人格障害の特徴[27]からすれば非定型的であり，より対人恐怖症らしい症例ということになる。それに対して症例2は，症例1よりも高校時代までは一見すると良好な適応を保っていた。しかし自己不確実感が強く身長などのこだわりに窺われるような醜形恐怖的心性が潜在しており，自己評価は低い。大学入学後些細な友人のからかいを契機にひきこもりに陥っていった。症例2は他者から否定的に見られているのではないかという緊張と恐れが強く，ひきこもり型の対人恐怖症ともいいうるが，症例1よりも対人恐怖的な症状構造が拡散しており，症状はより多型的である。DSM-IVの回避性人格障害の診断基準には全項目該当する。症例3は前二者と異なり，対人緊張の傾向はあるものの成人期まで良好な適応が続いた。庇護的な先輩や上司の下で本来得意とする領域の仕事を担当している間はむしろ平均以上の適応水準を保っていた。しかし昇進と業務内容の変更に伴う困惑不安状態を契機に出社困難に陥り，以後回避傾向が長期間にわたって持続している症例である。他者からの批判や拒絶に対する恐れは顕著だが，対人恐怖症状というよりは職場状況に対する全般的な恐怖と挿間的な抑うつ症状が前景に立っている。「成人期早期までに始まる」という条件を除けばDSM-IVの回避性人格障害の殆どすべての項目に当てはまる。他方，症例4は他の症例といくつかの点で相違が見られる。他の3例はいずれも幼児期から人見知り，対人場面での抑止が目立つ"inhibited child"であったが，この症例にそのような傾向は認められず，むしろ人なつっこい印象が強い。しかし強迫的性格傾向はもっとも顕著であり，青年期の挫折体験に引き続き強迫観念が出現し，制止状態に陥ったものである。

その後唐突に状況を打開しようという行動に打って出るが，その失敗から新しい行動を回避し変化を拒む傾向が目立っていった。他者からの批判に敏感な面は認められるが，長期のひきこもりにより二次的に顕在化したといった方が適切である。

　以上のように，ここに呈示した症例はいずれも小児期から（おそらく生得的な）不安過敏性を認めるものの，症例1から4に向かうにつれて自己の対他的弱点に対する自覚的葛藤が乏しくなり，対人恐怖的構造が拡散消失している。それに伴って不安，抑うつ，強迫症状など他の症状が現われる傾向にある。このことは回避性人格障害を対人不安―拒絶への過敏性という軸にのみ還元することはできないことを示唆している。社会恐怖に該当しない回避性人格障害の存在もその傍証になるだろう。ここで上記4例に共通する人格傾向としてその強迫性に改めて注意を向けることにしたい。Salzmanは強迫パーソナリティの特徴のひとつに「自分の欠陥や過ちが露呈するかもしれぬ挑戦，ないし試みを，何であれ，避ける」こと，すなわち際限のない逡巡と不決断の傾向を挙げている。それは「決定的に関与することへの恐れ」のためであり，特に自己のコントロールが危険にさらされる可能性のあることがらには深い関与を避ける[24]。また笠原も類強迫性格の特徴として「不確実性のたかい生活領域への不参加とそれによる生活圏の狭隘化」[14]を挙げ，退却神経症の背後にそのような傾向を指摘している[13]。ここに呈示した症例も例外なくこのような意味での強迫傾向が関与していると推測される。そしてこの強迫傾向は，彼らの多くがある時期までは限られた領域―たとえば学業成績が主たる評価の基準になるような学校生活―では庇護的な対象の存在下で良好な適応を示していることにも寄与しているだろう。だがひとたび限定的な領域を越えて新しい経験を余儀なくされるような状況，しかも自らの責任において決断を下さなければならない状況に直面するやいなや破綻を来たし，強い不安のために新しい状況から撤退する。それは特に症例2および3の治療過程でも再現された事柄である。入院治療の場では予想以上に円滑に適応し，活力が現われてきた。治療者の指示には従順に従い，他の患者とも当初の緊張が解けると良好な関係を維持する。しかい

ざ退院して社会生活に戻るといとも容易にもとのひきこもりに回帰してしまい，その落差は治療者を戸惑わせるものであった。それは不安に押されて行動が先細りしていくというにはあまりに急速な変化なのである。ここに彼らの行動のもっとも特徴的な点がある。それは活動モードからひきこもり・行動抑止のモードにスイッチが切り替わったかのように非連続的なのである。あるいは限定された適応状況から一歩離れると，些細な不安刺激から反射的に回避反応が割り込んでくるかのようである[20]。いずれにせよモードの転換に主体は受動的であり，患者自身が生起した事態をよく説明することができない。このような即時の回避行動によって直接的な苦痛はとりあえず軽減するものの，必要な行動が完遂できなかったという敗北感や無力感は新たな内的苦痛の源泉になる。そこでしばしば第2の回避戦略が発動されることになる。それはBeckらがいうように苦痛をもたらすような自己や将来に対する考えを回避するということである[4]。言い換えれば注意と思考の対象を自己の現実に触れないような対象（たとえばテレビゲームなど）に封じ込めるということである。このような思考の回避の結果，彼らはあたかも自己の状況に葛藤なく自足してしまったかのような外見を呈することになる。こうした行動のメカニズムについてはさらに検討の余地があるが，ともかくこれまでの自験例を通して，しばしば上記のような行動の急速なスイッチングが起こるということに注意を払っておくことにしたい。

　以上の考察からさしあたり次のようにいうことができる。操作的に評価する限り，DSM-IVの回避性人格障害に該当する症例はたしかに存在する。しかし個別の症例に即して検討すると，彼らのパーソナリティはまったく均質なわけではなく，少なくとも対人過敏性とともに変化に抵抗する強迫傾向が共通して認められる。そしてもっとも特徴的な点は適応モードからひきこもりモードへ急速で非連続的な転換が起こるということであった。それは対人過敏性や強迫傾向といったパーソナリティ特性からだけでは説明しきれないのである。さらに回避的な行動パターンが小児期から持続する症例のみならず成人期になってから出現する場合や，他の神経症症状に続発したケースまであって，経過にも

個人差が大きい。これらのことは，回避傾向が生得的な気質に内属し，時期が来ればひとりでに発現するというような実体的なものではなく，性格と体験，そして患者を取り巻く状況とが相互に関与する行動パターンとして理解されるべきことを示している。次節ではその状況的側面に言及することにしたい。

V. 回避行動と現代社会

そもそも回避という対処戦略は特定の人格障害の人に限って生じるわけではなく，ある種の危機的な状況下では誰しもそのような行動をとりうるのである。また人間に限らず殆どの動物はさし迫った危機に際して反射的に「闘争か逃避か」という防御反応を示す。Öhmanによれば危険に対する動物の行動は，二つに区別される。そのひとつは異種の動物に対する捕食・防御システムに根ざした反射的行動（「闘争か逃避か」反応）であり，爬虫類段階で生起する。もうひとつは同種の動物同士の社会的支配—服従システムに根ざした反応であり，これは哺乳類段階に相当する。Öhmanは，人間の動物に対する恐怖症は前者に，社会恐怖は後者にその起源を遡ることができるという[22]。ただし人間の危険防御反応は対象が異種か同種かによって生得的に決定されているわけではなく，より後天的な社会システムに依存していることを見ておく必要がある。それは共同体の成立に伴い，危険に対する防御システムが社会化されたということなのである。共同体の内部では，支配—服従という秩序（ヒエラルヒー）に同調している限りは相互の攻撃性が抑制され安全が保証される。一方，共同体の外にいる存在は同種の人間であっても潜在的な敵であり，そのようなよそ者に対しては防御と攻撃が集中されるのである[20]。このような観点からすれば，対人恐怖症は本質的に共同体成員の自己に対する評価を巡る恐れであり，また共同体から排斥されはしないかという怯え（重症対人恐怖症）であった[18]。

ところが今日私たちは，このような共同体に基づく社会システムが拡散し，共同体成員間の強固な結びつきが失われ，内と外の境界があいまいな人間関係への変化に直面している。それは危険に対する共同体に依存した防御システム

が機能しなくなり，よりパーソナルな次元での防御が必要になるという事態である。今日少なくとも都市部の子供たちは，家族などごく親しい対象以外に対人関係の経験の幅が極端に縮小している。そこで唯一の共同関係の場である学校や職場での適応の失敗は，直ちに共同社会からの脱落を意味する。学校や職場を相対化するような社会関係の広がりがないだけに，いったん社会関係から離脱すると，家族以外の誰もが相互関係のない，それゆえに敵対可能性を帯びることになり，あたかも外敵に対するかのような他者への恐れが汎化していく。こうなると「闘争か逃避か」というプリミティブな防御反応を起動する警戒モードが常に解除されず，些細な刺激から危急反応が発動されることになる[20]。

　もうひとつ，回避行動を助長する要因と考えられるのが，現代の生活環境の変化である。今日，大量の情報はテレビやパソコンのスイッチを入れるだけで得られ，また必要な商品はコンビニに行けばすぐ手に入る。つまり子供の頃から環境に対して身体を用いて能動的に働きかけ，自己と環境との関係を調整する必要が格段に減ってきたのである[23]。そのつど環境に能動的に働きかけるという行為には新しい経験が含まれるだけに，小さな失敗の可能性が内在する。しかしそのような試行錯誤を繰り返すことによって経験は内的に統合され，環境に対する多様な対処のオプションを獲得することができるのである。逆にいうと，そのようなオプションが少なければ少ないほど，新しい状況に対して有効な対処が行なわれる見込みが乏しい。したがって対処能力を超えた事態に対しては能動的に行動するというオプションの代わりに「行動しない」という戦略をとらざるを得ないのである。

　上記のように，回避行動は個々のパーソナリティを越えて現代の社会状況が不可避に招来する対処パターンだという一面がある。そうであるなら彼らのひきこもりからの脱出を援助するにあたっては，危険防御モードを解除できるような共同関係をいかにして構築できるか，またそのような関係に関与しながら新しい体験をいかにして広げることができるかということが実践的な課題になるのである。

VI. おわりに

　回避性人格障害という概念の歴史を辿り，その問題点を検討した。次にこのカテゴリーに該当する症例を呈示し，これらの症例のパーソナリティが対人過敏性という軸のみならず，強迫傾向という軸を挿入して理解すべきことを論じた。また彼らの行動の状況による落差に着目し，回避行動を「闘争か逃避か」という防御反応の観点から捉え直した。最後に回避戦略を助長するような現代社会の特徴について論じた。こうして見ると，社会的ひきこもりをもたらす回避傾向を特定の気質，人格病理にのみ還元することはできず，人格と体験および状況から相関的に理解されるべきだと結論される。

文　　献

1) American Psychiatric Association: Quick Reference to the Diagnostic Criteria from DSM-III. American Psychiatric Association, Washington D.C.,1980. (高橋三郎, 花田耕一, 藤縄昭訳：DSM-III 精神障害の分類と診断の手引．医学書院，東京，1982.)

2) American Psychiatric Association: Quick Reference to the Diagnostic Criteria from DSM-III-R. American Psychiatric Association, Washington D.C.,1987. (高橋三郎, 花田耕一, 藤縄昭訳：DSM-III-R 精神障害の分類と診断の手引．医学書院，東京，1988.)

3) American Psychiatric Association: Diagnostic and Statistical Manual of Mental Disorders, Fourth Edition, Text Revision. American Psychiatric Association, Washington D.C., 2000.(高橋三郎, 大野裕, 染谷俊之訳：DSM-IV-TR 精神疾患の診断・統計マニュアル．医学書院，東京，2002.)

4) Beck AT, Freeman A: Cognitive Therapy of Personality Disorders. The Guilford Press, New York, 1990.

5) Cloninger CR: A systematic method for clinical description and classification of personality variants: A proposal. Archives of General Psychiatry, 44：573-588, 1987.
6) 傳田健三：一般外来における対人恐怖の治療—対人恐怖と社会恐怖の異同も含めて—．精神科治療学，17；1045-1050, 2002.
7) Ebstein RP, Umansky R, Priel B et al.: Dopamine D4 receptor (D4DR)exon III polymorphism associated with the human personality trait of Novelty Seeking. Nature Genet, 12：78-80, 1996.
8) Fahlen T：Personality traits in social phobia, II: Changes during drug treatment. J Clin Psychiatry 56：569-573, 1995.
9) Gabbard G: Psychodynamic Psychiatry in Clinical Practice: The DSM-IV Edition. American Psychiatric Press, Inc. Washington DC, 1994 （舘哲朗監訳，精神力動的精神医学，その臨床的実践［DSM-IV版］③臨床編II軸障害．岩崎学術出版社，東京，1997.）
10) 広瀬徹也：「逃避型抑うつ」について．宮本忠雄編，躁うつ病の精神病理2，弘文堂，東京，1977.
11) Johnson MR, Turner SM, Beidel DC, Lydiard RB: Personality Function. Stein MB, Ed, Social Phobia, Clinical and Research Perspectives. American Psychiatric Press, Inc., Washington DC, pp77-117, 1995.
12) Kagan J, Reznick J, Snidman N: Biological basis of childhood shyness. Science, 240: 161-171, 1988.
13) 笠原嘉：退却神経症 withdrawal neurosis という新カテゴリーの提唱—スチューデント・アパシー第二報—．中井久夫，山中康裕編，思春期の精神病理と治療，岩崎学術出版社，東京，1978.
14) 笠原嘉：訳者あとがき．成田善弘，笠原嘉訳，強迫パーソナリティ，みすず書房，東京，1985.
15) Kretschmer E: Korperbau und Charakter. Springer-Verlag, Heiderberg, 1955 （相場均訳：体格と性格．文光堂，東京，1960.）
16) Millon T, Martinez A: Avoidant Personality Disorder. Livesley WJ Ed., The DSM-IV Personality Disorders. The Guilford Press, New York, 1995.
17) 中村敬，北西憲二，増茂尚志ほか：回避・引きこもりを特徴とする対人恐怖症に

ついて．臨床精神病理, 16；249-259, 1995.
18) 中村敬：対人恐怖症／社会恐怖の精神病理－多次元的モデルによる検討－．臨床精神医学, 29；1093-1098, 2000.
19) 中村敬：森田療法の立場から－長期に引きこもりを続けた対人恐怖症の1例－．精神分析研究, 45；113-119, 2001.
20) 中村敬：ひきこもりの精神病理と生の欲望．森田療法学会誌, 13；69-73,2002.
21) Nakamura K, Kitanishi K, Miyake Y, et al.: The neurotic versus delusional subtypes of taijin-kyyofu-sho: Their DSM diagnoses. Psychiatry and Clinical Neurosciences 56：595-601, 2002.
22) Öhman A: Fear the beast and fear the face: Animal and social fears as prototypes for evolusionary analyses of emotion. Psychophysiol 23: 123-145, 1986.
23) Reed ES: The Necessity of Experience. Yale University Press, New Haven, 1996.
24) Salzman L: The Obsessive Personality, Origins, Dynamics and Therapy. Jason Aronson, Inc. New York, 1975 (成田善弘, 笠原嘉訳, 強迫パーソナリティ, みすず書房, 東京, 1985.)
25) Schneier FR, Spitzer RL, Cibbon M, et al.: The relationship of social phobia subtypes and avoidant personality disorder. Compr Psychiatry 32: 496-502, 1991.
26) Sperry L: Handbook of Diagnosis and Treatment of the DSM-IV Personality Disorders. Brunner/ Mazel, Inc. New York, 1995.
27) Turner S, Beidel D, Dancu C, et al.:Psychopathology of social phobia and comparison to avoidant personality disorder. J Abnorm Psychol 95：389-394, 1986.
28) World Health Organization: The ICD-10 Classification of Mental and Behavioural Disorders, Clinical descriptions and diagnostic guidelines. 1992 (融道男, 中根充文, 小見山実監訳：ICD-10 精神および行動の障害, 臨床記述と診断ガイドライン．医学書院, 東京, 1993.)

ひきこもりの森田療法を考える

I. はじめに

　いくつかの事件を契機に，ひきこもりという社会現象がにわかにクローズアップされてきた感がある。たしかにひきこもりに陥っている青年たちの裾野は広く，問題の根は深い。森田療法の臨床場面においてもひきこもりを呈する症例は確実に増加しており，私たちも数年来こうした症例に注意を払ってきた[7～10, 15]。そしてこれらの症例に対して，精神交互作用や思想の矛盾といった従来の森田理論のみでは十分理解の手が届かず，もう少し目前の現象に即した理論化の必要を感じてきた。しかしそれと同時に，森田療法を適用することによって，時には予想を越えた治療的変化も目の当たりにしてきた。これまでの経験からそろそろ実践的な指針を導き出すことができるかもしれない。そこで今回は，ひきこもりの精神病理を改めて検討し，それを踏まえてこれらの症例に対する森田療法の方向性を論じることにしたい。

II. ひきこもりの精神病理

　はじめに平成10年1月から12年6月までの2年半に慈恵医大第三病院森田療法室に入院した163例について，塩路らが調査した結果を示しておく。詳しくは別のところで報告されたので，ここでは概略を記すに留める[15]。6カ月以上のひきこもりを経験した症例は37例（22.7％）に達し，もはや例外的な事例に留まらない。性別は男性30例（男性入院例の25.4％），女性7例（女性入院例の15.6％）の内訳で，男性に多い傾向にあった。ひきこもりの期間は2年未満のものが21例と過半数を占めた反面，5年以上の長期に及ぶものが8例認

められた。退院時転帰について軽度改善以上の症例が62.2%に達したことは予想以上の結果であった。しかし治療中断が10例というのはやはり少ない数ではなく，また退院時には改善に至ったものの，その後再びひきこもりに陥った症例もあって，まだ効果が定まっているとは言いがたい。

　37例のうち神経症と診断された症例が27例（ひきこもり症例の73.0％）あり，症例数では強迫神経症（13例），対人恐怖症（9例），不安神経症（5例）の順であった。ただし母集団の偏りを考慮に入れれば，いずれかのタイプが際立って多いとはいえない。さらに人格障害とされたものが8例あり，回避性人格障害4例，自己愛性人格障害および統合失調型人格障害各2例，境界性人格障害1例の内訳であった（1例は複数の人格障害に該当した）。またうつ病・うつ状態と診断された症例が2例あったが，それぞれ回避性人格障害，自己愛性人格傾向の共存が認められた。

　診断と退院時転帰との関係を見ると，不安神経症に伴う二次的ひきこもりが全例軽度改善以上であったのに対して，人格障害が主診断のものは明らかに治療成績が劣った。

　以上の結果を概観しただけでも，ひきこもりに陥った症例には診断的に多様な病態が含まれており，森田療法への反応性にも差異が大きいことがわかる。またパーソナリティについては，従来からひきこもりとの親和性が論じられてきた回避性，自己愛性，統合失調型もしくは統合失調病質人格障害が予想に違わず目についた。だがむしろ興味深いのはこれらの人格障害ばかりでなく，森田神経質といい得る症例も含まれていたことである。このことは何を意味するのだろうか。典型的な森田神経質には，症状を能動的に除去せんとする姿勢，克己の努力，完全欲など性格の強力性要素が認められる。したがって私たちはこのような神経質性格は，ひきこもりという回避的な行動パターンを呈するパーソナリティとは相当の距たりがあることを予測していた。しかし事実は必ずしもそうではないということである。それは次のようにも言える。これまでひきこもりは回避性，自己愛性あるいは統合失調病質人格障害などいくつかの特異的なパーソナリティ障害の帰結として論じられることが多かった[3]。しか

し先にも見たように，森田療法の入院治療という限られた臨床場面においても，診断とパーソナリティの非特異性，多様性こそが特徴的であり，ひきこもりを特定の人格病理の結果としてばかり理解することはできないということである。

そこで人格障害のカテゴリー的区別をいったん括弧に入れて，ひきこもりに親和的なパーソナリティに共通する特徴を取り出してみることにしたい。実際の症例を手がかりに検討を加えることにする。

症例1　20歳，女性，大学生

元来，完全欲が強く過敏な性格傾向。小学校3年生の頃一時不登校に陥りカウンセリングを受けたことがある。1浪後，志望とは異なる大学へ入学したが，内心では挫折感があった。当初から授業に対する失望感もあったという。大学1年の夏休み明けから大学に行かれず，ひきこもりの生活を続けていた。本人によれば，前期の間，講師に指されたらちゃんと答えられないのではないかと不安で，授業中緊張が続いていたという。また他の学生より自分が太っており，服装のセンスも悪いと感じて，人前に出ると圧迫感があった。夏休みの間，後期に備えて与えられた課題や授業の準備をしなければということが絶えず気になっていた。実際には思うように準備が進まず次第に焦りがつのっていった。後期初日の授業前，忘れ物がないかと不安になり，何回もチェックしているうちに時間に間に合わなくなった。それ以来何か少しでも準備ができていないことがあると，「もう行かれない」と思ってしまう。こんなに不安定な自分のまま，大学に行ってはいけないとも思う。なおひきこもりの間，過食嘔吐も一過性に出現していたということである。

症例2　27歳，男性，無職

本人によれば，物心ついたときから他人と話すことに緊張が強かった。高校卒業まで不登校の既往はないものの，高校では同級生やクラブの後輩との関わりが辛かったという。もともと完全主義で理想が高い。人に愛されたいという願いが強い反面，自分は愛されるような人間ではないという自己否定的な考え

を持ちやすい。2浪後暫くの間はアルバイトを転々としたが,「本当の自分を見られることが怖い」という怯えから適応できなかったという。20歳のときから約7年間はたまに外出するほかは殆ど自宅で祖母の世話をしながら過ごしていた。この症例は入院後,他の患者たちに受け入れられているという実感を得て,親密な交流を持つことができた。しかし治療の場を離れて社会に出ることには不安が強く,主治医からアルバイトを勧められても「働きたくない。自分のやりたいものがない。やりたくても自分の能力ではできない」と訴えて,退院の決断が困難であった。また作業場面では完全主義的な取り組みが目立ち,一人で抱え込んで眠る時間も削るほどのありさまだった。

1) 強迫傾向

　症例1の主診断は回避性人格障害であったが,「完全な準備ができなければ,授業を受けることができない」というエピソードには強迫的傾向が明らかに認められる。また症例2も入院中,柔軟性に乏しい完全主義的姿勢が目に付いた。ここでいう強迫傾向とは必ずしも強迫観念や強迫行為といった症状に限らない。Salzmanによれば強迫機制に共通の基本的力動態勢とは「無力感という不快な感情を避け克服するために自分自身と環界とをコントロールしようとする試み」である[13]。強迫的な人は「自分を完全にコントロールしていると感じられない限り,自分にはコントロールが全面的に欠如していると体験しがちである」[13]。かつて笠原は退却神経症を記述するに当たって,類強迫性というべき傾向を指摘しているが[4],私たちの経験したひきこもりの症例にも,Salzmanのいう意味での強迫的傾向は殆ど例外なく認められる。それはあいまいさを許容しない全か無か,白か黒かという二分法的なものの見方,完全主義・失敗への恐れ（不完全恐怖）から新しい経験を回避する傾向（そのために変化の乏しい同一反復的な生活スタイルに陥りやすい）,選択や決断の困難などとして現れてくる傾向である。本来,何かを選択するということは,他の選択肢を断念することでもある。このような決断に極端なまでに慎重であるひきこもりの患者たちは,未来に対する強迫制止に陥っているといえるかも知れない。

2) あるべき自己像の拡散

　ひきこもり症例の多くは，症例2のように「自分にはやりたいことがない」と述べたり，「そもそもどういう自分が自分らしいのかわからない。自分が何をやりたいのかがわからない」という自己不確実感を口にする[7]。彼らにとってはあるべき自己像が漠としてあいまいであり，自己を投げ入れるべき方向が見失なわれているようである。また症例1のように，ひきこもりに前駆して進路選択の挫折体験があり，自己の時間が「誤った方向」に過ぎ去っていくことへの無力感を訴える症例もある[7]。後者の場合は一見すると「あるべき自己像」と現実の自己との落差に葛藤しているように見えるかもしれない。しかしそこには内面の理想として自己を駆動するような力が存在しない。かつての理想は既に実現不可能と認識されているが，さりとてそれを修正することもできないまま，次第にあるべき自己のイメージは拡散していく。つまり時間的展望を喪失している状態にあるため，成熟するということ，あるいは進路を定め踏み出すことは，あたかも霧の中に彷徨い出るかのような恐れを喚起するのではなかろうか。

3) 対人関係における過敏性

　一部のschizoid症例を除くと，たいてい彼らは少なからぬ対人希求性を有している。ひきこもりのおよそ3分の2にはなんらかの対人恐怖症状が認められると言う報告は[12]，このことを逆説的に示しているだろう。しかし現実には彼らは人との交流を自分から開始することが難しく，受身的な関わりしか結ぶことができない。批判や拒絶に対して傷つきやすいため，対人関係に能動的に踏み込むことは危険が大きすぎるのである。Gabberdのいう過敏型自己愛人格障害という概念は[2]，このような特徴に合致するため，ひきこもりの成因としてしばしば引き合いに出される理論である[5]。そのような自己愛的な患者がいることはたしかであるが，対人関係における過敏性という現象それ自体は，必ずしも誇大的な自己像を前提しているとはいい切れない。最近の研究を見る限り，一部は生得的な気質が影響しているのかもしれない[1,11]。また自己評価がごく

ひきこもり空間の形成　　安全域（内）と危険域（外）への二分割
→不安や恐れの外在化，内的空間の聖域化
分割が不完全なとき→神経症症状の現出，外部刺激による焦燥
　　　　↓↑　　「緊張をはらんだ平衡状態」
現実性の変容
　　外的現実に対する能動性の喪失，無気力
　　仮想現実の肥大化
　　　　↓↑
自己の変容
　　時熱の停止，自己の仮想現実への投企，誇大もしくは卑小な自己像
　　　　↓↑
他者との関係の変容
　　相互交流の欠如→まなざしによる圧迫感・脅え・怒り，身近な対象の支配

図　ひきこもりの構造

限られた対人関係や価値基準に依拠せざるをえず，そのような評価を修正したり相対化する契機が乏しいような社会関係を考慮に入れなければならないかもしれない。いずれにせよ対人関係において傷つき拒絶される危険を避けるための受身的態度は，他者からの評価を過剰に意識することになり，ますます他者の言動に過敏になるという悪循環に帰結するため，対処戦略としては矛盾を孕んだものである。事実多くの症例は，対人関係における些細な傷つきを契機に，一層回避的な対処戦略であるひきこもりに転じていくのである（図）。

　ひきこもりという戦略は，空間を内と外に二分割し，安全な内的空間に撤退することによって不安や恐れを排除しようとする試みだということができる。このような対処が成立するのは，内面の不安や恐れが空間に「外在化（Exteriorisierung）」（Gebsattel）[17]されているからである。外の空間は自己を傷つけ無力感に突き落とすような危険が満ち満ちているのに対して，内なる空間は安全で自己のコントロールの及ぶ一種の聖域になる。このような空間化は不潔恐怖症の構造，すなわち汚れた外の世界と清潔な内なる空間という体験様式にも類似した強迫的構造だということができる。しかも不潔恐怖症の患者

が絶えず強迫洗浄によって外部からの「不潔なるもの」の侵入を防止し，内と外の境界を引き直さなければならないのに比べて，ひきこもりはひきこもることそれ自体によって「他者の脅威」を遮断できるがゆえに構造としてはより安定しており，それだけに一層変化に抵抗する傾向にある。もちろんそのような戦略は「生きられる空間」を退縮させ，自己の可能性を閉じてしまうことを代償とするのであるが。だが多くの場合，内と外の分割は不完全であって，外の世界との緊張を孕んでいる。彼らがしばしば呈する対人恐怖や強迫，身体化などの神経症症状は，外の世界に向けられた緊張の証左であるが，逆にいうとこのような神経症症状の存在は，空間分割が未完結であり，したがって治療的にも変化しやすい状態を意味している。またよくいわれるように家族からの外出刺激は，この緊張と焦りを助長するために，ますます彼らのひきこもりを強化することになるのである[18]。

　ひきこもりによって外的現実との遮断が続き，世界に対する能動性が減退するにつれて，テレビゲームやビデオ，パソコンなどを媒体としたいわゆる仮想現実が肥大し「現実性」が変容してくることが今日的な現象ではなかろうか。いまやこれらの媒体は，視覚的，聴覚的にはかなりの程度現実を代替するようなリアリティを提供してくれる。とはいえこれらの媒体によって成立する「現実」は，私たちが相互主観的に構成する生きた現実とは異なったものだという点で本質的に仮想であることを免れない。そこでは自己を超え出ようとする営みが，生きた現実のかわりに仮想現実に吸収されてしまうため，時間と共に生成発展するということ，つまり時熟するということがありえない。いかにゲームに熟達し，あるいはビデオを蒐集したとしても，それが自己の変化につながらないことは彼ら自身も承知しているところである。要するに被投的状況と自己投企が断絶していることにおいて，彼らの不安と焦慮は尽きないのである。このようにして生きた現実との接触を欠いた自己像は，相対化の契機を失って非現実的なものに変容する傾向にある。自己のイメージは誇大的なものに上昇したかと思えば，ちょっとした現実の風に触れてにわかに卑小な姿に落下するというように動揺し不安定なものとなろう。時間の経過とともに誇大的な揺るぎない

自己像が優位になるなら，それは慢性化の指標であるかもしれない。さらにひきこもりによって，家族以外の他者との相互交流が欠如してくる結果，他者は一方的にまなざしを向ける存在となって，圧迫感や怯え，怒りの感情がますます掻き立てられることになる。他方，母親など身近な対象に対しては他者としての距離を失って，自在にコントロールできる自己の一部であるかのような錯覚が生じることがある。このような支配関係は，誇大的な自己への変容に伴って起こりやすい事態である。

　上記のようにひきこもりという対処戦略は，空間の分割・内部空間への撤退 ⇄ 現実性の変容 ⇄ 自己像の変容 ⇄ 他者像・関係性の変容というような悪循環をなし，自己と世界の相関構造として一種の平衡状態をもたらす。発端となった体験やパーソナリティにかかわらず，いったん成立したひきこもりはこのような比較的共通の構造に帰結するように思われる。この構造は見方によっては自己愛的といいうるかもしれない。しかし自己愛性人格障害がひきこもりをもたらすことがあると同時に，ひきこもりの構造が「自己愛的」な様相を招き寄せるともいえるのである。

Ⅲ．ひきこもりの森田療法－5段階の接近－

　先に述べたようにひきこもりは一種の構造として理解することができた。そうであるならひきこもりの治療とは，この構造のどこかに働きかけて平衡状態を変化させればよいということになる。しかし実際にはそう容易ではない。変化をもたらそうとする治療者の働きかけはたいてい外部からの侵襲的な力として作用するために，患者はその力に抗して構造を守ろうとし，あるいはますます安全域の奥へと撤退する結果になる。ことに，性急に現実を突きつけ不安に直面させるようなアプローチは，まず無効だといってよい。したがって可能な接近の方途を探るには，現実への直面化を脇において，先ず患者自身の視点，つまりひきこもりの内部空間に視点を移し変えてみる必要があるのである。その際鍵になるのは，たとえ仮想の現実であっても，そこには患者なりの自己投

企があるということである。言い換えるなら，それが今あるところの現実と切り離されているとしても，彼らが自己を未来に向かって超え出る可能性を何かに託しているということである。そこに彼らの「生の欲望」があるといってもよい。「欲望は，本性上，欲望される対象に向かっての自己脱出である」(Sartre)[14]。このことを手がかりにして森田療法へとつないでいく道筋を構想することにしたい。

段階1 家族相談

これまで私たちが森田療法を実施したひきこもりの症例は，多少なりとも本人が悩み，治療を求めてきた症例に限られている。本人が治療の場に現れず家族のみが相談に訪れるような場合，直ちに森田療法の適用は不可能である。とはいえこのようなケースでも，いずれ患者自身が受診する可能性を念頭において家族との相談を重ねることは，これまで森田学派以外の治療者が経験を蓄えてきたところである。たとえば家族をひとつのシステムとして理解し，家族と患者との関係を変化させることによって本人の変化を引き出すことが試みられてきた[12,18]。このような観点に触発されて，森田療法的な家族へのアプローチも論じられている[16]。たとえば子供に対する両親の「かくあるべし」的な期待にもとづく干渉を修正し，親自身の生活の充実に目を向けるよう促していく。そのような親の態度の変化が，結果として子供との距離を適切なものにするかもしれない。直ちに子供の行動の変化に結びつかないとしても，焦らず，解決すべき問題を徐々に本人の手に戻していくことが重要である。また親の会への参加の可能性を探ることも方法のひとつである。いずれにしても，この段階のアプローチに森田療法独自の方途があるわけではなく，これまでのひきこもりの治療経験に習うところが大きい。また実際には地域の様々な相談施設との連携も重要であろう。

段階2 内面の希求を探し当て，「豊かなひきこもり」を目指す

ようやく本人が診察に現れたら，まず彼らのひきこもり空間の内に閉じられ

た世界にチャンネルを合わせてみることだと思う。たとえば彼らの多くが没頭するテレビゲームのストーリーには「家を離れ未知の世界に旅立つこと」「仲間をつくり，共通の目的に立ち向かっていくこと」など，どう実現してよいのか見出せないような自己実現の希求が託されていたりする。そうであるなら最初の課題は，治療者がこうした世界に共感と関心を寄せ，彼らがこれまでどこかしらせき立てられるようにして熱中してきたものが，実はゲームの中にあるのではなく，彼ら自身の内面の希求（生の欲望）であることを，共に探し当てていくことではないだろうか。

　患者が自らの内に自己実現の希求を認めることができたら，治療者はひきこもりを容認した上で，その希求をできることから実現するよう促してみるのがいい。しばしば患者は，内心の「かくあるべし」，たとえば「人並みに仕事や勉強もしないで，趣味のようなことにうつつを抜かしてはいけない」というような規範意識から，そのような行動を躊躇することがある。こうした場合，時には逆説的なアプローチに転じることがある。たとえば就労しないことから自己否定感の強い患者には，「どうして働かなくてはいけないのか。経済的条件が許さなくなったとき働けばそれでいいではないか。働かざるもの食うべからず，というような考えが隅々まで貫徹する社会があるとすれば，ろくなものではない」などと力説する。「いや，心の底から働きたいのだ」という答えが返ってこなくても差し支えない。要は「かくあるべし」に揺さぶりをかけ，患者が自ら関心を寄せている事柄に一歩踏み出せるよう後押しできればよいのである。ペットを飼ったりインターネットで仲間を探したりというように，ささやかなことから閉じられた生活を膨らませていかれればいい。

段階3　自己を巡る葛藤に内在化する

　「豊かなひきこもり」を追求するプロセスはふつう直線的には進まず，行動を広げたいという欲求が芽生えるにしたがって，それを阻むものとして他者への怯えや自己が傷つくことへの恐れ，無力感が改めて自覚されてくる。たとえば先述の逆説的アプローチを契機にある患者はインターネットカフェに通うよう

になり，ひとりの女性と親しくメールを交わすようになった。やがて電話で話すようになって恋愛と呼べるような感情が生まれた頃，先方から直接会いたいといわれた患者は，そこで生身の自分が相手に知られ拒絶にあうことを恐れて，その申し出を断ってしまった。「急に気持ちが冷めたから」と合理化してはみたものの，患者はそれからしばらく抑うつ的な状態に陥ったのである。患者の無力感について話し合う中で治療者は，人と親密になりたいという欲求と拒絶されることの恐れが表裏一体のものであること，恐れを回避すれば親密さへの希求も実現不可能になってしまうことを指摘した。このように「豊かなひきこもり」が限界に突き当たったときが次の展開の契機になる。それはひきこもりの構造を変化させるような内圧の高まりを意味する。そこで患者が自己実現の願いと不安とが自己の心の両面であることに気づいたなら，つまり「自己が自己自身について悩む」という神経質的な葛藤に近づいたなら，森田療法への心理的準備ができたことになる。なお日記によって体験を言語化していくことが，このような葛藤の内在化の助けになるだろう[6]。

段階4　入院森田療法に導入する

　段階3まではそれ自体が独立した治療的アプローチといってもよいが，また入院森田療法への導入の意味を持つ。ここで入院森田療法を実施した症例を呈示しよう。

　症例3　24歳，男性，無職
[主訴]　人の視線が気になり，ほとんど外出できない。
[現病歴]　中学2年になり，次第に同級生が大人びて自己主張的になってくるにつれ，まわりについていけないと感じ始めた。高校卒業後は，周囲の視線が気になり，絶えず緊張した状態にあった。卒業後ほぼ5年間にわたって自宅にひきこもる。この間は手当たり次第に本を読んだり，音楽を聴いて過ごした。その後ようやく両親の勧めで受診に至った。
[治療経過]　起床直後は「往来で素っ裸に晒されているような」気持ちだった

というが，同年輩の患者との交流をきっかけに一旦急速に対人緊張が軽減した。しかし他の患者の入れ替わりによって症状が再燃。些細な行き違いから傷つき，自室にひきこもり，感情を爆発させることを繰り返した。このころ治療の仕切り直しのため1週間の外泊を実施している。その後女性患者に恋愛感情を抱き，男性患者との軋轢が生じたこともあった。6カ月目頃にようやく感情が安定し，病院からアルバイトに通った後，入院7カ月後に軽快退院に至った。退院後夜間の美術学校に入学し，そこで自己と折り合うことができたという。

症例4　24歳，男性，無職
[主訴]　他人の視線が気になり，緊張する。人前で表情がこわばる。
[現病歴]　大学1年の頃から主訴を自覚。2年のときからはほとんど自宅にひきこもるようになった。そのまま4年間閉居を続け，大学を中退した。一時建設現場で働いたが，すぐ再び閉居。1年後に森田療法を希望して受診した。
[治療経過]　臥褥の終了時には「今まで閉じこもっていた自分は何だったのか」と不思議な気分になったという。起床後，比較的スムースに他の患者の中に溶け込んだように見えた。作業期には，やや性急に社会復帰を希望したときもあったが，治療者の助言をあっさり聞き入れて入院を継続した。その後も平坦な経過を辿り，62日間の入院で「当初とは考え方が大きく変わった」という改善感を自覚して退院に至った。退院後は家業の手伝いを始めたが，しばらくして他の従業員との交流が苦痛になり再びひきこもるようになった。

症例5　31歳，男性，無職
[主訴]　対人関係がうまくいかない。ひきこもりの生活。
[生活史と病歴]　2歳の時母親が家出し，祖父母が養育に当たった。高校の頃から目標が見出せず，友人も少なかった。卒業後5年間，修理工として働いた。失恋をきっかけに転職したが対人関係がうまくいかず退職。その後陶工を目指し，窯元に住み込んで修業したが上司との折り合いが悪く，自宅に戻った。自宅で陶芸を続ける計画を父親に反対されてから，何をすればいいかわからなく

なり，3年間閉居。父親と顔を合わさぬように暮らしていた。

[治療経過] 3カ月半の入院中は，完全欲，独断的な傾向が目立ったものの，作業に打ち込み，他の患者との親密な関わりを体験した。しかし退院後の目標がなかなか定まらなかったため，主治医は退院前に父親，本人との3者面談を実施し，そこで専門学校を目指すという方向性を確認した。退院後は手紙による日記指導が継続された。患者は退院当初，入院生活から離れて喪失感を覚えていたという。退院2週間が経った頃，入学を考えていた専門学校のパンフレットを見て抱いていたイメージとの落差に失望し，このまま気力を失い，ひきこもりに戻ってしまうような不安が生じた。退院1カ月後，ひとりで四国八十八箇所の歩き遍路の旅に出た。道中，様々な人に出会い，時には無償の接待を受け，また地元を通りがかったときには父親が差し入れを持って現れたという。こうした交流を体験することによって「多くの人に支えられながらの旅である」ことを実感し，「自分の人生はそう捨てたものではない」と思うようになったという。40日間の旅を終えた後，仕事に就くことができた。

　ここに挙げた3例のように，入院後多くの患者はそれまでの生活とは打って変わって活動的になる。退院時の改善率が60％を超えることがそれを裏付けているだろう。臥褥と作業を通して活動欲が賦活された患者たちは，外界に能動的に働きかける姿勢を回復させていく。またこのような行動を媒介にして，他者との関わり合いの場面が自然に広がっていく。おそらくそこにもっとも重要な治療的要因がある。他者の中に身をおき，互いに関わることを通して，ひきこもり空間の内に孤立していた世界とは異なった間主観的な現実性が共有されるという体験である。自己が生きた現実につながっているという感覚は，それまでの閉塞感を打破し，健康な活力をもたらすように見える。しかし他者との関わりが生まれるということは，自己が傷つく可能性もまた広がることに他ならない。そこで患者の感情や行動はしばしば不安定なものになり，症例3のように治療の途中で擬似ひきこもり的な行動化が現れることはしばしば経験するところである。しかしこれは治療的な契機なのだということが次第にわかっ

てきた。むしろ症例4のように経過に揺らぎがなく表面的な適応のよかった症例のほうが、長期的に見るとひきこもりに回帰しやすいのかもしれない。入院中の擬似ひきこもりは、入院前の凝固したひきこもりとは異なり、患者は病室にこもっていても他者の息吹を間近に感じており、他者と共有された現実とのつながりを保っている。たとえば彼らは自分が抜けることで作業がどうなるか、他者はどのように反応するかを気にかけて、出て行くタイミングをはかっているふしがある。したがって治療者はこのような擬似ひきこもりを直ちに批判することなく、患者自身の心の内にどのような感情が生じているのかを問いかけ、言葉にするよう促していく必要がある。このような関わりを支えにして患者が自らの感情に気づくこと、それをあるがままの自己として抱え、機を見て自発的に他者との関わりの場に戻ること、そして戻った時に体験する感情に目を向けること、このようにして撤退しては這い出していくという体験を重ねることに自己を受け入れていくプロセスとしての意味があるのだと考える。

段階5　社会生活に漕ぎ出す

　退院により社会に踏み出し、生活の基盤を作り上げるまでの援助が治療の最終段階である。症例4のように、入院中の活動的な生活姿勢がこの段階で失われ、元のひきこもりに戻ってしまったケースを幾度か経験した。このあたりの心理は症例5にも窺われる。この患者も入院生活で他者と共有していた現実から離れた後、一時気力が低下してひきこもりに回帰しかけたようである。ひきこもりの患者は必ずといってよいほど退院後にこのような揺り戻しの時期を経験するのかもしれない。少なくともそのようなことが起こり得るものとして、予め患者と対処の仕方を話し合っておく必要があるだろう。このようなとき、臥褥から作業に至る過程でどのような心情を経験したか、また入院中に生じた擬似ひきこもりからどのように脱したかを振り返っておくと、後から生きてくる。また退院後の環境を整える意味で、退院前に家族に対する働きかけを行なって、入院前とは違った関わりが持てるよう布石を打っておくことも考慮すべきである。デイケアや生活の発見会への参加も選択肢のひとつである。この

時期患者がまったくひとりで新しい社会関係を結び，現実を再構成することは容易ではない。学校や職場に戻ったとしても，そこでの対人関係にあっては緊張し身をすくめ，くたくたに疲れていることが一般的でさえある。それだけに，そのような社会関係とも家族とも別に，患者をそのまま受け入れることのできる対人関係の場が現実にあった方がよいことは確かである。とはいえそれは絶対的な条件ではない。より一層重要なことは，症例3や5の治療過程が示すように，退院後直ちに進路が確定しなくても，自分らしさを見出すまでの試行錯誤を，治療者が積極的に支持し見守っていくことだと思う。それは全か無かの思考，失敗への恐れに制縛されてきた彼らの強迫心性を乗り越える意味をも有している。患者はこのような試行錯誤の中で，新しい他者と出会い，あるいはこれまでの他者との関わりを想起し内面化することによって，生きる力を充当していくようである。そのためには退院後暫くの間，通院指導や日記療法を通じて，治療者が患者との絆を維持していくことが不可欠であろう。

IV. おわりに

ひきこもりの精神病理について，多様な病態，パーソナリティを包括するような共通構造に着目して試論を展開した。またこうした症例の森田療法について，これまでの経験を総括し，5段階の接近の方途について論じた。私たちの経験はまだ限られたものであり，首尾一貫した治療戦略といい得るものではない。しかしここにきてようやく，断片的な臨床体験がひとつの道筋としてつながってきたようにも思うのである。

文　献

1) Chess, S., Thomas, A.: Temperament Theory and Practice. Brunner/Manzel, Inc. New York, 1996.
2) Gabbard, G.O.: Psychodynamic Psychiatry in Clinical Practice: The DSM-IV Edition. American Psychiatric Press, Inc. Washington, D.C. 1994.（舘哲朗監訳：精神力動的精神医学，岩崎学術出版，東京，1997.）
3) 狩野力八郎，近藤直司編：青年のひきこもり－心理社会的背景・病理・治療援助．岩崎学術出版，東京，2000.
4) 笠原嘉：訳者あとがき．Salzman, L.: The Obsessive Personality-Origins, Dynamics and Therapy. Jason Aronson, Inc. New York, 1975.（成田義弘，笠原嘉訳：強迫パーソナリティ，みすず書房，東京，1985.）
5) 近藤直司：自己愛パーソナリティ障害．狩野力八郎，近藤直司編：青年のひきこもり－心理社会的背景・病理・治療援助．pp102-106, 岩崎学術出版，東京，2000.
6) 久保田幹子，中村敬：森田療法における日記の意義．産業精神保健，8；199-205, 2000.
7) 中村敬，北西憲二，増茂尚志，牛島定信：回避・引きこもりを特徴とする対人恐怖症について．臨床精神病理，16；249-259, 1995.
8) 中村敬：対人恐怖症に見られる〈引きこもり〉と現代社会．森田療法室紀要，17/18；43-48, 1995-6.
9) 中村敬：対人恐怖症の現代的病像―神経質の変遷をめぐって－．森田療法学会雑誌，7；157-161, 1996.
10) 中村敬，塩路理恵子：対人恐怖とひきこもり．臨床精神医学，26；1169-1176, 1997.
11) 大野裕：回避性人格障害．狩野力八郎，近藤直司編：青年のひきこもり－心理社会的背景・病理・治療援助．p.107-113, 岩崎学術出版，東京，2000.
12) 斎藤環：社会的ひきこもり．PHP研究所，東京，1998.
13) Salzman, L.: The Obsessive Personality-Origins, Dynamics and Therapy. Jason Aronson, Inc. New York, 1975.（成田義弘，笠原嘉訳，強迫パーソナリ

ティ,みすず書房,東京,1985.)
14) Sartre, J.-P.: L'etre et le neant. Gallimard, Paris, 1948.(松浪信三郎訳:存在と無,I, p.238, 人文書院,京都,1956.)
15) 塩路理恵子,久保田幹子,中村敬:神経質とひきこもり.精神療法,26;549-556, 2000.
16) 玉井光,濱田博文,武市昌志:小児例における森田理論に基づく親指導.森田療法学会雑誌,2;9-14, 1991.
17) 浦島誠司:強迫現象.異常心理学講座(旧版)第10巻,p.81-131,みすず書房,東京,1965.
18) 吉川悟:ひきこもり事例への家族療法.狩野力八郎,近藤直司編:青年のひきこもり－心理社会的背景・病理・治療援助.p.161-171,岩崎学術出版,東京,2000.

第4章
強迫性障害

強迫行為

Ⅰ. 強迫行為とは何か

　強迫行為（compulsive act, Zwangshandlung）とは，文字どおり"行為の形をとる強迫現象"を意味する。一般に英米圏では強迫観念に対してobsession, 強迫欲動および強迫行為に対してはcompulsionの語が用いられる。しかし観念であれ行為であれ強迫現象には変わりなく，強迫行為の定義に際しても，ふつうその力点は"強迫"の側におかれる。K.Schneiderは"強迫"を指して，「我々がある意識内容を，同時にばからしいもの，あるいは少なくとも不当に支配力をふるうものと判断しながら，しかもその意識内容からのがれることのできない場合をいう」[25]と述べている。前半では内容の不合理性，自我異質性が記され，後半では「のがれることのできない」という一文に制御不能性，反復性が含蓄されているといえる。さらに体験の自己所属性，自己能動性を加えれば，必要十分な"強迫"の定義になる。かくして，強迫行為とは「自分とはまったく無縁と思われる衝動を内に感じ，馬鹿らしい，非合理だと理性的に判断しても，どうしてもある行為へと駆りたてられるという現象（牧原）」[18]というふうに要約することができる。

　上記のような強迫行為の中核的な概念規定に異論の余地はない。しかし今日，強迫行為に際してこの"内に感じられる衝動"と，現実の行為との間にいかようのつながりがあり，あるいは変形が施されるかについては，いま一度検討が迫られている。というのも，ひとつには境界例に見られるような強迫と衝動（impulsion）との境界が曖昧な行動の突出を我々はたびたび経験しているからである。いまひとつは，これまで衝動制御の異常として強迫行為とは区別されてきた病態のいくつかについて，生物学的研究，ことにセロトニン選択性の高

い抗うつ薬への反応性から，強迫との近縁性が改めて主張されるという事態を前にしているからである[9,15]。だがこうした移行的な症状ないし病態が，突然変異のごとくに誕生したという訳ではなかろう。むしろ，かねてからからこのような辺縁的な病態も存在し，そのことが"内なる衝動"をどう位置づけ，強迫の境界をどこに定めるのかという論議に微妙な影を落としてきたのだといえるかも知れない。

　周知のように Freud は，強迫神経症が，初期のサディズム的肛門期に退行したリビドーの要求に対する，反動形成，分離や取り消しなどの機制を用いた自我の防衛であり，症状には自我の禁止とともに代償的満足の意味が認められるとした[4]。是非はともあれ Freud の見解は衝動の内容に踏み込んだとともに，強迫行為に衝動充足の側面があることを指摘した点で興味深いものである。一方 Kraepelin は攻撃的衝動の過大評価に疑義を呈し，「少なくとも強迫神経症の圧倒的大多数では，全然実際の強迫衝動ではなく，単に，自分は恐れ忌避している行為をいつか犯すかもしれないという，患者の恐怖がかかわっているだけだ」[17]と述べている。したがって単純で無害な行動に及ぶことはあっても「（破壊的な）行動に移される傾向のある衝動がやはり起こるような散発的な例に対しては，別の解釈を探さねばならない」[17]と考えたのである。Janet もまた精神衰弱者の強迫観念に伴う衝動は，ヒステリー患者と異なり実行には移されないものだとしたが，「精神状態が（アルコールやモルヒネのような）中毒によって変容しているような患者の場合に，強迫観念のある種の遂行がみられることがある」[13]ことも付記している。また Janet は，強迫観念とは別個に精神衰弱者のチック症状を詳細に記しているが，この中には今日一般に強迫行為と見なされるものも少なくない。Jaspers は１次的強迫行為と２次的強迫行為を区分し，前者が１次的強迫欲求に基づくものであるのに対し，後者は細菌恐怖の時の手洗いのように，他の強迫現象から了解できるように起こってくるものだとした[14]。同様に K. Schneider も「強迫行為は，みだらなことばを吐く場合のように，一次的強迫欲求の充足のためのこともあるし，洗浄強迫のように防御のためのこともある」[25]とし，特に前者の場合，「どうしても悪口雑言をいい，ま

れにはおそらく盗みまでもはたらかずにはいられないといった，まさに一次的な強迫欲動」を例に挙げ，こうなると他の「抵抗しがたい欲動」との境界がなくなることを指摘している[25]。いずれにしても Jaspers, Schneider らの見解は，衝動と強迫行為の関係について１次的，２次的という形式的区分を導入することにより解決を図ったものだが，そうすることによって１次的強迫行為と衝動行為との境界について新たな問題が生じる結果になった。

ところで我が国では，森田正馬が，強迫観念と強迫行為は似て非なるものであって，「強迫行為は精神葛藤の苦痛を殆ど伴わない衝動性のもの」で，意志薄弱性素質に由来するとしたことはよく知られている[19]。この２分法は些か単純に過ぎたきらいがあり，実際には強迫行為を伴う症例も森田療法によって治療されてきた。森田が強迫観念の理解に Kraepelin を踏襲したであろうことは推測に難くない。しかし強迫観念優位のものと強迫行為優位の症例との間に人格や病態の相違（あるいは勾配）を見る見解は，むしろ今日的な強迫現象を理解する上で再評価されてよいものである。その後わが国では成田の見解に代表されるように，Jaspers, Schneider の区分を取り入れながらも，強迫行為の防衛的性格（２次的強迫行為）を強調する観点が主流になっていった[12, 20, 30]。

さて最近の DSM-IV では，より限定した定義を用いることによって，上述の問題にある種の解決が図られたといってよい。DSM-IV による強迫性障害の診断基準の中で，強迫行為は，①強迫観念に対応するものとして，あるいは厳密にしたがうべき規則によって，行うことをせき立てられるような反復的行動または心の中の行為であり，患者は強迫観念に反応して，または厳密に適用しなくてはならない規則に従って，それを行うよう駆り立てられていると感じている。②その行動や心の中の行為は，苦痛を予防したり，緩和したり，または何か恐ろしい出来事や状況を避けることを目的としている。しかし，この行動や心の中の行為は，それによって中和したり予防したりしようとしたものとは現実的関連をもっていないし，または明らかに過剰である[2]。

DSM-IV による定義は，強迫行為を強迫観念か儀式に基づくものに限定したこと，さらに苦痛を予防するなどの目的性を明示したことによって，その境界

が以前より明瞭になったといえよう。例えばチックはより単純で，強迫観念を中和する目的志向がないという点で強迫行為と区別されるし，また過食や病的賭博などはその行動から楽しみが引き出されるという点で，やはり強迫行為とは異なるとされる[1]。

以上のように強迫行為についての症候学の歴史では，強迫観念に伴う恐怖を防御するためのJaspersのいう2次的行為が中心に論じられ，1次的強迫行為は比較的等閑視された末，DSM-IVに至って，儀式に基づく行為を除いて強迫の埒外におかれることになったのである。しかし概念規定の問題とは別に，既にKraepelinやJanetの時代から"必ずしも無害でない"強迫衝動の実行におよぶ症例の存在が示唆されていたことは注目に値する。言い換えれば，今日の境界例や一部の衝動制御障害に認められる非定型的な強迫病像の萌芽を，そこに見ることができるのである。

II．強迫行為の種類および経過

1）強迫行為の種類

強迫行為それ自体はどちらかといえば画一的なものであり，KraepelinやJanetが詳細に記載した行動に追加されるべきものはさほどない。一般に様々な疑惑や過失，加害恐怖に基づく確認強迫と，不潔恐怖に由来する洗浄強迫がその双璧であろう。

症例1　48歳，男性，教員

2年前，自分の編集した教科書が期待したほどの評価を得られなかった。この頃から日常生活の様々な場面で強迫症状が始まる。例えば場所を移るとき何か忘れ物をしたのではないかと気になり，元のところに戻って確かめずにはおれない。このため診察終了後も繰り返し診察室に確認に戻り，医師に制止されたほどである。またトイレの水を流したか，歯磨きを完了できたか不安で何回も確認したり，水道の蛇口や扉をきちんと閉めたかどうかについても長時間の

確認を必要とする。

　上記の症例は遺失，未完了の恐れから急速に確認行為が広がったものである。

症例2　32歳，女性，主婦
　第1子がはいはいを始めて動き回るようになった頃から，食べ物や便で室内が汚れるのではないかと気になり，掃除や洗濯を頻回に行うようになった。またおむつを替える際，子供の尻がきれいに拭けているかどうか不安で，赤く腫れ上がるまで拭いてしまうこともあった。洗浄のたびに"きれいになったかどうか"確かめていたが，次第に決められた回数だけ洗浄・確認を繰り返さねばならなくなり，ついには一日の大半を強迫行為に費やすようになった。

　この症例は不潔恐怖による洗浄，清掃の強迫から始まり，確認強迫も加わって，次第に儀式的な様相を帯びていったものである。

　Rasmussen, Eisenによれば250例の強迫性障害患者に見られた強迫行為の頻度は，確認（63%），洗浄（50%），計算（36%），質問あるいは告白（31%），整理整頓（28%），貯蔵収集（18%）の順であり，また複数の強迫行為の合併が48%に認められた[23]。その他就眠儀式など種々の儀式化された行動，祈りや言葉を繰り返すなど心の中での強迫行為もしばしば見られる。また触ったりこすったりする行為の反復も見られるが，これらはチックとの境界が曖昧になる[6]。さらに陰性の強迫行為と考えられるのがいわゆる強迫性緩慢（obsessional slowness）であり，洗顔やひげそりなどの日常行動に延々数時間を要することもある。この場合，主観的には正確さの要求や一定の儀式に沿った行動である場合が多いが，行為の反復がなく緩慢さに取って変わるのである[31]。

2) 強迫行為の経過

　子供の場合，健常児でも一過性に強迫行為が出現することは少なくない。子供の強迫症状は3歳頃から出現し始め，10歳頃から急激に増加するという[11]。池田は子供の強迫症状について，強迫意識が希薄で症状に没頭する傾向にあり，周囲を巻き込む形をとったり，強い感情調を伴わない強迫行動として，ある種のチック症状との鑑別が困難となることを指摘している[12]。また随伴症状としてチックの他，時に家庭内暴力，登校拒否を伴うことも報告されている[11]。このように小児期に現れた強迫症状は成長に伴って消褪する場合もあるが，その一部は強迫性障害に移行する。通常，強迫性障害の発症は思春期から成人期早期であるが，男性は女性より早期に発症する傾向にある[1]。多くは緩徐に発展し，環境的ストレスなどによって動揺を示しながら慢性の経過を辿りやすい。しかし症例1のように急性に発症したものや，間歇的な経過を示すものも時に見られる。さらにひとたび生じた強迫行為はその範囲が広がっていく傾向にある。最初は戸締まりを1,2度確認することから始まったものが，ついには調べられるものすべての際限ない確認に結果するようにである[29]。患者は少なくともその初期には，無意味な行為の反復をやめようと抵抗するが，それを中断するといいようのない不安，不快感が出現するため，次第に"気の済むまで"行為を繰り返すようになる。しまいには強迫行為が一日の大半を占領し，思考や行動が制止状態に陥ることもある。こうなると，例えば強迫洗浄のため入浴に長時間を要するようになった患者が入浴の頻度を極端に減らすなど，"不潔恐怖は不潔になる"というような逆説的事態がしばしば出現するのである。また一部の患者は，成人例であっても周囲に確認を求めたり，洗浄などの強迫行為を強要したりするなど他者を巻き込む傾向にあるが，このような病態については，次の項で改めて取りあげることにする。

III. 強迫行為の診断

　顕著な強迫行為が主症状である場合，先ず強迫性障害（obsessive-compulsive disorder）が考慮されるべきことはいうまでもない。しかし強迫性障害必ずしも神経症とはいえず，実際強迫性障害には種々の人格障害が少なからず認められる。Baer, Jenike によると，DSM-III の人格障害に関する構造化面接によって 96 例の強迫性障害の患者を診断した結果，52％が II 軸診断の一つ以上の人格障害に該当し，混合性人格障害（15％），依存性人格障害（12％），演技性人格障害（9％），強迫性人格障害（6％），統合失調型，妄想性，回避性人格障害（各5％）の順であった[3]。さらに複数の人格障害に合致するものやクラスターA，わけても統合失調型人格障害の患者はクロミプラミンへの反応性が不良だとの報告もあり[3]，強迫の経過と人格障害の関係について一層の研究が待たれるところである。

　Baer, Jenike の報告では頻度が少なかったものの，境界性人格障害にも強迫行為を部分症状として持つものがしばしば認められる。先に触れた「他者を巻き込む症例」について成田は基本的に境界水準の病理を想定しており[21]，また林も境界性人格障害に見られる強迫症状の特徴として，性衝動や攻撃衝動の強烈さ，症状内容への批判性が乏しく，強迫観念を十分な思慮なしに実行に移したり，他者を巻き込み暴力にも及ぶことを挙げ，彼らの強迫症状には強迫体験の形態が十分に整っていない定型的でない症状が多く含まれていることを指摘している[8]。

　症例3　20歳，女性，大学生
　16歳の頃から父親の水虫がうつるのではないかと不安になり，入浴に数時間かかったり，トイレに入る前，手に付着した白癬菌が陰部に感染することを恐れて強迫洗浄を行うようになった。そのうち確認強迫も出現してトイレにはいると一晩中出てこられない。その間母親に命じてトイレの前にバリケードを作らせ他の家族が入れないようにするほか，父親には一室から出ないよう強制する。両親が要求に従わないと大声を出したり暴力を振るい，時には自殺の素振りを示してコントロールしようとする。

この症例の強迫行為は，恐怖の防御という意味で一応合目的性を保ってはいるものの，不合理性の認識があいまいで，自我の抵抗が乏しい分，衝動行為と移行的な症状だといえる。また破壊的な衝動行為の突出や他者への特有の態度は成田や林の指摘した通り境界例の特徴を示している。

さて Straus, Gebsattel は，著しい強迫行為を呈し，過程的に進行する一群を強迫病(Zwangskrankheit)と呼び，神経症と峻別した[26]。これらの患者は生成方向が逆転して反形相的世界に頽落し，自我は無力化して行動は次第に常同的色彩を帯びていく。このような病態の独立性については異論もあるが，強迫病と呼ぶに相応しい，ある種の重症例を目にすることはたしかにある。

ところで従来から強迫症状は，うつ病や初期の統合失調症に現れることがよく知られていた。特に病相性の経過を辿る強迫症状は ECT によく反応するという報告もあり[24]，うつ病との近縁性が推定される。またうつ病に見られる強迫症状では自殺や殺人を巡る内容が多いとされているが[24]，著者らの経験では過失不安に基づく確認強迫も少なくないようであり，おそらくは軽度の思考制止が背後にあると推測される。さらに von Economo 脳炎の回復期にしばしば強迫症状が認められて以来，ある種の脳器質性疾患や頭部外傷，てんかん患者に強迫行為を含む強迫症状が出現することが知られており，大脳基底核や側頭葉・辺縁系，特に海馬や帯状回が強迫症状に関係していることが推論されている[16,28]。

このように一口に強迫行為といっても，それを生じる疾患は多岐にわたり，また強迫性障害に該当しても種々の人格障害を伴うことが少なからずあるため，適切な治療を選択するためにも慎重な診断が求められるのである。

IV. 強迫行為の辺縁

従来，症候学的には強迫症状から一応区別されていたもののうち，たとえば Gilles de la Tourette's syndrome のように古くから強迫行為の合併が高率に認められたものがあった。その他にも最近，遺伝・家族研究や生化学的研究－特

にセロトニン系との関連など主として生物学的観点から，強迫性障害との近縁性が推測されている病態がいくつかある。

1) Gilles de la Tourette's syndrome

小児期に発症する多発性の運動チック，音声チック，さらに特有の汚言症，反響言語を伴う Gilles de la Tourette's syndrome（TS）は，何らかの微細な脳機能障害にもとづくと考えられているが，その68%に強迫症状が合併するという報告もあり[7]，遺伝的にも両者の関連を示唆する報告が多い[22]。しかしTSにはハロペリドールやピモジドなどドーパミン遮断薬が有効とされるなど薬物への反応性では両者に相違も見られる[7]。なお強迫性障害の内，TSを合併した症例では，触る，瞬きする，数える，自分を傷つけるなどの強迫行為が多く，また強迫行為が自動的に起こる傾向にあったが，TSを合併しない強迫性障害では強迫観念に伴う強迫行為が多かったという[5]。つまり両者の合併例では，純粋な強迫症状よりも衝動性に近い強迫行為が目立つということなのである。

症例4　17歳，男性

10歳の時から鼻をピクピクさせるチックで初発。その後様々な動作を伴うより複雑な運動性チックが出現してきた。12歳の頃からはウッウッなどと奇声を発する音声チックと，文字を何度も消したり書いたりする，ドアの開閉を繰り返す，道路を触って歩くなどの強迫行為を伴うようになる。15歳頃には洗浄強迫も加わり，日常生活への影響が著しくなったため受診。森田療法の本を読んでもピンと来ないというため，クロミプラミンを投与したが著効なく，ハロペリドールに変更した。

上記の症例は汚言症，反響言語は伴わないものの，広義の Tourette's syndrome と診断される。明白な強迫観念を伴わない1次的強迫行為の合併が特徴的であった。

2) 摂食障害

神経性無食欲症および過食症が多分に強迫心性に関連しており，両者とも強迫的性格傾向が色濃く認められることはたびたび指摘されてきた。特に下坂は，過食症の主症状それ自体が強迫行為に酷似していることを指摘している[27]。すなわち「欲動への屈服とその取り消し，そしてこの一見対極的な行為の無限の繰り返し」の意味においてである。またセロトニン選択性の抗うつ薬の過食症に対する有効性も，強迫との関連を示す傍証として繰り返し論じられている。

3) 抜毛癖（trichotillomania）

自分の体毛，特に頭髪を引き抜くという特徴的な症状で，しかも女性に多いことから，当初は精神分析的観点から様々な意味が解釈された。しかしJenike は詳細な症例報告を行い，抜毛癖には強迫性障害同様，行動療法やクロミプラミン，フルオキセチンなどの薬物療法が有効であることを示している[15]。

その他心気症や醜貌恐怖など一部の身体表現性障害，および病的賭博や強迫的性衝動など，ふつう衝動制御の異常に分類されるようないくつかの病態が，強迫関連障害（obsessive-compulsive related disorders）に挙げられている[9]。これらと強迫性障害との関連にはまだ不確かな点が多いものの，一部には強迫性と衝動性を両極とした生物学的スペクトラムを想定し，その間に上記の諸病態を位置づける試みもなされており[10]，精神病理学的にも興味深い観点だといえる。

V. おわりに

強迫行為について歴史的に概念を検討し，ことに"行為に駆り立てる内なる衝動"と実際の行為との関係を巡る若干の問題点を指摘した。諸家による定義の微妙な相違が意味するところは，現代の強迫現象を理解する上で，改めて検証する意義があると考えられる。次いで強迫行為の種類，経過および診断について概観し，最後に今日強迫関連障害と呼ばれる近縁の病態を素描した。境界

例や強迫関連障害に見られる非定型的な強迫行為，あるいは衝動行為と移行的な行動は，臨床の現実が概念的区分をはみ出していることを示している。その意味では「すべての強迫現象は…ただその核心を定義することができるだけである。そのまわりにはあらゆる方向にぼやけてゆく圏があって，その圏には，核心の定義をあてはめられないのである」[25] と述べた K. Schneider の指摘に，今日的な問題が先取りされていたといってよい。そしてこの"ぼやけてゆく圏"にこそ，強迫現象をよりよく理解する鍵が隠されているかも知れないのである。

文　献

1) American Psychiatric Association：Diagnostic and Statistical Manual of Mental Disorders (Forth edition). American Psychiatric Association, Washington DC, 1994.

2) American Psychiatric Association：Quick Reference to the Diagnostic Criteria from DSM-IV. American Psychiatric Association, Washington DC, 1994 (高橋三郎，大野裕，染矢俊幸訳：DSM-IV 精神疾患の分類と診断の手引．医学書院，東京，1995.）

3) Baer L, Jenike MA：Personality disorders in obsessive-compulsive disorder. In Jenike MA, Baer L, Minichiello WE （Eds）：Obsessive-Compulsive Disorders; Theory and Management, Second Edition, Chapter 6. Year Book Medical Publishers, Chicago, p.76-88, 1990.

4) Freud S：Hemmung, Symptom und Angst. Sigmund Freud Gesammelte Werke Bd XIV. Imago Publishing Co, London, 1948.（井村恒郎，小此木啓吾ほか訳：制止・症状・不安．フロイト著作集 6，自我論・不安本能論，p.320-376, 人文書院，東京，1970.）

5) George MS, Trimble MR, Ring HA et al.：Obsessions in obsessive-compulsive disorder with and without Gilles de la Tourette's syndrome. Am J Psychiatry 150: 93-97, 1993.

6) Goodman WK, Rasmussen SA, Price LH et al. : Yale-Brown Obsessive Compulsive Scale, Revised.
7) Green RC, Pitman RK : Tourette sndrome and obsessive-compulsive disorder : clinical relationships. In Jenike MA, Baer L, Minichiello WE (Eds): Obsessive-Compulsive Disorders; Theory and Management, Second Edition, Chapter 5. Year Book Medical Publishers, Chicago, p.61-75, 1990.
8) 林直樹：境界例とOCD．成田善弘編：精神医学レビュー 14, OCD, p.14-26, ライフサイエンス, 東京, 1995.
9) Hollander E : Serotonergic drugs and the treatment of disorders related to obsessive-compulsive disorder. In Pato MT, Zohar J (Eds): Current Treatments of Obsessive-Compulsive Disorder, Chapter11. American Psychiatric Press, Washington DC, p.173-191,1991.
10) Hollander E, Wong CM : Body dysmorphic disorder, pathological gambling, and sexual compulsions. J Clin Psychiatry 56[suppl 4]: 7-12, 1995.
11) 本城秀次：子どもの強迫症．成田善弘編：精神医学レビュー 14, OCD, p.94-97, ライフサイエンス, 東京, 1995.
12) 池田数好：強迫症状．大橋博司, 保崎秀夫編：現代精神医学大系 3B, 精神症状学 II, p.77-89, 中山書店, 東京, 1976.
13) Janet P : Les Névroses. Ernest Flammarion, Éditeur, Paris, 1910 （高橋徹訳：神経症．医学書院, 東京, 1974）
14) Jaspers K : Allgemeine Psychopathologie. Julius Springer, Berlin, 1913. （西丸四方訳：精神病理学原論．みすず書房, 東京, 1971.）
15) Jenike MA : Illness related to obsessive-compulsive disorder. In Jenike MA, Baer L, Minichiello WE (Eds) : Obsessive-Compulsive Disorders; Theory and Management, Second Edition, Chapter4. Year Book Medical Publishers, Chicago, p.39-60, 1990.
16) Jenike MA : Theories of etiology. In Jenike MA, Baer L, Minichiello WE (Eds) : Obsessive-Compulsive Disorders; Theory and Management, Second Edition, Chapter 8. Year Book Medical Publishers, Chicago, p.99-117, 1990.
17) Kraepelin E : Zwangsneurose. In Psychiatrie; Ein Lehrbuch für Studierende

und Ärzte, 4. Johann Ambrosius Barth, Leipzig, 1915.（遠藤みどり，稲浪正充訳：強迫神経症．みすず書房，東京，1989.）
18) 牧原浩：強迫行為．新版精神医学事典，p.167，弘文堂，東京，1992.
19) 森田正馬：神経質の本態と療法．白揚社，東京，1960.
20) 成田善弘：強迫症．土居健郎，笠原嘉，宮本忠雄ほか編：異常心理学講座 4，神経症と精神病 1，p.45-105，みすず書房，東京，1987.
21) 成田善弘：強迫症の病理と治療．強迫症の臨床研究，pp74-126，金剛出版，東京，1994.
22) Pauls DL：Gilles de la Tourette syndrome and obsessive-compulsive disorder : familial relationships. In Jenike MA, Baer L, Minichiello WE (Eds): Obsessive-Compulsive Disorders; Theory and Management, Second Edition, Chapter 11.Year Book Medical Publishers, Chicago, p.149-153, 1990.
23) Rasmussen SA, Eisen JL：Epidemiology and clinical features of obsessive-compulsive disorders. In Jenike MA, Baer L, Minichiello WE (Eds): Obsessive-Compulsive Disorders; Theory and Management, Second Edition, Chapter 2. Year Book Medical Publishers, Chicago, p.10-27, 1990.
24) 坂戸薫，佐藤哲哉，上原徹ほか：OCD とうつ病．成田善弘編：精神医学レビュー 14，OCD，p.50-56，ライフサイエンス，東京，1995.
25) Schneider K：Klinische Psychopathologie. Georg Thieme Verlag, Stuttgart, 1962 .（平井静也，鹿子木敏範訳：臨床精神病理学．文光堂，東京，1986.）
26) 下坂幸三：強迫病．新版精神医学事典，p.169，弘文堂，東京，1992.
27) 下坂幸三：摂食障害と強迫．成田善弘編：精神医学レビュー 14，OCD，p.101-103，ライフサイエンス，東京，1995.
28) 高橋克朗：OCD の生物学．成田善弘編：精神医学レビュー 14，OCD，p.35-49，ライフサイエンス，東京，1995.
29) Tölle R：Lehrbuch der Psychiatrie 7. Auflage, Springer-Verlag, Berlin, 1982.（飯田真，市川潤，大橋正和訳：テレ精神医学第 7 版．西村書店，東京，1991.）
30) 浦島誠司：強迫現象．井村恒郎，懸田克，島崎敏樹ほか編：異常心理学講座 10，精神病理学 4，p.81-131，みすず書房，東京，1965.
31) Zohar J, Pato MT：Diagnostic considerations. In Pato MT, Zohar J (Eds)：Cur-

rent Treatments of Obsessive-Compulsive Disorder. American Psychiatric Press, Washington DC, p.1-12, 1991.

AIDS 恐怖
― 社会・文化精神医学的観点から ―

I. はじめに

　後天性免疫不全症候群（AIDS）に関するセンセーショナルなマスコミ報道は，当時私たちの耳目に新しいところであった。特に昭和62年1月，神戸で女性患者の死亡が報道された後しばらくは，精神科外来においても"自分はAIDSにかかっているのではないか"という患者の訴えを度々聞くことがあった。その後マスコミが実情に即した冷静な報道姿勢へと転換し，AIDSに対する一時の社会不安が鎮静化するに伴い，このような患者は急速に減少していった。ところでわが国でAIDS恐怖の症例について述べられた文献は，これまでのところ塩崎らの5例報告[9]のみのようである。そこでは神経症，うつ病，統合失調症などの各疾患に見られたAIDS恐怖について，マスコミ報道の影響が論じられている。しかしAIDS恐怖の出現と消長は，単なる流行現象というだけでなく，ひとつの病いがいかなる社会的，文化的状況のもとで疾病恐怖の対象になりうるかという点で，私たちに興味深い問題を示してくれている。そこで今回，私たちの知り得たAIDS恐怖患者の実態を明らかにし，またそこに誇張的に現れた社会不安の様相についても若干の考察を加えたいと考える。

II. 症　例

1) 症例数と性，年齢，婚姻状況

　慈恵医大第三病院精神科外来で昭和62年2月から8月までにAIDS恐怖症状を訴えた患者は11例に上った。ここでAIDS恐怖とは，"自分がすでにAIDS

表1 AIDS 恐怖者の推移

昭和62年	1月	2月	3月	4月	5月	6月	7月	8月	9月
症例数	0	3	3	1	0	2	0	2	0

表2 AIDS 恐怖患者の性,年齢,婚姻状況

年齢	男性	女性	計
20〜29	3	1	4
30〜39	0	2	2
40〜49	0	3	3
50〜59	1	1	2
計	4	7	11
婚姻状況	未:3 既:1	未:1 既:6	未:4 既:7

表3 AIDS 恐怖の2類型

	「心気―不安型」	「不潔恐怖型」
性別	男性3例と女性2例	5例全員が女性
年齢・婚姻状況	比較的若年の独身者が多い	全例が30代以上の既婚者
誘因	明瞭 風俗店,外国人との性交渉	不明瞭 血液や"それらしき人"との間接的接触
抗体検査	男性全例が受けた	受けておらず
自己感染への心気的不安	強い	弱い
恐怖する感染の方向性	自己のみで完結,一部で自己→家族	他者→自己および家族
基底にある不安	自己の死の恐怖	不潔恐怖

にかかっているのではないかという強い不安，あるいは AIDS にかかることを恐れるあまり，現実の生活が多少なりとも妨げられている状態"を指している。11 例中 AIDS 恐怖症状のために初診に至ったのは 4 例で，ほかはこれまで別の症状のため通院中に AIDS 恐怖を訴えたものである。この中には同性愛者，麻薬常用者，血友病患者などいわゆるハイリスク・グループに属すると見なされたケースはなかった。またこれらの患者は，特に 2 月から 4 月までの 3 カ月間に 7 例が集中しており，マスコミ報道および AIDS に対する社会不安の推移と時期的な相関を示しているようであった（表1）。

次に 11 例の年齢，性別，婚姻状況を示しておく（表2）。男性は 11 例中 4 例で，このうち 3 例が 20 代の独身者であった。ほかには 1 例のみ 50 代の既婚者が見られた。それに対して，女性例は 7 例と相対的に多数を占め，年齢は 20 代から 50 代まで各年代に分散していた。このうち 20 代の独身者 1 例を除き，ほかの 6 例までが既婚者だったことが特徴的である。

2) 類型診断と症例提示

11 例中統合失調症が疑われるものが 1 例あったが，この症例では AIDS 恐怖の訴えも奇妙で，背後に"誰かに感染させられる"という被害妄想が推測された。残りの 10 例はいずれも神経症圏内にあり，そのうち AIDS 恐怖症状のみが単一症候的に持続するような，中核的な心気神経症[12]に該当するタイプは見られず，10 例中 7 例が強迫神経症，残りの 3 例が不安神経症に属すると考えられるケースだった。いずれも AIDS 恐怖症状自体は概ね一過性で，数回の治療面接で不安が消褪するものが多い反面，恐怖対象の移行，拡散がしばしば認められた。いまこれらの症例につき社会的背景，誘因，受診までの経緯，症状の構造および基底に存する心理など全体的な臨床像を考慮すると，「心気―不安型」と「不潔恐怖型」という 2 つのグループに大別することができる（表3）。次にそれぞれのタイプの代表的な症例を提示する。

症例1　27歳，男性，会社員，「心気―不安型」

　18歳頃から度々不安発作が出現し，3年前から外来治療を受けて最近ではかなり軽快していた。62年2月，マスコミのAIDS報道を見聞きしているうち，前年の暮れにソープランドに行ったことが気になりだし，次第に自分はAIDSにかかっているのではないか，もしそうなら1年後に控えた結婚はおろか，自分の人生が破滅してしまうという不安にとらわれていった。一度抗体検査を受け陰性と判定されたが，こんどは抗体反応の潜伏期間が気になって，2カ月後に再検査を受けた。結果はやはり陰性であり，またこの間に患者の過度の安全欲求に焦点をおいた面接を行なううち，まもなくAIDS恐怖の症状は消褪した。

症例2　42歳，女性，主婦，「不潔恐怖型」

　元来潔癖，神経質な性格であった。62年3月頃AIDS報道のさなかで，5年前に婦人科疾患で手術した折り輸血を受けたことを思い出し，その血液からAIDSに感染したのではないかと不安になってきた。当科受診後自分が感染したという恐れは軽減したが，買い物先の店員の手に血のようなものが付いていたのを見てから他者から感染することが不安になり，洗手強迫，頻回の洗濯などの強迫行為が出現してきた。森田療法的アプローチにより一時症状は軽快したが，その後恐怖の対象はAIDSから不潔なもの一般に拡散し，浮動的な経過を辿っている。

　症例1のような「心気―不安型」には統合失調症が疑われる1例を除いた男性3例のすべてと女性2例が属し，比較的若年の独身者が多く見られる。いずれも風俗店や外国人との異性間性交渉が誘因となっており，男性例は全員が1～2度の抗体検査を受け，陰性と判定されていた。このタイプでは自己の感染についての心気的不安が「不潔恐怖型」よりも強く，妄想的確信にまでは至らないものの自己の死を恐れる心性が顕著に見られる。また恐怖する感染の方向性は大部分が自己のみに完結しており，50代の1例のみが自分から家族に感染することへの不安を訴えていた。他方「不潔恐怖型」に属する5例は全員が30

表4 欧米のAIDS恐怖と自験例の比較

	欧米の症例	自験例
ハイリスク・グループに属する患者	多い	なし
心気的確信の程度	強い	相対的に弱い（心気―不安型においても）
経過	より持続性	より一過性
不潔恐怖心性	目立たず	顕著（特に不潔恐怖型で）

表5 AIDSをめぐる社会文化的背景の相違

欧　　米	日　　本
患者数，感染規模が深刻。ハイリスク・グループが広範囲に存在	感染規模が小さく，疾患としてのリアリティに乏しい？
ゲイ人口の拡大・社会的進出とキリスト教的罪意識との緊張……同性愛恐怖の心性	病気にまつわるケガレの観念 清浄＝ウチ⇔ケガレ＝ソト……不潔恐怖親和的 AIDSが"ソトからウチに侵入するケガレ"のメタファーに転化
西欧的個人主義→個人の病いと認知	家族共同体的絆が強い→個人を越えて家族全体の破局と見なす 特に家庭と同一化した主婦に脅威

代以上の既婚女性で，症例2では輸血が誘因になっているものの，他の例では性交渉など感染を疑うに足るような明確な誘因はなく，多くは"それらしき人"との間接的接触を引きがねに不安が生じたものである。自己の罹患に対する疑いは「心気―不安型」程強くはなく，むしろ見知らぬ他者から自分や自分の家

族へ感染することへの予期恐怖が中心になっている。その基底には不潔恐怖の心性が存在し，症例2のようにそれが次第に前景化したものや逆にAIDS恐怖に先立って不潔恐怖の見られたものなどがあった。

III．考察—社会・文化的観点から—

　以上述べた自験例について，欧米で報告された症例と比較しながら，社会文化精神医学的観点から考察を加える（表4，5）。1983年頃から欧米で報告され始めたAIDS phobia, AIDS anxietyの症例は，その多くが同性愛者などいわゆるハイリスク・グループに属し，身体の不調からAIDSに罹患したという確信を抱き，幾度かの検査で陰性と判定されてもその不安が頑固に持続するという経過をとるもので，診断的にはsomatoform disorder, depressionなどとされている。[2〜5,7] 私たちの外来は，もともと神経症が過半数を占めるというバイアスがあるため，先に述べた患者の動向を直ちに一般化することはできないが，「心気—不安型」といえども相対的に欧米の症例よりも心気的確信に乏しく，一過性に経過することが多いようである。この理由の一つは，心気症的タイプは多くが内科などの一般科や保健所での検査に向かい，精神科を訪れるケースは他の神経症症状を合わせ持つものが多いためだと推測される。しかしそれをおいてもAIDSの感染規模，ハイリスク・グループの裾野の広さなどが欧米ではわが国より遥かに深刻な状況にあり，逆にいえばわが国では未だ疾患としてのリアリティが希薄なため，心気症状の対象として固着しにくい面があるのではないかと考えられる。一方「不潔恐怖型」と見なされるようなケースは，著者の知るかぎり欧米の文献には見当たらない。欧米でもAIDS患者に対するパニック的不安の背後には不潔恐怖的心性も潜在していると思われるが，それよりも同性愛者に対する直接的な反感，恐怖の方に向かいやすいようである[1]。これにはゲイ人口の拡大と，それに伴うキリスト教的罪意識との緊張という社会的背景が存在するのであろう[11]。それに対して私達の症例では外来の特殊性を考慮にいれても「不潔恐怖型」が目だっており，それには以下のような日本

の文化社会的要因も影響していると思われる。その第1は，医療人類学者らの指摘するように歴史的に日本人の疾病観にはケガレの観念が付着しており，しかもそのケガレ＝病気は清浄なるウチに対してソトあるいは外縁に位置づけられてきたことである[8]。こうした文化的土壌の上に，AIDSが欧米やアフリカというソトの世界から，外国人，同性愛者，売春婦などマージナルな集団を媒介にして日本にもたらされた性病であるという一面的な認知が当初流布されたことによって，AIDSが"ソトからウチに侵入するケガレ"のメタファーに容易に転化したのだと思われる。そしてこのシンボリックな構造は不潔恐怖者が元来持っている心理構造[10]と基本的に共通したものなのである。第2に，AIDSへの罹患は家族共同体意識の強い日本人にとっては患者個人のみならず家族全体の破局に直結するため，とりわけ家庭に強く同一化しながら何らかの不安を抱えた主婦には，脅威と見なされやすいのではないだろうか。そこではAIDSに脅かされるウチとは家庭にほかならないのである[6]。AIDS恐怖に「不潔恐怖型」が多く現れ，なかでも既婚女性に目立ったことには，以上のような社会的文化的要因も考慮にいれる必要があるだろう。

IV. おわりに

慈恵医大第三病院精神科外来で昭和62年2月から8月までの間に見られたAIDS恐怖11例を分析し，社会・文化的観点から考察を加えた。

1) 11例のうち，特に2月から4月の間に7例が集中しており，マスコミ報道との時期的相関が認められた。

2) 性，年齢，婚姻状況では，20代の独身男性と各年代の既婚女性が目立ち，女性例が相対的に多数を占めた。

3) 11例中統合失調症が疑われる1例以外は，いずれも神経症と診断された。

4) これらの症例は全体的な臨床像から「心気―不安型」と「不潔恐怖型」に分類された。

5) 欧米の症例と比較すると，私たちの症例では「不潔恐怖型」が特徴的で

あった．これにはケガレという日本的な疾病観，AIDS の感染経路が外国人などマージナルな集団によるという一面的認知の蔓延，および家族共同体的絆の強さという文化社会的要因が影響しているものと推測された．

　先の考察でも触れたように AIDS 恐怖の出現は，ある特定の病気をめぐる社会不安の構造が神経症的不安の構造と通底するような状況において，その病いが疾病恐怖の対象として選択されるという実例を提供している．いいかえれば AIDS 恐怖とは特殊な神経症の一病態というに留まらず，社会一般に潜在する AIDS への不安が集約され誇張されて現れているのである．

文　献

1) Douglas, C. J. et al：Homophobia among physician and nurses：An empirical study. Hospital and community psychiatry, 36：1309-1311, 1985.
2) Fleming, B.：Psychiatric disorder associated with fear of AIDS. The Ulster Medical Journal, 55：84-85, 1986.
3) Freed, E.：AIDS phobia. Med. J. Austral., 12：479, 1983.
4) Frolkis, J. P.：'AIDS anxiety' new faces for old fears. Postgraduate Medicine, 79：265-276, 1986.
5) Jenike, M. A. et al：Disabling fear of AIDS responsive to imipramine. Psychosomatics, 27：143-144, 1986.
6) 北西憲二，中村敬：疾病恐怖．臨床精神医学，17；183-188, 1988.
7) Miller, D. et al：A 'pseud-AIDS' syndrome follwing from fear of AIDS. Brit. J. Psychiat., 146：550-551, 1985.
8) 大貫恵美子：日本人の病気観―象徴人類学的考察．岩波書店，東京，1985.
9) 塩崎一昌，大原浩一：AIDS 恐怖症および AIDS 妄想を示した5例について．精神医学，30；819-821, 1988.
10) 塚本嘉寿：不潔恐怖に関する一考察．精神経誌，72；891-901, 1970.
11) Valdiserri, E. V.：Fear of AIDS：Implications for mental health practice with reference to ego-dystonic homosexuality. Amer. J. Orthopsychiat., 56：634-

638, 1986.
12) 吉松和哉：心気症．土居・笠原・宮本・木村編『異常心理学講座4』所収，みすず書房，東京，1987．

強迫性障害に対する森田療法の進め方

Ⅰ．はじめに

　ひところ「強迫」の治療には，あまり気が進まなかった。彼らの訴えの果てることない繰り返しや頑なな姿勢には辟易とさせられ，内心の苛立ちを禁じ得なかったし，ようやくにして治療の核心に達したかと思うと次回の面接ではまた一から同じ展開が繰り返されることになって，ため息を尽きたくなるような徒労感，無力感を抱くこともしばしばだった。もちろん今でもそんな感情から自由になったわけではない。しかしあるとき，この苛立ちや無力感は患者自身が抱いているそれと同質のものではないかと思い至ってから，多少なりとも治療が楽になったような気がする。そして彼らの無力感の底には，たとえ非現実的な要求水準にあったとしても，よりよく，より安全に，より確かに生きていきたいという切実な希求が潜んでいることも少しずつ分かってきた。そうだとすれば「強迫」の治療とは，固い鎧に斬りつけるようなものではなく，彼ら自身の生の希求がよりよく発揮されるような水路を見つけ，棹をさし，ゆるやかな流れに乗っていくことであるはずだ。少なくともこのようにイメージしておくと，治療者の肩の力は自然に抜けてくるのではないだろうか。

　ここでは筆者の，森田療法を基盤にした強迫性障害に対する治療の流れを素描することにしたい。

Ⅱ．強迫のアセスメント

　アセスメント（臨床評価）とは，いうまでもなく治療方針を選択するための作業である。

1) この症例は強迫性障害か

　一口に強迫といっても，この症状を呈する病態は数多い。統合失調症やうつ病，あるいはてんかんや頭部外傷などの脳器質性疾患に伴って強迫症状が出現することはよく知られている。したがって強迫そのものが治療の焦点をおくべき主要な病理であるのか，それとも他の疾患の部分症状であるのか鑑別診断を行うことが，前提的な作業となる。他の精神障害が基礎にあれば，当然その疾患の治療に主力を注ぐべきである。

2) 初発年齢，発症状況，経過，重症度

　強迫性障害は男性の場合10代から，女性はもう少し遅く20～30代で初発する傾向にある[1]。特に女性の場合，成田が指摘するようにしばしば結婚や出産などの状況変化が発症に前駆する。症状に夫や両親，子どもなど周辺の他者を巻き込むことが多い[8]。さらに最近，40代以降の中年期に初発する強迫性障害に出会うことも少なくない。稀には初老期発症の症例に遭遇することもある。うつ病の部分症状かと疑うが，経過をみると必ずしもそうではない。たいていは何らかの状況因（現実状況の行き詰まり）が存在する[5]。これらのことは，強迫症状の発現に関与する要因が決して単一ではないことを示しているだろう。経過については，ある時期から急激に症状が広がるケースと，小児・青年期から強迫症状が緩徐に発展してくるケースがある。急性，慢性の経過と言い換えてもよい。さらに症状の程度にも，日常生活に僅かな支障が生じているくらいのものから，強迫行為のため寝食など生活の基本的なことがらも妨げられている場合まで幅が広い。治療計画を立てる上では，これらの点の評価は欠かすことができない。経験的には状況因がはっきりしているケース，晩期発症，急性に経過した症例ほど治療によって改善しやすいという印象がある。また森田療法的なアプローチには，他者巻き込み型よりも自己完結型の患者の方が乗りやすいことも確かである。逆に言うと，早期に発症し特に状況因も見られず緩徐に発展してきた症例，他者の巻き込みが著しい症例には，ある程度の長期戦を覚悟しなければならないということである。傳田によると，クロミプラミンに

関する北大の調査では，反応群と非反応群を区別するような臨床特徴は見いだされなかったということであるが[7]，一見症状が顕著な重症例の方がかえって薬物療法に反応しやすいようにも見える。いずれにしても強迫行為が甚だしく基本的な生活も損なわれているような重症例には精神療法に取り組む余裕も乏しく，少なくとも治療早期には薬物療法の役割が重要であろう。なお特に早期発症の男性例では，チック症状の共存に注意を払う必要がある。Tourette症候群に共存する強迫症状に対しては，クロミプラミンやSSRIではなく，ハロペリドールやピモジドがしばしば有効だからである。

3）パーソナリティ

近年，強迫性障害の生物学的要因が強調されるにつれて，パーソナリティについてはさほど重要視されなくなってきたきらいがある。行動療法でもパーソナリティの評価にはさほど力点がおかれていないようである。しかしながら実際の治療の成否は，たとえ精神療法を中心に据えなくても，パーソナリティのいかんによって影響されることは明らかである。たとえば境界性人格障害の患者の強迫症状に対して行われた薬物療法が，過量服薬によって中断を余儀なくされるといった事態は，しばしば経験されることだろう。ことに森田療法を軸にして治療を構想する場合，元来のパーソナリティ，特にいわゆる神経質性格に該当するか否かの判断が適用の可否を決める上で鍵となる。神経質性格とは，内向的，内省的であること，小心，過敏，心配性，さらに完全主義，理想主義などの傾向を併せ持つ性格であり，強迫の症状機制と密接な関連を有する。Salzmanのいう強迫パーソナリティとも共通点が多い[9]。こうしたパーソナリティ傾向が明瞭であるほど，森田療法の効果が挙がりやすい。逆に内省性，完全欲の乏しいパーソナリティの患者には，森田療法の適用に先だって種々の工夫が必要になってくる。

以上に述べた諸側面についてアセスメントを行うことから，次のような治療の選択肢が導かれる。

1）神経質性格あるいはそれに近いパーソナリティの群：森田療法を主とする。社会生活がかなりの程度損なわれている症例であれば，入院森田療法への導入を考慮し，そうでなければさしあたり一般外来で森田療法的アプローチを実施する。外来で治療する場合，並行して森田療法の自助グループである「生活の発見会」への参加を勧めることもある。症状が中等度以上であれば，クロミプラミンやフルボキサミン，ブロマゼパムなどの薬物を併用するが，その場合も「薬物は行動を広げるための補助手段である」ことを明確にしておく[6]。治療目標は症状の改善に留まらず，生活の再建と人格の成長（神経質性格の陶冶）までを射程に入れる。また中高年の症例では発症に帰結した状況因の検討を行い，適宜環境調整に当たる。

2）神経質とは異質なパーソナリティの群（境界性人格障害，統合失調型人格障害など）：薬物療法を治療の糸口にする。ただし過量服薬の可能性がある症例には，なるべくクロミプラミンを避けてフルボキサミンあるいは抗不安薬など安全性の高い薬物を選択する。またハロペリドールなどの抗精神病薬を少量用いることもある。薬物への反応性を見ながら，ゆるやかな森田療法的アプローチ，あるいはより症状に焦点をおいた行動療法的アプローチを実施する。治療目標は症状の改善，適応レベルの向上におく。

III. 治療初期－問題の理解を伝え，治療の方向性を示す－

どのような治療方針で臨むにしろ，先ず必要な作業は強迫性障害という病態に関する説明である。従来神経症と呼ばれてきた病態であり，米国では一般人口当たり2.5％程度の頻度で見られること[1]，発症には身体的および性格的素質と心理的要因が関与していること，強迫症状の性質，症状の軽減には薬物も有効であるが，患者自身の取り組みが重要であること，などである。治療の流れを具体的に示すため，外来治療を行っている1例を示しておこう。

症例　33歳，主婦
［主訴］　水銀に汚染されたのではないかと不安で繰り返し確認する。このため

殆ど家事ができない。

[病歴] 夫と2人の子どもとの4人暮らし。元来几帳面, 敏感, 負けず嫌いの神経質性格。14歳の頃強迫洗浄のため, 精神科を受診したことがある。その後も軽度の強迫症状は見られたが, 結婚後から汚物や麻薬により食物や石鹸が汚染されるのではないかと気になって, 洗浄強迫が増悪。5年前にはうつ状態を呈して入院治療を受けたことがある。初診の頃は恐怖の対象が水銀に向かい, 不安で殆ど家事ができず, 夫や子どもに任せている状態。汚染されていないか繰り返し確かめ, 家族にも確認してもらっている。

　この症例は初診時妊娠3カ月であったため薬物療法は行わず, 外来で森田療法的アプローチを行うことにした。彼女は「ここまでこだわることは自分でも馬鹿馬鹿しいとは思う。そう分かっていてもどうしても気になって, 確かめずにはいられない」「水銀など気にしないで暮らせるようになりたい」と訴えた。このように, たいていの患者は症状の不合理さ, 過剰さを自覚しており, 自我異質的な体験であるだけに, 不合理な恐れを取り除きたいと強く望んでいる。つまり「こんなことを恐れること自体がおかしい。気にしないようになりたい」というようにである。ここに治療の糸口がある。筆者はここで「気にしないようにと思っても, やはり心配でたまらないのでしょう?」というように, 患者の抱いている不安, 恐れの感情に目を向ける。そして「これだけのエネルギーを用いて洗っているくらいだから, その心配はよほど強いのだと思う」といったことばを添えて, 病的か否かといった価値判断を括弧に入れてそう感じている事実を承認するのである。

　それとともに「あなたの心配(恐怖)は, いったい何に向いているのだろう?」と尋ねることにしている。先の症例であれば, 水銀の混入によりどのような事態になることを恐れているのか, という問いである。水銀=水俣病というメタファーが容易に浮かぶように, 患者は漠然とではあるが「水銀が自分や家族の体内に入って大変な病気になるのではないか。特にお腹の中にいる胎児に奇形など深刻な影響がでるのではないか」という恐れを抱いていたことが語り出さ

れた。もちろんこのような恐怖は過剰であり不合理なものだが，ここではそれを指摘するよりも，むしろ自分や家族の病気や災難に対する恐れそれ自体は自然な感情であることを強調する。このような対応は「恐怖」それ自体をあってはならないことと見なし，除去しようと苦心していた患者にしてみれば，逆説的であり予想外のものである。そしてこのような恐れの裏には，どのような欲求があるのか，患者ともども考えてみるのである。病気や災難を恐れる心性の裏には，自分と家族，これから生まれてくる子どもの健康と安全を願う心が強く存在していることは明らかであろう。このように不安の底にある患者の希求（森田学派では「生の欲望」と呼ぶ）に患者自身が気づくことが治療初期の重要なテーマである[4]。結局の所患者にとって病気と災難への恐れ，そしてその裏にある健康と安全への希求は，どちらも自然な感情であり，そうであるだけに取り除くことのできない，またその必要もない心の事実である。そこで患者には「家族を大切に思うからこその恐れである」ことを伝えていった。にもかかわらず患者は，恐怖そのものを「あってはならない」とする心の構えが強く，そのために恐怖をすぐさま打ち消そうとして，洗浄や確認などの強迫行為に及ぶ。しかし確認しても不安は消えず，かえって「果たしてちゃんと確認しただろうか」という疑惑と不全感からさらなる不安を呼び起こし，際限のない確認の繰り返しを招く。このような不安と確認の悪循環にとらわれた在り方を明確にすることが次のステップである。このような心のからくりは，さりげない指摘であってもたいがいは患者自身に納得のいくものである。

　以上のことが明らかにされれば，患者の治療的努力の方向が自ずと見えてくる。それは恐怖をすぐさま打ち消さず自然に消褪するのを待つこと，それと同時に自己と家族の健康と安全を願う心を建設的な形で現実に発揮していくことに他ならない。このような方向が患者に受け入れられたなら，治療は次の段階へと展開する。

IV. 治療中期－建設的な行動を広げていく－

　先の患者は治療当初，症状のため茶碗を洗う，洗濯物をたたむなど，ごく簡単なことを除いて殆ど家事ができず，夫や子どもに任せている状態だった。また外出もできる限りは避けているということであった。つまり「家族を大切に思うがゆえの不安」であるにもかかわらず，恐れを打ち消すことばかりに専心して，実際には家庭での役割を遂行できなくなっていたのである。この状況は患者の無力感と自責感を一層つのらせるものであった。そこで筆者は，恐れが消えた後にではなく，いま不安を抱えながら家族のためにできることはないだろうか，それに恐る恐る手をつけてみてはどうか，と呼びかけていった。患者は「子供のために少しでも料理ができるようになること」を望んでいたため，次の診察までに「一皿でも何か作ってみる」ことを目標に設定した。次の回，患者は何度か夫の手を借りて食事を作ることができたと報告した。必要な行動に一歩踏み込んだことに対し，筆者はそれを「大きな前進」と評価し，家族の健康を望む心が現実の行動に生かされたことを伝え，支持していった。患者はさらに家事を広げる意欲が芽生えたようだったが，その一方で，自分が中心になってやらなければいけない状況では特に不安が喚起されるという。このような「自分の責任で…なったらどうしよう」という不安はしばしば強迫者に見られるものである。彼らはそのような自分を「無責任」と称するのだが，実際には不測の事態に対する過剰な責任意識が存在することは，認知療法などによっても指摘されているところである。筆者はこのことを「こうあらねばならない」という患者の構えから説明し，実際にはひとりで責任を背負い込む必要はないことを告げた。そして改めて家事を家族の共同作業として位置づけ，患者自身もその一翼を担えばよいのだと伝えていった。また，行動の目標を家事のように必要なことだけに限定せず，〜したいと感じていることを後に延ばさず実行するよう促した。その後，水銀への恐怖自体は浮動的に出現するものの，患者は夫の協力を得て食事の支度ができるようになり，次第に独力で料理できるようにもなっていった。次は買い物に出ることを患者自身が行動の課題として設

定したところである。

　以上のように治療中期の目標は，不安のままに建設的な行動を広げていくことである。またその過程で露になってくる患者の完全主義，過度の責任意識，全か無かのパターンなどの強迫的な在り方を修正することが要諦になる[3]。その際の指導のポイントは次のようなものである。

　1)不安を強迫行為の形ですぐに打ち消そうとせず，そのままにおく。あるいはせめて一拍間をおくようにする。打ち消さなくとも時間とともに不安は消褪していくことを体験させるのが狙いである。

　2)必要な行動にすっと入っていく。次の行動にすばやく転換していく。強迫者は症状にかまけて，あるいは元来の完全主義によってひとつひとつの行動がなかなか終了しない。納得できるまでやらないと「後ろ髪を引かれるような」不全感，不快感が生じるという。治療者は「不全感」を抱えたまま，次の行動に転じていくことを促すのである。実際には1)と同様，時間の経過につれてその不全感は流転するものである。行動を切り換える目安として，すっきりしたかどうかという気分ではなく，久保田がいうように「時間を物差しにする」のも有効な方法である[2]。

　3)患者の陥りがちな全か無かのパターンを明らかにし，ほどほどのやり方で行動をゼロにしないよう指導する。

　4)行動に際しては，症状が出たか否かではなく，目的が果たされたかどうかを基準にする（目的本位）。

　5)すべてを予めの計画通りにやろうとせず，臨機応変を心がける。

　上記のポイントはいずれも行動，すなわち身の動かし方に力点をおいているのが特徴である。とはいえ行動療法のように症状に焦点をおいて行動を設定するのではなく，生活の中で必要な，あるいは患者が希求していたことを実行に移し，生活全体の充実をはかっていくのである。なお強迫者にありがちな知性化傾向との綱引きを避けるため，理論的説得より比喩を用いた説明を活用するのが森田療法家の流儀である[4]。

V. 治療後期－性格の陶冶－

　多くの場合，強迫症状が改善し，行動がある程度広がるにつれ，患者の性格病理が前面に現れてくる。それは先にも述べた完全主義的姿勢に加えて，思考の万能，「かくあるべきだ」という頑なな姿勢，自我中心的独断，不決断傾向などである。これらの傾向は症状とは異なり，患者にとって自我親和的なものであるだけに，修正はなかなか容易でない。実際，外来治療においてはそこまで踏み込めず，行動の改善によって治療が終結を迎えることも少なくない。しかし患者のこのような傾向は，不安を排除しようとして症状にとらわれた在り方と根を等しくしており，強迫の本質的治癒とは，目前の症状のみならず強迫的な性格が陶冶され，とらわれない自己が実現されることに他ならない。したがってこれらの性格病理を自我違和的なものに転化し，新しい，より柔軟な生活態度を獲得するよう援助していくことが治療後期の課題となるのである。

　ところで患者の性格病理はどのように現れてくるだろうか。たとえば現実生活の行き詰まりを契機に発症，増悪した症例の場合，症状に圧倒され仕事や生活から撤退していた時期には背景化していた問題が，社会生活への復帰の段階で再度露になってくることがしばしば見られる。たとえば過度の完全主義から仕事を抱え込み，対処を越えた負担を招来していたかも知れない。このようなケースでは，社会復帰をどう進めるかという，いまここでの課題に対し，「かくあるべし」に陥らず，現実を踏まえたやり方を探ることが性格陶冶の契機になる。またこの時点で発症状況への洞察につなげることも意味があるだろう。

　また入院森田療法を実施している症例では，患者の性格病理は日常生活や日々の作業に臨む姿勢に端的に現れてくる。それは完全主義の故に限られた作業にしか携わらなかったり，細部にこだわり作業全体の進行が妨げられたり，あるいは仕事を抱え込んで他者に委ねることができなかったりというようにである。このような行動スタイルは容易に行き詰まるがゆえに，それまでのやり方を修正する格好の契機になる。治療者は患者に，価値判断を脇に置いて何にでも手を出していくこと，全体を見渡し仕事を進めること，他者と分担し協働

することなどを指導していく。結局このような作業，生活への実践を通じて，患者の性格病理の陶冶をはかるのである[3]。

ことに入院，外来を問わず治療後期の課題となるのが，対人関係の問題である。強迫傾向にある患者は，他者に対しても「かくあるべし」の要求を課して支配的に振る舞ったり，思い通りにならない他者に苛立ち，怒りの感情を抱きやすい。このような対人的態度は結局のところ自らの対人関係を狭くし，孤立感を深め，不全感を醸成することに帰結する。したがって日記指導などを通じて，ゆっくりと患者の対人的態度を取り上げ，自己のみならず他者の「あるがまま」を認めていかれるよう指導が必要になってくる。時にこのプロセスは数年間の長期に及ぶこともある。

そして最後の課題が，患者の人生の再選択についてである。特に青年期の症例では，それまで心を奪われてきた強迫症状が後景に退き，改めて現実に目が向かったときに「何をしたらいいのか，どのような進路を選べばいいのか分からない」と困惑したり，「今の自分では思い描いてきた生活を実現することは不可能だ」と失望することがしばしばである。そこで患者が理想主義，完全主義を脱し，いまある事実を認めたうえで，自らの人生を選び取り，自己を生かしていくこと，それが神経症を克服する最後の課題になる。そのためには治療者が患者の試行錯誤を受け入れ，見守っていくことが不可欠であろう。何よりも治療者自身が「かくあるべし」から脱していくことが重要な所以である。

VI. おわりに

強迫性障害について，森田療法を基盤にした治療の進め方を紹介した。治療初期には患者の不安にとらわれた在り方を明確にするとともに，症状の裏にあるよりよく生きようとする希求（生の欲望）を探し当て，現実へと水路づけることを治療の方向性とする。中期には強直した完全主義を修正し，建設的な行動を広げていく。そして治療後期には，自己や他者に対する「かくあるべし」の構えから脱却し，神経質の性格が陶冶されることが目標となる。また症例に

よっては新しい生き方を自ら選び取れるよう援助を送ることが最終的な課題になるだろう。

文　献

1) American Psychiatric Association: Diagnostic and statistical manual of mental disorders, fourth edition.　American Psychiatric Association, Washington, DC., 1994.
2) 久保田幹子，橋本和幸：強迫性障害，心理療法．臨床精神医学講座 5，神経症性障害・ストレス関連障害．田代信維 , 越野好文 編：中山書店，東京，p.372-380, 1997.
3) 久保田幹子，中村敬：入院療法．牛島定信編：強迫の精神病理と治療．金剛出版，東京，p.291-305, 1997.
4) 中村敬：森田療法．岩崎徹也，小出浩之編：臨床精神医学講座 15，精神療法．中山書店，東京，p.117-134, 1999.
5) 中村敬：中年期の精神療法としての森田療法．森田療法学会雑誌，10; 55-59. 1999.
6) 中村敬，三宅永：神経症に対する薬物療法の実際．精神科治療学，13; 709-714, 1998.
7) 中村敬，傳田健三，林直樹：[座談会] 不安障害をどう治療するか．こころの臨床アラカルト，18；443-451, 1999.
8) 成田善弘：強迫症．土居健郎，笠原嘉，宮本忠雄ほか編：異常心理学講座　第 4 巻，神経症と精神病 1．みすず書房，東京，p.45-105, 1987.
9) Salzman, L.: The obsessive personality, origins, dynamics and therapy. Jason Aronson, Inc., New York, 1975.（成田善弘，笠原嘉訳：強迫パーソナリティ．みすず書房，東京，1985.）

第 5 章
全般性不安障害，パニック障害

全般性不安障害をめぐって
―森田神経質との比較から―

I. はじめに

　まずこの主題を取り上げるきっかけになった私的体験に若干言及しておきたい。筆者は 1992 年に，ペンシルバニア大学認知療法センターに短期間滞在した。そこで典型的なパニック発作を呈した患者の診断面接に同席する機会を得た。パニック障害の診断は容易であったが，面接を担当したセンターの心理学者はさらにコモビディティとして全般性不安障害（generalized anxiety disorder, 以下 GAD と略す）の診断を加えたのだった。森田療法に馴染んだ筆者には，それは患者の神経質的なパーソナリティを示しているに過ぎないと感じられ，そう伝えたのだが，相手はディスオーダーだと明言して迷うふしはなかった。何か腑に落ちない気持ちが残ったことを記憶している。その後しばらくして GAD を巡るいくつかの議論に触れたことからこのエピソードが改めて思い出された。GAD という診断概念を森田神経質と比較しながら検討することによって，上記の「腑に落ちない」感じをもう少し可視的なものにできないだろうか。それが本稿をまとめた動機である。

II. 全般性不安障害の診断概念をめぐって

　周知のように GAD は，不安神経症からパニック障害を分離した結果生み出された診断カテゴリーであり，持続性・浮動性の不安と運動性緊張，多彩な自律神経系身体症状を主とする障害とされる．つまりフロイトが記述した不安神経症という概念が，急性の不安発作を主症状とするパニック障害と，全般的な過敏性や不安に満ちた待機状態，すなわち慢性不安を主とする GAD とに二分

表1　全般性不安障害の診断基準（DSM-IV-TR）

A. (仕事や学業などの) 多数の出来事または活動についての過剰な不安と心配（予期憂慮）が，少なくとも6カ月間，起こる日のほうが起こらない日より多い。

B. その人は，その心配を制御することが難しいと感じている。

C. 不安と心配は，以下の6つの症状のうち3つ（またはそれ以上）を伴っている（過去6カ月間，少なくとも数個の症状が，ある日のほうがない日より多い）。
注：子供の場合は，1項目だけが必要
1) 落ち着きのなさ，または緊張感または過敏
2) 疲労しやすいこと
3) 集中困難，または心が空白となること
4) 易怒性
5) 筋肉の緊張
6) 睡眠障害（入眠または睡眠維持の困難，または落ち着かず熟睡感のない睡眠）

D. 不安と心配の対象がⅠ軸障害の特徴に限られていない。例えば，不安または心配が（パニック障害におけるように）パニック発作が起こること，（社会恐怖におけるように）人前で恥ずかしい思いをすること，（強迫性障害におけるように）汚染されること，（分離不安障害におけるように）家庭または身近な家族から離れること，（神経性無食欲症におけるように）体重が増えること，（身体化障害におけるように）複数の身体的愁訴があること，（心気症におけるように）重篤な疾患があること，に関するものではなく，また，その不安と心配は外傷後ストレス障害の期間中にのみ起こるものではない。

E. 不安，心配，または身体症状が，臨床上著しい苦痛，または社会的，職業的，または他の重要な領域における機能の障害を引き起こしている。

F. 障害が，物質（例：乱用薬物，投薬）または一般身体疾患（例：甲状腺機能亢進症）の直接的な生理学的作用によるものではなく，気分障害，精神病性障害，または広汎性発達障害の期間中にのみ起こるものでもない。

割されたわけである。そこには，パニック障害に関する生化学的研究の進展，あるいはもっと広く生物学的精神医学の興隆という背景があったのだろう。

GADという診断カテゴリーはSpitzerらの研究用診断基準（RDC）に記載された後，1980年のDSM-Ⅲで初めて公式の診断カテゴリーに採用され，精神医学の診断分類に市民権を得た。その後DSM-Ⅲ-R，DSM-Ⅳにおいて多少の修正が加えられ，またICD-10にも取り入れられて現在にいたっている。表1にDSM-Ⅳ-TRの診断基準を示した[3]。

　米国の地域調査によるとGADの生涯有病率は5%と推計されており，比較的頻度の高い不安障害に数えられている．しかしながらGADには気分障害，パニック障害など他の不安障害，アルコール依存のような物質関連障害などの共存が高い割合で認められるため[3]，独立した臨床単位であるか否かを巡って議論が交わされてきた．確かに我々の臨床経験に照らしても，コモビディティのない純粋のGADが長期にわたって持続することは比較的まれではないだろうか．なかでもGADの経過中に抑うつ病像がしばしば出現すること，GADの患者の家族に気分障害が多く遺伝的な近縁性が認められることなどから，この病態をうつ病の前駆もしくは残遺状態とみなす見解もある．他方では臨床単位としての妥当性を擁護する見解もあるが，GADは他の不安障害や気分障害に移行することの多い境界の不明瞭なカテゴリーであることは否定できない事実である．

　さらにGADの独立性については，別の側面からの議論がある．DSM-Ⅳ-TRマニュアルには，GADの経過について1）半数以上が小児期または青年期に発症したと報告する，2）GADを持つ人の多数が，自分が生来ずっと不安で神経質だったと報告する，3）経過は慢性的だが動揺性であり，ストレスのある期間中に悪化することが多い，と記載されている[3]。このように多数の患者が生来不安で神経質であったという事実，つまり特性不安（trait anxiety）の存在から，この病態と元来の気質もしくはパーソナリティとの移行が問題とされており，GADをⅡ軸障害の中にふくめるべきだという議論まで見出されるのである[5]。このような立場から，たとえばAkiskalは，全般性不安気質（generalized anxious temperament）という正常範囲の性格傾向を仮定し，この気質は不安－恐怖気質や不安－回避気質と類似するものの，不安に愛他的特徴があること

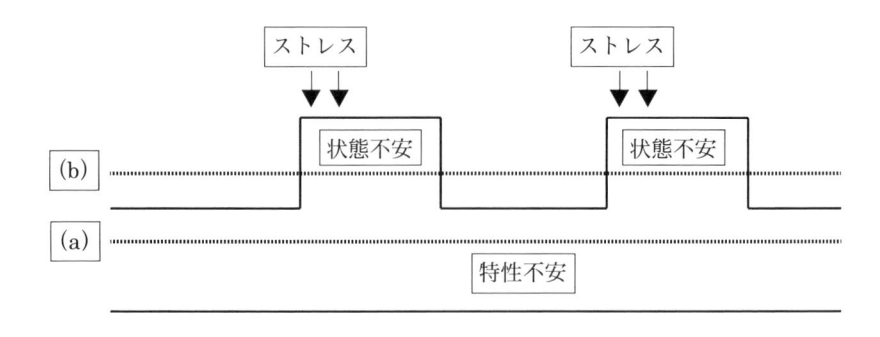

図1 GAD診断の閾値

によって他の気質型と区別されるという。AkiskalによればGADはこの全般性不安気質が病的に誇張された状態(exaggeration)だということになる[1]。またAndrewsらは，GADのみならずパニック障害や空間恐怖，社会恐怖，大うつ病に共通する一般的な脆弱性，すなわち特性不安が目立ちコーピングの乏しさを特徴とする人格傾向を見出し，これは多分に遺伝的に規定されたものだとしている[4]。

以上に概説したように不安神経症から急性のパニック発作を切り離した結果生まれたGADというカテゴリーは，臨床症候群なのかパーソナリティなのかという二項対立的な議論をもたらしているのが現状である。この関係を整理すると図1のように示すことができる。不安障害とパーソナリティとの関係に改めて目を向けたという点でこれらの議論には意義があるのだが，図のように障害と診断する閾値をどのレベルに想定するかによって異なる結論が導かれることになる。つまり診断の境界を下の点線(a)の位置とすれば生涯にわたって持続する病的不安傾向ということになり，それはすなわちII軸(パーソナリティ)障害の1種ということになろう。また閾値を上の点線(b)の位置に置けば不安になりやすい気質もしくはパーソナリティを基盤に間歇的に顕在化する状態不安ということになり，そのような状態不安が6カ月以上続けばDSMの定義

にしたがってⅠ軸障害（臨床症候群）としてのGADと見なされる。こうしてみると，Ⅰ軸障害かⅡ軸障害かという議論は結局のところ恣意性を免れないように思うのである。

II. 全般性不安障害と森田の普通神経質概念

　DSM-Ⅲから60年以上遡った1910年代に，我が国では森田正馬が当時のBeardらの神経衰弱学説を批判的に検証した後，神経衰弱に代わり神経質という概念を提唱した。森田によれば，ヒステリーを除く多くの神経症の根底には共通の素質傾向としてヒポコンドリー性基調が認められる。ヒポコンドリー性基調とは物を気にしやすい傾向，すなわち内向的，自己内省的，過敏，心配性，強い完全主義などの特徴を有する一種の性格素質を意味する。このような性格素質を有する人は，なんらかの誘因によって，注意が自己の身体的あるいは精神的変化に向けられ，注意が集中することによってその感覚が益々鋭敏になり，それとともに注意がますますその方に固着するというようにして神経症症状を発展させるのである。森田はこの注意と感覚の悪循環を精神交互作用と呼び，神経症の病因と規定したのだった。さらに森田は神経質素質から発展する病態を発作性神経症，強迫観念症，普通神経質の3類型に分類した[6]。発作性神経症は今日のパニック障害にほぼ相当し，強迫観念症は強迫性障害と対人恐怖症など種々の恐怖症を含むカテゴリーである。3番目の普通神経質はいわゆる神経衰弱に相当する類型であるが，高橋も指摘するように症状の上ではGADとの共通点が目立つ[8]。

　森田は普通神経質の症状が多彩であることを断った上で，「些細なことを気にし，取り越し苦労多く，悲観的」といったGADの中核症状に相当する過剰な心配（予期憂慮）のほか，<u>緊張の感</u>，<u>注意散乱</u>，<u>易疲労性</u>，<u>刺激性</u>，<u>心悸亢進</u>，身体や四肢の<u>熱感</u>，<u>冷感</u>，<u>めまい</u>，<u>動揺感</u>，<u>頻尿</u>，<u>睡眠障害</u>など様々な精神・身体症状を列記している[6]。ちなみにDSM-Ⅳよりも詳細であったDSM-Ⅲ-Rの診断基準と見比べてみると，GADの症状として例示された18項目のうち11

第5章 全般性不安障害，パニック障害

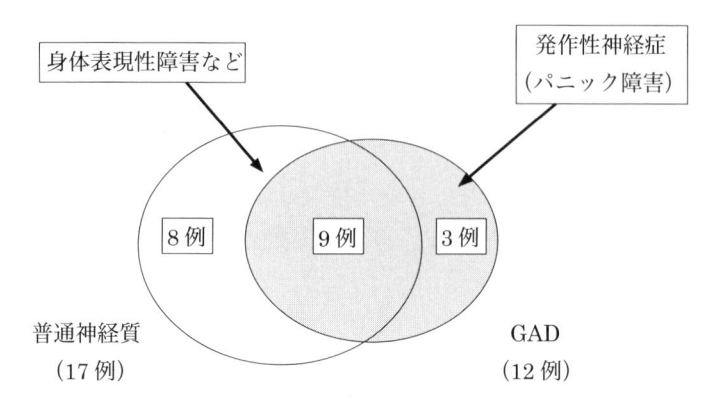

図2 GADと普通神経質の関係

（図中：身体表現性障害など／発作性神経症（パニック障害）／8例／9例／3例／普通神経質（17例）／GAD（12例））

項目が森田の記載に認められる（下線部）[2]。では実際の診断においてはどの程度の重なりがあるのだろうか。

東京慈恵会医科大学第三病院精神神経科において1995年から99年までの5年間に入院森田療法を実施した症例のうち，森田分類で普通神経質と診断された症例は17例（男性15例，女性2例）であった。またDSM-IVのGADに該当した症例は12例で，このうち9例（75％）が普通神経質の診断と重複していた。GADで普通神経質に該当しない3例にはすべてパニック発作の既往があり，森田分類では発作性神経症に分類された。また普通神経質でGADに該当しない8例は，主として分類不能の身体表現性障害と診断されたものである（図2）。この結果は少数の入院例に基づくものであり一般化するには慎重でなくてはならないが，それでも普通神経質とGADがかなりの程度重複する病態だということはできるだろう。普通神経質はGADよりも心気（ヒポコンドリー）性に力点をおいた概念であるが，中核的な心気症ほど単一強固なものではなく，しばしば不安の感情が混在している。普通神経質とのオーバーラップが少なくないという事実から推論する限り，GADにおいても確信度の低い心気的不安はこれまで考えられてきたよりも一般的な属性であるのかも知れない。GADは精神科よりもむしろプライマリケアの場で多く見られるという報告も

このことを裏付けているのではないだろうか。

IV. 症例提示

ここで GAD の症例を呈示しておこう。

症例　初診時 35 歳，男性，会社員

［主訴］膝の再手術に対する恐怖，両親の死や地震，自殺に対する恐怖，不眠，咽頭閉塞感，便秘へのこだわり

［現病歴］未熟児で出生。小児期から神経質，心配性で小学 4 年まで夜泣き，夜尿が続いたという。劣等感が強かった分努力して勉強し，学校の成績は比較的よかった。20 歳のとき性病恐怖のため精神科を 1 度受診したことがある。31 歳の時には隣家の新築に当たった大工がやくざのような感じがして，トラブルに巻き込まれるのではないかという不安が続き，近医精神科に 1 年ほど通院した。初診の 1 年前，膝の半月板を損傷し，手術を受けることになった。それから手術や麻酔に対する恐怖がつのり，他院精神科を受診。抗不安薬を服用してどうにか手術を終えたものの，再発しまた手術することになったらどうしようという不安が去らなかった。その後は両親が死んだら生きていかれるだろうか，大地震が起こったらどうしよう，自分がうつ病になって自殺することになるのではないか，など次々に不安が広がり，また不眠や胃痛，便秘などの体調の変化にもとらわれる状態に陥った。森田療法の本を読んだことから入院治療を希望し，当科を紹介受診に至った。なお前医の診断は「不安神経症」であり，抗不安薬や抗うつ薬を投与したものの本質的な改善は得られなかったということである。

この症例は典型的な神経質性格から発展した普通神経質とみなされる一方，DSM-IV の診断基準では GAD と診断されるものである。膝の手術を誘因として様々な事柄に対する過剰な不安と予期憂慮，心身の緊張とこだわりを呈した症例であった。

[治療経過] 約3カ月間の入院治療により，不安を持ちながら行動する姿勢は身につき復職した。しかしその後も手術への不安，不眠恐怖，仕事に対する劣等感，失敗への恐れにとらわれ，仕事は休まず勤めるものの，休日になると不安から逃げ込むように一日ベットにもぐり込む生活であった。自らの不安や恐れを排除しようとする構えが未だ強く，それがかなわず無力感に陥ることが多かったといえる。

退院半年後に通院日の関係で筆者が担当医になった。前医から引き続いて日記指導を中心に外来森田療法を継続したが，日記には毎日不安と愚痴が記されており，暫くは膠着した状況であった。そのうち患者にとって恐れていた事態が現実になった。半月板が悪化し，再手術を受けることになったのである。しかも不運なことにはどうにか手術を終えた2カ月後，術後の経過が悪く手術をやり直すことになったのである。このとき「大変なことになった」といって来院した彼には，これまでにない一種の開き直りの姿勢が見られた。「手術は怖いけれどもうしかたない。それでもやはりジョギングできるようになりたい。そう思って手術に臨むことにした」という。結局薬物はほとんど増量することなく無事再手術を終えた。それ以来休日は寝こむことなくスポーツセンターに通ってトレーニングに励むというように生活が活動的に変化していった。また失敗の恐れを抱えながら仕事を継続してきた結果，徐々に対処の力がついて仕事に対しても積極的に取り組めるようになった。こうした生活の変化に伴い，不安を抱えた自己をそのまま受け入れる心境が生まれてきた。相変わらず心配性であり，時に不安に駆られることはあるが，前のようにすぐさま打ち消そうとはからうことはなくなったという。退院後約2年を経たころのことである。以後服薬，通院を終結し，元気に生活を送っている。

この症例では入院治療のみで不安に対する根本的な姿勢が変化したわけではない。むしろもっとも恐れていた状況に直面し，不安を打ち消そうとする一切のはからいが無効となる局面で，手術を受け入れる姿勢に急転回し，それがきっかけとなって不安な自己をそのまま受け入れる態度が培われていったので

あり，多分に自然治癒的なプロセスを辿ったといえる。しかしこのような体験を通じた心的態度の変化こそ，森田療法の本質的な治癒機転だといって差し支えないと思うのである。

V. 不安は標的症状か，生きた主体の体験か

　森田の神経質分類は，今日の診断類型学からすれば既に過去の概念であり，もとより筆者は森田の分類の復権を意図しているわけではない。科学的実証主義の見地から，旧来の神経症分類のパラダイムを脱構築したDSM-Ⅲの登場はある意味で必然的な歴史の流れであったと思うのである。しかし記述的症状と経過のみによって分類を行なうという操作的診断思想が産み落としたGADというカテゴリーが，改めて特定のパーソナリティあるいは気質との関係を問い直されていることは既に述べた通りであり，このような観点は森田の神経質概念に先取りされていたといえる。さらにいえば最近のAkiskalらの議論が，性格（気質）からの量的偏りとしてGADという病態をとらえるという静的な観点にとどまるのに対して，性格素質と病態を媒介する心理機制に着目した森田の観点はより治療論に結びついたものである。しかも，外部からのストレスによって不安が増強するという線形的な因果論つまりインプット－アウトプット・モデルを超えて，森田がとらえたのは自己の心身の状態に対する自己自身の態度が不安を悪循環的に増強するという自己触媒的なメカニズムであったがゆえに，そのような心的態度の転換を図る独特の治療法に帰結したのである。先の症例に見られたような不安な自己の受容という森田療法的な回復過程は，たしかに東洋的な人間観に根ざした解決法であるかもしれない。それに対してDSMに代表される操作的診断方法は，そもそも特定の仮説的病因論や治療論に偏らない普遍性を目指しているのであろう。しかしこのような科学的客観主義の立場では，外部の観察者の視点から精神現象を捉えることが暗黙の前提になる。このような観察者の視点からすれば不安も客観的な病理現象に他ならず，薬物などにより外から操作を施すことによって不安を制御するという治療論に

通底していくのである．その延長線上で，SSRIやベンゾジアゼピン系抗不安薬，ブスピロンのようなセロトニン1A作動薬がGADの第1選択であるといった言説が導かれるのは当然の帰結である．しかしそのような治療論が本当に普遍的なものでありうるだろうか．こうした発想の土台にある科学的客観主義もまた，特定の時代や文化，あるいはことによると経済的条件にも枠付けられた物の見方であることが，森田療法と対比することによって浮かび上がってくるとはいえないだろうか．外から操作を加えるべき対象として不安をとらえる以外にも，生きた主体の経験として不安を理解し治療を構想する道筋があり得るのだということ[7]，そこに森田の立脚点があったということを明確にしておきたい．

VI. おわりに

見てきたようにGADは他の不安障害や気分障害のコモビディティが高率に認められ，診断カテゴリーの境界は不鮮明である．また元来の気質あるいはパーソナリティと病態との関係が改めて議論に上っており，GADは不安気質が病的に誇張された状態だという議論やII軸（パーソナリティ）障害に位置づけるべきだという提案まで見られている．他方，症状の上でGADと重なる部分が大きい森田の普通神経質という概念は，元来のパーソナリティすなわち神経質性格と病態との関係を，より動的に捉えたものであった．性格と病態との間に，悪循環的な心理機制（とらわれの機制）が介在するという発見は，精神療法の可能性に眼を開くものであった．そして森田の提示した治療論は，今日のメインストリームに沿った治療観，すなわち不安を標的症状として除去することを目指す治療戦略とは異質な方向性を有していた．森田によれば，とらわれを打破する方途は，不安を排除しようとする自己の態度を転換することであり，自らの不安をあるがままにおきながら建設的な行動に踏み込んでいくことである．そこに自己回復の道筋があることは，提示した症例がよく物語っていると思うのである．

文　献

1) Akiskal HS: Toward a definition of generalized anxiety disorder as an anxious temperament type. Acta Psychiatr Scand, Suppl. 393：66-73, 1998.
2) American Psychiatric Association: Diagnostic and Statistical Manual of Mental Disorders (Third Edition-Revised). American Psychiatric Association, Washington D.C., 1987. （高橋三郎訳, DSM-III-R 精神障害の診断・統計マニュアル, 医学書院, 東京, 1988.）
3) American Psychiatric Association: Diagnostic and Statistical Manual of Mental Disorders (Fourth Edition, Text Revision). American Psychiatric Association, Washington D.C., 2000. (高橋三郎, 大野裕, 染谷俊幸訳：DSM-IV-TR 精神疾患の診断・統計マニュアル, 医学書院, 東京, 2002.）
4) Andrews G: Comorbidity and the general neurotic syndrome. British Journal of Psychiatry 168 (suppl. 30)：76-84, 1996.
5) Barlow DH, Wincze J: DSM-IV and beyond: what is generalized anxiety disorder? Acta Psychiatr Scand, Suppl. 393：23-29, 1998.
6) 森田正馬：神経衰弱及強迫観念の根治法. 高良武久編, 森田正馬全集 2, p.67-278, 白揚社, 東京, 1926 / 1974.
7) 中村敬：不安の薬と精神療法－主体の経験を視座にして－. 精神経誌, 106；582-586, 2004.
8) 高橋徹：全般性不安障害－その今日的意義. Central Nervous System Today 2；7-9, 1999.

パニック障害の精神療法

I. はじめに

　パニック障害という診断概念がDSM-Ⅲに登場してから20年余りの間に、この病態の治療の主役は精神療法から薬物療法に取って替わった感がある。より即効的で、より簡便な方法が浸透するのは当然の流れであり、パニック障害に有効な薬物の普及によって治療の門戸が広がった点は大いに評価されるべきである。しかし、このことはパニック障害の治療が薬物の処方のみで事足りるようになったという意味ではない。たとえば薬物療法を終結する際に、パニック障害の患者には特有の問題が生じてくる。適切な心理的ケアを抜きにして、投薬を中止することはきわめて困難だといっても過言ではない。このことひとつをとっても、パニック障害の治療を構想するとき、薬物療法と広義の精神療法をいかにして統合するかという視点が不可避に要請されているのである。本稿では、パニック障害の心理的諸側面を検討し、薬物療法を踏まえた簡易精神療法について述べることにする。またこの病態に対する精神療法諸学派のアプローチも概観することにしたい。

II. パニック障害の心理社会的要因

　パニック障害の生物学的研究はKleinらの先行研究を発端に[11]、DSM-Ⅲへの診断概念の登場によって加速度的に進み、それに伴ってこの病態は心理学的説明モデルから生物学的疾病モデルへと大きく転回した。これまでの知見から、パニック障害の患者に生得的な不安脆弱性があり、パニック発作の出現に神経化学的な機構が関与することは、ほぼ確実視されている。しかしそれと同時に、

パニック障害の成立には様々な心理社会的要因も介在しているのである。

第1にパニック障害の患者には，特徴的な気質(temperament)もしくはパーソナリティ傾向がよく認められる。古くは森田が，彼の神経質概念にパニック障害にほぼ相当する発作性神経症という類型を含め，内向性，自己内省性，過敏，心配性，理想主義，完全主義などの特徴を有する神経質性格素質から発展すると説明した[12]。その後の研究により，パニック障害の患者は比較的外向的で身体化傾向が目立つものの，他の神経質の性格特徴にはよく合致することが示された[21]。また最近のパーソナリティ研究によって，パニック障害の患者に神経症傾向 (neuroticism) の目立つことが指摘されている。たとえば5因子モデルに基づく NEO-PI-R を用いた調査では，不安障害，大うつ病に共通して強い神経症傾向（不安 anxiety，敵意 angry hostility，抑うつ depression，自意識 self-consciousness，衝動性 impulsiveness，傷つきやすさ vulnerability の6つの下位次元からなる）が見出されている[5]。また力動精神医学的な立場からは，パニック障害の患者が，分離不安から敵意を抑圧する結果，対人関係において過剰適応に至りやすいことが度々指摘されてきた[6]。

次にパニック障害の生活史的特徴が挙げられる．DSM-IV のマニュアルには，広場恐怖を伴うパニック障害に小児期の分離不安障害が先行することがあると付記されているように[1]，両者の関連を支持する調査結果が少なくない。またそれとは別に，森田自身の体験がそうであったように，パニック障害の患者は小児期に強い死の恐怖を体験したことをよく報告する。分離不安や死の恐怖の体験は，彼らの生得的な不安脆弱性から説明されることが多かったが，しかしそのような実体験が心理的な意味を個人に刻印づけ，さらなる不安過敏性をもたらすというように，相互作用的に理解されるべきものであろう。いわゆるライフイベントとの関連では，パニック障害の患者は小児期思春期にストレスをもたらすような出来事の体験が対照群より多いことが報告されている[9]。またしばしば離別体験が発症の誘因になることはよく知られており，発症に先立つ1年以内の喪失体験が有意に多かったという調査結果も認められる[9]。つまり生得的な不安脆弱性ばかりでなく，不安傾向を準備するような心理的体験がし

ばしば見出されるということである。
　上記の離別体験とは別に，パニックの発症に先立つ状況布置にも考慮を払う必要がある。西園はパニック障害に相当する「予後良好な急性不安状態」を，Freud とは違った意味で現実神経症と呼ぶのが相応しいという。それというのも，この状態に関与する心理的葛藤は，仕事，職場，子供の教育，家族など現実生活に起因するところが大きいからである[15]。西園のいうような現実生活の行き詰まりは，確かにパニック障害の発症前状況としてかなり共通に認められる。元来の過剰適応傾向のために仕事や社会生活の上で無理を生じ，心身の過労，緊張状態を招き寄せることもその中に含まれるだろう。そのような緊張，疲憊状態が持続するにもかかわらず，ただちに事態を打開する展望が開かれないという状況が多くのパニック障害の患者に見出される。野村はこの状況を「日暮れて道遠し」と適切な比喩で表現している[16]。
　さらには，パニック発作それ自体にも心理的プロセスが介在しており，単に身体的メカニズムから機械的にパニックが生じるわけではない。森田は，パニックの発展に注意と感覚の悪循環，あるいは不安を排除しようと拘泥する姿勢が関与することに着目した。たとえば心臓病で苦悶の末に死去した人を目撃したことから，自分もこのようなことにならないかと絶えず心配していた人がいるとする。その後，たまたま軽度の心悸亢進を自覚したとき，先の体験と結びついて死の恐怖が生じ，その恐怖は当然さらなる心悸亢進を引き起こす。そして注意が心臓部に集中するほど，益々不安を感じ，注意と不安とが交互に作用して，心悸亢進はいよいよ高まる。このような注意と感覚の悪循環による不安の急激な増幅が，森田の言う「精神交互作用」のメカニズムである[12]。Beck も類似の例を示している。ある患者はスキーの最中に息切れを感じた。彼はその感覚から，心筋梗塞で亡くなった兄のことを連想し，自分にも心臓発作が起こるのではないかという恐怖にかられ，そこから不安（情動反応）と恐怖（脅威的な刺激に対する認知的評価）の悪循環が始まった。Beck はこのような「危険」に対する拡大解釈が，「誤った警報」として作動すると説明したのである[3]。森田と Beck の説明には多少力点の相違があるものの，主観的体験のうちに悪

循環的に増幅する不安のメカニズムに着目した点は共通している。このような心理的メカニズムは，パニック発作の症状形成の一因として忘れるべきではない。

以上に述べたように，患者のパーソナリティや生活史体験，発症前状況，症状の心理的発展機制を考慮に入れるということは，パニック障害を純粋な身体疾患モデルに還元するのではなく，bio-psycho-social な病態として多次元的に理解するという視点に帰結する。それは，この病態の治療方針と不可分な観点に他ならない。

III. パニック障害の精神療法(1)　一般的なアプローチ

今日パニック障害の治療においては薬物療法がきわめて重要な役割を果たすようになった。とはいえ医師が標的症状と薬物の選択にしか目を配らず，服薬に不安を抱く患者の心理に思い当たらなかったために，実際にはほとんど服用されることのない薬物を次々に処方するといった話が少なくない。こうした状況で必要とされているのは，患者の心理を考慮に入れた薬物療法であり，また薬物処方を踏まえた精神療法であろう。このふたつはまったく別個のものではなく，実際の臨床場面ではひとつの治療の両輪をなすのである。

1) 服薬を巡る心理的問題点

パニック障害の患者は，薬物に対して次のようなアンビバレントな心理を抱きやすい。それは薬によって不安を取り除きたいという願望と服薬の弊害に対する懸念というアンビバレンスである。このような心理は神経症の患者には大なり小なり共通したものであるが，ことにパニック障害の患者ではその心理が尖鋭化して現われやすい。彼らは人一倍，薬物の副作用や依存性を恐れ，また実際に副作用に敏感でもある。反対に一旦服薬するとなったら，不安除去のために過度の頓用に走ることも少なくない。要するに不安除去の手立てである薬物が新たな不安の種になるというパラドクスであり，そのために薬に「頼りた

いが，頼ることもまた不安」なのである。このような心性はパニック障害の患者が示す対人的態度と共通するものだという点で，彼らの葛藤のパターンをよく現している[13]。もうひとつこのような傾向と対をなすのが，投薬終結の困難である。このことには薬物，特にベンゾジアゼピン系抗不安薬による断薬症状の影響を考慮すべきだが，それだけではない。パニック障害の患者が離別状況に特異的といってよいほどの不安を呈することは先に述べた。投薬の中止とそれに伴う通院の終結はひとつの分離状況であり，患者に取っては「頼りにしていた存在」を喪失するという不安を喚起する。しばしばその不安は自律神経系の身体感覚をもたらし，患者は（時には治療者も）それを「症状再燃」の兆しとして受け止めることによって，予定していた終結は延期されることになる。結局，薬物によってパニック発作が抑止されたとしても，適切な心理的ケアがなければ患者の潜在的な無力感は変化のないままにおかれ，投薬中止という状況でその無力感が顕在化することになりがちなのである。

　上記のような特有の心理的問題を考慮に入れることが，次に述べるパニック障害の簡易精神療法の立脚点になるのである。

2) パニック障害の簡易精神療法

　ここでいう簡易精神療法とは，一般の精神科外来で医師が1回15分程度の面接で実施可能な精神療法的アプローチである。特定の精神療法の立場にとらわれず，一般の精神科医が常識的に行ない得る方法だと考える。簡易精神療法の目的は，薬物療法と統合して速やかに症状の改善を導くとともに，不安によって損なわれた生活の再建を図ることである。したがって不安の無意識的意味の洞察やパーソナリティの変容が目的ではない。薬物の併用を一応の前提とし，薬を巡る対話はむしろ治療の大切な構成要素となる。ただし将来の減薬中止をも念頭に置いて，終わりなき治療に陥らないよう工夫を施してある。

A. パニック障害に関する患者教育を実施する。

　どのような疾患の治療に際しても，その病態に関する一般的情報の提示は治療の開始時に必要不可欠である。特にパニック発作について，強い自律神経症

状を特徴とすること，しかしたいていの患者が恐れるような卒倒やコントロールの喪失，まして心停止，死に至ることはありえぬこと，また通常はそのままにおいても数分から数十分のうちに自然に回復することを明確に伝える。

B．投薬に際し，適切なことばの処方を補う。

ポイントは下記の通りである[14]。

① 薬物は生活を立て直すための補助手段と位置づける。

このように服薬の意味を規定することは，治療目標を再度明確にすることでもある。一般に投薬という手段は，治療者が患者という対象に操作を施すという方向性を生じ，患者自身は受動的な立場におかれることになる。つまり外的な手段に不安の解決を委ねることになるため，薬物なしでは無力感に陥りやすいのである。そこで生活の再建という目的に患者自身の主体的な取り組みを促し，患者がまったくの受動的立場に留まらないよう配慮が必要となる。

② 薬物にはパニック発作を抑止し，不安を軽減する働きがあることを伝える。

たとえ薬物によってパニック発作が消失したとしても，症状への予期不安は残ることが多い。患者や治療者が薬物に万能的な期待を抱き，予期不安をも完全に除去することを目指すと，際限ない増量や処方変更に結果する危険性がある。そこで薬物には，受け入れられる程度に不安を軽減する効果が期待できることを説明するのが現実的である。

③ 予想される副作用について説明する。

患者は薬物の副作用に対して不安を抱きやすい傾向にあるため，現実に起こり得る副作用と非現実的な不安とを区別しておく必要がある。

④ 服薬についての不安は面接中に話し合えることを保証する。

このことは薬物のコンプライアンスを高めるだけでなく，先に述べた服薬を巡る心理を面接で積極的に取り上げる意図がある。それは患者の陥りやすい自家撞着に，患者自らが気づく大切な契機になりうるからである。

C．症状発展の心理的からくりを説明する。

不安に対する注意の固着，あるいは誤った認知がさらなる不安を呼ぶという自己増殖的なメカニズムに患者の理解を促す。たいてい患者は「パニック発作

が起こるのではないかと絶えず注意を払っている自己の状態」に思い当たり，「不安を打ち消そうとすればするほど制御できない不安がつのってくる」というパラドキシカルな心理の説明に納得するものである。特にパニック障害を複雑化し，生活の質を損なう主因になるのが予期不安である。たとえば以前パニック発作が生じた状況に臨むとき，「また発作が起こるのではないか」と予期するだけで不安感，動悸，頻脈などの生理的反応が起こってくる。それを患者はパニック発作の始まりと早合点し，そこから不安の自己増殖に陥りやすく，結局その状況を回避するというようにして生活圏が狭隘化していくのがこの障害の通常の経過である。そこで治療者は予期不安のからくりをよく説明し，この不安が結局のところ「自己保存」「健康と安全」の欲求の裏返しであり，あってはならない病的な症状とは異なることを明確にする必要がある。

D. **予期不安が生活にいかに影響しているかを吟味する。**

　上述のようにパニックに対する予期不安自体は，自己を守ろうとする人間本来の希求に基づくものであった。にもかかわらず患者はこの予期不安をも回避しようとするために慢性的な緊張状態にあり，また広場恐怖的心性に発展することによって，かえって自己の生活を損なっているのである。このことを患者一人一人の生活に即して検討し，「病を恐れて病人の生活に陥る」という構図に患者自身が気づくことが鍵になる。

E. **損なわれた生活の再建を目指す。**

　上記のプロセスを通して，改めて不安によって損なわれていた生活の再建を治療の目標に設定する。たとえばそれには予期不安のため避けていた行動（外出や乗り物に乗るなど）に踏み込むことも含まれる。ただし症状と直接結びついた行動ばかりを優先する必要はない。多くの患者は不安がなくなってから本来やりたかったことに着手しようと考え，結局はいつまでも先延ばしにしている。たとえば映画を観に行く，新しい洋服を買うなど，不安との闘いにかまけて締め出してきた患者の希求をも，予期不安を抱えつつ実現していくことを支持し奨励する。要するに不安⇄不安との闘いという地平のメタ水準へと治療の焦点を転換していくことである。

F. 発症前の生活を振り返る．

　生活を再建するということは，病前の生活にすっかり回帰することを意味するわけではない．多くの患者は発症に先立ち，過剰適応的なライフスタイルの結果，あるいは親しい対象との分離を契機に，現実生活の行き詰まりに直面している．そこで，発症に前駆した生活状況を振り返っておくことが締めくくりの課題となる．部分的であれ，ストレスの誘因になった生活スタイルを修正することを患者自身のテーマとして明示しておく．

IV. パニック障害に対する精神療法(2)　特異的なアプローチ

　簡易精神療法は，通常の外来で薬物を併用しながら実施する精神療法的アプローチであった．しかし症例によってはこのような一般的方法のみでは治癒の困難な場合がある．たとえばパニック不安に対する不適切な対処のパターンが患者のパーソナリティやライフスタイルと分かちがたく結びついており，対処の修正が容易でないようなケースには，よりインテンシブな精神療法が適応になる．以下，パニック障害に対する特異的な精神療法について，学派ごとにその概略を述べることにする．

1) 森田療法

　先に述べたように，森田はパニック発作へと発展する心理的悪循環プロセスに着目し，精神交互作用（注意と感覚の悪循環）と呼んだ．このプロセス自体は類似の認知心理学的理論が提示されているようにさほど特異的なものではない．しかし，特にこのような悪循環に陥りやすいパーソナリティの人がいる．それは神経質性格，つまり「常にベストの状態でなければいけない」というような非現実的な要求を自己に課し，それだけに心身の状態について適応不安を抱きやすい人々である．彼らは人一倍身体の常ならぬ感覚に執着し，自己観察を続ける結果，精神交互作用が駆動されやすい．このようにして症状へとらわれ，一般的な説明では容易にとらわれから脱し得ない人たちが森田療法の適応

となる。

　それでは森田療法によるパニック障害の治療とはいかなるものだろうか。森田自身がパニック障害（発作性神経症）の女性に対して行った説得療法を紹介しよう。

　この女性は4～5年前から心悸亢進発作に悩まされていた。
　（私は）次のようなことを実行するように説得したのである。「今夜寝るときに、発作がもっとも起こりやすい横臥位をとり、自分から進んでその発作を起こし、しかもその位置のままに苦痛を忍耐し、かつその発作の起こり方から、全経過を熱心に詳細に観察するようにして下さい。そうすれば私は、あなたの体験によって、将来決して発作の起こらない方法をお教えする。」…その後私が再診したときに患者は、「その夜教えられたように実行したけれども、自分で発作を起こすことができないので、5分間ほどもたたないうちに眠りに入り、翌朝まで知らなかった」とのことであった。…患者は、「自分でなぜか説明することはできませんけれども、今までのような不安が全くなくなったから、将来再び起こることはないと信じます」と述べたのである。
　森田は、患者に対して「これが体得である。…あなたはそのとき、一晩中発作の苦痛を覚悟したのである。恐怖そのもののうちに突入したのである。この時は、発作があるいは起こりはしないかという疑念もなければ、また発作から逃れようとする卑怯な心があるのでもない。これこそ発作が起こってこなかった理由である。」と説明した。（『神経質の本態と療法』[12]）

　発作を起こすよう努め、それを詳細に観察記録するように、という森田の指示は、逆説的なものである。自ら進んで発作を起こそうとすれば、予期恐怖→注意の集中→感覚の鋭敏化→不安の自覚→発作の恐怖という悪循環は発動しない。しかしこのことを予め理屈によって「こうすれば発作は起こらない」などと説明してしまうと、かえって患者は自己の状態を観念的に予測して、それにとらわれてしまうかもしれない。そこで「発作を起こすように」という端的な

指示によって，まず発作に対する態度の転換を呼び起こしているのである。そして実際の体験を踏まえたのちに，症状を迎え入れる態度の意義を改めて説明し，それを実行していくことが治癒への道程であることを説得しているのである。このように森田の方法は，徹底して「体得」を重視したものであった。

しかしこのような逆説的な手法は現代の治療者・患者関係においては実施が困難なためか，森田学派においても今日こうした技法が採用されることは比較的少ない。もう少しプロセスを重視した方法が一般的である。次に紹介するのは，立松によるパニック障害の森田療法的なアプローチである[19,20]。

立松は，心悸亢進発作と乗り物恐怖（広場恐怖を伴うパニック障害）を主症状とする男性の外来治療を例示し，パニック障害の治療的課題として，生理的恐怖感の受容，心身の相互関係と神経症的発展を解きほぐす理解の枠組みの呈示，背景にある問題へのアプローチという3点を挙げている。実際には①悪循環モデルの呈示。発端となった恐怖経験のインパクトを汲み取った上，恐怖と身体の反応，回避的生活と身体への注意の集中といった悪循環過程が進行していることを説明する。②とらわれの背後に建設的な欲望を見出す。たとえば「前向きに生活したいが，こんな症状があってはやっていけないのではないか」というような，不安と建設的な欲望との綱引き状態を読み取る。患者の健康な力を引き出し，とらわれの悪循環を欲望の実現へと転換していくことを目指す。③受容モデル・行動モデルによる体験的治療。すなわち症状を持ったまま建設的な欲望を発揮し，生活に踏み込む態度をとるよう促し，その中に自分を生かす道があることを体得させる。④生活態度を具体的に検討する。ここでは日記などを利用しながら，患者の症状に対する態度から，より広く他者に対する態度，様々な物事に対する態度までを具体的に把握するよう努める。⑤次第に生き方の問題を問うことに移る。生活態度の検討から，患者の過剰適応パターン（結果として，対処を超えた負荷を抱え，発作の誘因ともなる），「かくあるべき」の態度が取り上げられ，より現実に適合したライフスタイルへの修正が目指される[19]。

上記のアプローチは，不安に対する患者の態度を転換し，不安の底にある建

設的な欲望の発揮を促すという森田療法の基本的立場を踏襲しつつも，森田の用いたような逆説を孕んではおらず，より常識的な方法だといえる。途中までのプロセスは，筆者の提唱した簡易精神療法との共通点も多いが，しかしそれと異なるのは④→⑤のプロセスに力点がおかれていることである。すなわち症状に対する態度の転換から，患者の生き方の問題へと治療を進め，パニック障害の患者にしばしば見られる過剰適応的，神経質的なパーソナリティの陶冶，および生活スタイルの修正が重視されている。

2) 認知行動療法

パニック障害に対する心理的治療として，北米を中心に普及しているアプローチであり，APA（米国精神医学会）のパニック障害に関する治療のガイドラインでは，心理社会的療法のファーストチョイスに挙げられている[2]。ただしわが国では本格的にこの療法を実施する治療者はまだ限られたものである。

先に述べたように，認知療法の創始者である A. T. Beck は，パニック発作における認知的プロセスに着目し，刺激に対する誤った認知が「警報システム」を発動し，悪循環的にパニック不安を喚起すると説明した[3]。このような非現実的な危険の評価（認知の歪み）が生じるのは，患者が「自分では対処できないような何か悪いことが起こりそうだ」という基本的信念を有するからである。そこで認知療法では，①そう考える根拠は何だろう？　②その状況に対して別の見方はないだろうか？　③もし（恐れている事態が）起こるとすると，どうなるのだろう？　という3つの質問を基本にして，患者の非現実的認知の再構成を図るのである[4]。

Freeman によれば，実際の認知療法のプロセスは以下のように構成される[7]。
①ラポールと作業同盟を形成する。
②問題を評価する。

治療計画を立てるために，患者の不安閾値，不安の認知の内容（身体的，心理的危険に対する恐れや脅威など），危険と効果的に対処するための資源との比率，人格因子（ことに自律―依存因子），認知の根底にある個人のスキーマな

どを評価する。これらの評価をもとに問題リストを作成し，治療の優先順位を付けていくのである。
③認知療法モデルを紹介する。
④説明と不安症状の非破局化を行なう。

　特にパニック発作を有する患者は，わずかな身体感覚の変化を重篤な病気や死に向かう徴候として，破局的に想像する傾向にある。そこでこうした見方の現実性を吟味し，他の可能性を考えられるように援助する。ふつう用いられる方法としては，患者自身に不安を惹起するような自動思考をモニターして表に書き出してもらい，それとは別の見方を探して，隣の枠内に記入する。治療者と共にそれぞれの見方の現実性，有用性を検討していく[4]。
⑤苦悩を改善するための認知的・行動的技法

　認知的技法には，上述の基本的アプローチの他に，イメージの置き換え，不安思考の停止法，数を数えて注意を転換する方法などがある。また行動的技法としては，主としてエクスポージャー法（曝露法）が用いられる。先ず不安を引き起こすような状況をリストアップし，不安の軽いものから重いものの順に階層表を作成する。不安階層表に沿って最初は一番不安が軽い状況に直面し，不安がなくなるまでこれを繰り返す。次に，1段階不安の高い状況に向かい同様の訓練を繰り返す。パニック障害の治療では，特に発作の誘因になる身体感覚への曝露のために，たとえば広場を走る，座っている椅子を回転させる，ストローで息を吸うなどの状況が利用される[2]。また広場恐怖の治療では，刺激の弱い順から一人で公園に行く，一人で各駅停車に乗る，混雑したデパートに行く，一人で特急電車に乗る，満員電車に乗るなどの階層表を作って曝露を行なう。このような段階的曝露のほかに，フラッディング法といって，不安状況に不安反応が弱くなるまで，長時間直面する方法も時に実施される。長時間の直面に際して，その状況を回避できないようにする反応妨害法がしばしば併用される。フラッディング法は，不安状況に直面すると先ず不安の感作が起こり，ついで不安の慣れがゆっくりと起こってくるという現象に基づくものである[22]。
⑤治療面接内外で適応技術を実践する。

セッションで練習した認知の再構成，あるいは不安状況への曝露を，ホームワークの形で患者自身が実践するように指導される。
⑥ 治療を終結する。

3) 洞察志向的精神療法

不安神経症に関する精神分析理論は，Freud 初期のリビドーうっ滞説[8]に見られるような身体因的解釈から，次第に幼児の両親に対する依存と反抗の葛藤 (Horney)[10]，分離不安，無意識の敵意や攻撃性，現実生活上の葛藤（西園）[15]といった心因論的理解へと移行していった。しかし近年，薬物療法や認知行動療法の普及と対照的に，精神分析的精神療法はパニック障害の治療としては脇役に追いやられた感があった。その理由には，長期にわたる治療期間にもかかわらず症状を改善する効果が充分実証されないということがあった。そこで最近，パニック障害を対象に絞ったより短期の精神療法が提唱されマニュアル化されている[6]。

Bush, Milrod らは，パニックに焦点を当てた力動的精神療法 (panic-focused psychodynamic psychotherapy, PFPP) の概要を次のように説明する。彼らによるとパニック発作は無意識の特異的な葛藤の現われであり，その発症と持続に中心的な役割を果たすのが，分離に対する恐れと怒りの感情である。パニック発作を起こしやすい人は，幼児期から無力感や養育者に依存しているという感覚に陥っている。このような依存関係は，未知の体験への生得的な恐怖傾向，あるいは発達中の外傷的な経験に由来するものである。いずれの場合も幼児は，両親が充分な保護を与えてくれないと受け取り，拒絶し見捨てるように感じられる両親の振る舞いに怒りの感情を抱く。だがこの怒りは，両親との関係を損なってしまうという恐れのために不安を呼び起こし，その結果幼児は両親に対して一層依存を深める。成人しても，ひとたび愛着的な関係を損なうような経験や空想が起こると，このような悪循環が反復されるのである。そのようなとき彼らは反動形成や取り消しなどの防衛機制によって怒りを否認し，ポジティブな感情で代償することによって，より親密な愛着関係をうち立てようと努め

る。しかし無意識の怒りのために，最終的には愛着に対する脅威をなくすことができず，パニック発作を引き起こすというのである。このような仮説に基づいて，PFPPでは次に述べる3期のプロセスから治療を構成する。第1期は，急性パニックの治療であり，パニック発作と広場恐怖の症状を緩和することが目的になる。この間治療者は，患者の問題が解決可能であるといった保証と支持を繰り返し与えながら，患者のおかれた状況，ライフイベント，パニック時の感情などを吟味し，症状の意味－分離と独立，怒りの認知と処理，性的興奮とそれに伴う危険などを巡る葛藤－を探索していく。第2期は，パニック発作に対する脆弱性の治療である。この間に上記のようなパニック発作に関連した中核的葛藤が理解され，修正されなくてはならない。この葛藤はしばしば転移関係に現われるため，この時期の治療的課題には転移の解釈と徹底操作が含まれる。第3期は治療の終結である。このプロセスにおいて，分離に伴う怒りの感情という中心的なテーマが転移関係の中で再体験される。この時期には，これらの感情を適切にコントロールし，自立の能力を養うことが目標になる[6]。

さてPFPPとは別に，Shearらはパニック障害の患者の感情に焦点を当てた非指示的アプローチ（emotion-focused treatment）を提案している[17,18]。彼女らによれば，パニック障害は，見捨てられることや締め付けにあうことへの恐れ，あるいは孤独感を避けるために対人関係をコントロールしておく必要性に関連している。それにもかかわらず，患者はたいていこれらの感情を自覚することを回避し，過剰な自己統制を課している。パニック障害の患者には，しばしばアレキシサイミア（失感情症）の傾向も指摘されている[23]。そこでこの療法では，以下の6つのステップによって，パニック発作の背後にある感情反応をつきとめ，それを効果的に処理できるように援助していくのである。

ステップ1：一次的な反応を映し出す。治療者は患者の漠然とした陳述に対して，たとえば「あなたはテレビを観ていて，突然心臓がどきどきするのを感じたのですね」「イライラして腹が立ってきたのですね」というように応答することで，パニック発作が起こった状況とそのときの感情を明確化していく。

表1 各療法が着目するパニック障害の心理的側面

心理的側面	森田療法	認知行動療法	洞察志向的精神療法
パーソナリティ	○	×	○
無意識的葛藤	×	×	○
発症状況	△	△	○
心身の悪循環プロセス	○	○	×
不安に対する態度	○	○	△

ステップ2：反応が起こった場面を想起し心に描くよう促す。その場面を想起していくうちに，患者自身がパニック発作と結び付けていなかった出来事や感情とのつながりが浮かび上がってくる。

ステップ3：刺激とそれに対する内的な反応の性質を詳しく述べてもらう。

ステップ4：刺激に対する患者固有の意味と，それに対して習慣的に繰り返されてきた反応の性質を同定する。このプロセスにおいて，パニック発作をもたらす刺激が，その患者に取っては他者からコントロールされたり締め付けにあうことへの恐れ，無視され見捨てられる恐怖，対人関係のコントロールを失う恐れなどの意味を有していることが明らかになってくる。

ステップ5：刺激－反応のパラダイムが一般化できるかどうかを検討し，その重要性を考えてみる。たとえばパニック発作の刺激になった見捨てられることへの恐れが，その患者の他の対人関係や小児期の経験と関連していないかどうか検討する。

ステップ6：感情反応をコントロールする戦略を模索する。ここで治療者は，それまでの面接を通じて明らかになった，刺激に対する患者の受け止め方，考え，感情，および患者の以前の対処の仕方（怒りを押さえ込む，など）を振り返り，より適応的な対処戦略（たとえば，苛立ちの原因になった上司に，彼の意図を直接尋ねてみる，というような仕方）について話し合う[18]。

　Shearらによるアプローチは，パニック発作の背後に存在する，見捨てられることへの不安や怒りなどの陰性感情に着目する点ではPFPPと共通している。しかし転移の解釈と操作は重視されず，より一般的なカウンセリングの手法に認知行動的技法も取り入れた折衷的な方法のようである。
　以上，パニック障害に対するインテンシブな精神療法として，森田療法，認知行動療法，洞察志向的精神療法のアプローチを概説した。表1には，それぞれのアプローチがパニック障害のどのような心理的側面に着目し，その修正を目指しているかを示した。どのような精神療法を患者に適用するかは，当の治療者の提供し得る精神療法のタイプ，その療法に対する患者の親和性，モチベーションと同時に，患者がいかなる心理的側面に特異的な問題を抱えているのかを吟味した上で，選択されるべきものであろう。

V．おわりに

　パニック障害に関わる心理社会的要因を，パーソナリティ，生活史体験，発症状況，パニック発作に介在する心理的プロセスなどの側面から検討し，この病態がbio-psycho-socialに理解されるべきことを論じた。次いでパニック障

害に対して，薬物療法との統合を考慮に入れた，通常の精神科外来で実施可能な簡易精神療法を紹介した．最後に薬物および簡易精神療法では治療困難な症例に対して，よりインテンシブな精神療法が要請されることを論じて，森田療法，認知行動療法，洞察志向的精神療法の方法を概説した．

文　献

1) American Psychiatric Association：Diagnostic and Statistical Manual of Mental Disorders, IV th edn., APA, Washington D.C., 1994（高橋三郎，大野裕，染矢俊幸訳：DSM-IV 精神疾患の診断・統計マニュアル，p.125, 医学書院，東京，1996.）

2) American Psychiatric Association: Practice Guideline for the Treatment of Patients with Panic Disorders. APA, Washington D.C., 1998.（日本精神神経学会監訳：米国精神医学会治療ガイドライン，パニック障害．医学書院，東京，1999.）

3) Beck A.T：Cognitive therapy and the Emotional disorders. International University Press. 1976.（大野裕訳：認知療法．岩崎学術出版，東京，1990.）

4) Beck AT, Emery G: Anxiety Disorders and Phobias. A Division of Harper Collins Publishers, 1985.

5) Bienvenu OJ, Nestadt G, Samuels JF et al：Phobic, panic, and major depressive disorders and the five-factor model of personality. J Nerv Ment Dis 189(3): 154-161, 2001.

6) Bush FN, Milrod BL, Singer MB：Theory and Technique in Psychodynamic Treatment of Panic Disorder. J Psychother Pract Res 8:3, 234-242, 1999.

7) Freeman A：The Practice of Cognitive Therapy.（遊佐安一郎：認知療法入門．星和書店，東京，1989.）

8) Freud S：Über die Berechtigung, von der Neurasthenie einen bestimmten Sympotomen Komplex Als "Angstneurose" abzutrennen. 1895.（「不安神経症」

という特定症状群を神経衰弱から分類する理由について．フロイド選集10巻，p.1，日本教文社，東京，1995.）
9) Horesh N, Amir M, Kedem P et al：Life events in childhood, adolescence and adulthood and the relationship to panic disorder. Acta Psychiatr Scand 96(5): 373-378, 1997.
10) Horney K：The Neurotic Personality of our Time. W.W. Norton & Company Inc., New York, 1937.（我妻洋訳：現代の神経症的人格，p.66-87，誠信書房，東京，1973.）
11) Klein DF: Delineation of Two Drug-Responsive Anxiety Syndromes. Psycho Pharmacologia 5: 397-408, 1964.
12) 森田正馬：神経質の本態及療法．森田正馬全集第2巻，p.279-393，白揚社，東京，1974.
13) 中村敬：森田療法における治療過程の検討―対人行動の分析を通じて―．慈恵医大誌，104；821-841，1989.
14) 中村敬，三宅永：神経症に対する薬物療法の実際．精神科治療学，13(6)；709-714，1998.
15) 西園昌久：類型．下坂幸三，諏訪望，西園昌久編，現代精神医学大系6A，神経症と心因反応I，p.181-236，中山書店，東京，1978.
16) 野村総一郎：エソロジー的に診る不安障害．こころの臨床アラカルト18(4)；454-457，1999.
17) Shear M.K：Psychotherapy for Panic Disorder. Psychiatric Quarterly 66 (4):321-328, 1995.
18) Shear M.K, Weiner K：Psychotherapy for Panic Disorder. J Clin Psychiatry 58(suppl 2): 38-43, 1997.
19) 立松一徳：パニック障害．心身医療9(12)；1515-1518，1997.
20) 立松一徳：乗り物恐怖を主訴とするパニックディスオーダー．黒澤尚，北西憲二，大野裕編，精神科プラクティス第3巻，神経症とその周辺．p.93-102，星和書店，東京，1999.
21) 豊原利樹：森田神経質の性格特性および入院森田療法の治療効果について．森田療法の研究，森温理，北西憲二編，p.69-89，金剛出版，東京，1989.

22) 山上敏子：行動理論・学習理論. 下坂幸三, 諏訪望, 西園昌久編, 現代精神医学大系 6A, 神経症と心因反応 I, p.89-108, 中山書店, 東京, 1978.

23) Zeitlin SB, McNally RJ : Alexithymia and anxiety sensitivity in panic disorder and obsessive-compulsive disorder. Am J Psychiatry 150: 658-660, 1993.

第 6 章
不安障害近縁の病態

中年期の危機と森田療法

I. はじめに

　森田神経質といえば，かつては青年期の代表的な神経症と考えられていた。しかし最近，外来において典型的な神経質と見なされるのは，むしろ中年期以降の患者たちに多い。また生活の発見会にも中高年世代の参加が広がっているようである。こうした事情をもたらした要因とは何だろうか。本稿ではまずこの点を実際の症例に即して考えてみることにしたい。次に中年期の危機に対する精神療法の条件を検討し，森田療法の適用可能性について考察を加えることにしよう。

II. 症例呈示

症例1　43歳，男性，会社員

[主訴]　慢性的な抑うつ感，仕事にやる気が持てない

[生活史および病歴]　母，共働きの妻，子ども2人の5人家族。元来内向的，小心，几帳面，負けず嫌いの性格であった。大学時代，一過性にガスの元栓，戸締まりなどの確認癖が出現したことがある。卒業後現在の企業に就職し，20代後半に同じ会社に勤める妻と結婚した。妻は現在も営業の仕事を続けている。患者自身は入社後，事務系の仕事を担当してきたが，当初から仕事に興味が持てず，不全感が続いていた。33歳の時，めまい，浮動感が出現。心療内科で「仮面うつ病」と診断され投薬を受けたが，服薬後も軽い浮動感と抑うつ感が持続したとのことである。その後，異動になった部署では上司とそりが合わず，益々仕事をやる気が失せていった。次第に離席することが多くなり，それにつ

れて同僚たちからも批判的に見られているのではないかと気になって会話が持てなくなり，徐々に孤立するようになっていった。この頃から仕事中は身を固くして時間が過ぎるのを待ち，夜になると酒場で憂さを晴らす日々が続く。40歳を過ぎる頃には家庭でも孤立感が深まり，居場所がないように感じられたという。さらに1年前には糖尿病と診断され飲酒を止められたこともあって，今までの自分ではやっていけないという危機感がつのっていった。その頃たまたま渡辺利夫氏の『神経症の時代』を読んだことから，森田療法によって自分を変えたいと望んで当科を受診，入院森田療法に導入された。

［治療経過］　詳しい経過は省略するが，入院中は森田療法の傍ら，糖尿病の教育を看護師が担当し，幾度か勉強会を持った。こうしたこともあって患者は次第に自分の身体の現実を受け入れ，食事や運動の自己管理に努めるようになった。また面接場面では患者の「かくあるべし」の構えが取りあげられ，仕事に邁進する理想像と現実の自己とのギャップに意気阻喪し，現実を回避してきたことが内省されていった。治療者は患者の内省を支持しつつも，「自分を変えること」にとらわれず，いま目の前の課題にひとつひとつ取り組むことを促していった。3カ月の入院により「性格が根本的に変わったとはいえないが，目前のことに打ち込む姿勢は身についた」と語り，職場に復帰。間もなく別の部署に異動になった。当初，閑職にまわった自分にひきかえ，妻が多忙な仕事をこなしていることに羨望を感じたが，それを自らの感情として認め，率直に妻と話し合ったことで楽になったという。その後徐々に，自分なりの仕事の目標が見いだされていった。また，子どもが難治性疾患に罹患したことで一時動揺したが，病院に付き添って医師の説明を聞き，いま自分が子どもにできることを精一杯やっていきたいと述べている。

症例2　51歳，男性，会社員

［主訴］　めまい，浮動感，1人で外出できない
［生活史］　4人同胞の末子。現在は義母，妻，子どもとの4人暮らしである。元来内向的で感情表出が乏しい。完全欲が強く，些事に拘泥しやすい性格。大学

の2部を卒業後，現在の自動車メーカーに就職。初診の4か月前まで支店長代理を務めていた。なお40歳の時，胃を3分の2切除する手術を受けている。

[現病歴] 初診の8カ月前，会社からリストラの方針が打ち出され，患者は支店の人員削減計画を立てるよう指示された。内心では同僚に気兼ねを感じながら1名削減する計画書を提出した。この頃2回ほど，軽い回転性のめまいが突発し，近医で胃切除後のダンピング症候群と診断されている。4カ月前に，患者は突然関連会社への出向を言い渡され，そこで初めてリストラの対象者が自分であったことに気づいたという。出向した職場は通勤に時間がかかる上，与えられたのは郵便物の集配という単純労働であった。しばらくすると外出中にめまいが頻発するようになり，職場近くの病院を救急受診。その後二つの病院に入院し精査を受けたが特に異常は認められなかった。一旦は復職したが再び症状が頻発。この頃には浮動感が主となり，また症状は決まった曜日に出現する傾向にあったという。結局3週間で出勤できなくなり，外出も困難なことから，妻に伴われて筆者の下を受診した。

[治療経過] これまでの病歴からめまいには心理的機制の関与が強く疑われた。そこで初診の際に発症時の状況と患者の感情を詳しく尋ねたところ，自分がリストラの対象とされたことに困惑，怒り，不安の感情を抱いていたことが，辛うじて言語化された。治療者は「実際に足下を揺るがすような状況に患者が投げ出されていた」という理解を伝え，「その中で何とか仕事を続けようと懸命に努めてきたこと」をねぎらった上，しばらくは自宅療養を続けるように勧めた。患者も症状と状況とのつながりを自覚したことで心気的不安は軽減し，近所までは1人で外出できるようになったが，人混みではなお浮動感が再燃する傾向にあった。また患者のみならず妻も「夫が外出先で倒れてしまうのではないか」という予期不安のため過保護的になり，絶えず夫婦で行動を共にする状況が続いていた。そこで夫婦に対して予期不安の性質と精神交互作用を説明し，二人とも必要に応じて単独で行動するよう森田療法的指導を行った。これ以降は患者自身も積極的に行動を広げて外出恐怖を克服。3カ月後には自ら復職を希望するようになった。そして職場との交渉の末，結局元の支店に役職なしで戻る

ことに決着。治療者も患者の選択を支持した。復帰直後は軽い浮動感を覚えることもあったが次第に症状は消失。薬も漸減して初診10カ月後に治療を終結した。

Ⅲ. 現代における中年期の危機

　先に呈示した2症例は，いずれも内向性，完全欲を特徴とする神経質性格の持ち主である。このうち症例1は，既に学生時代に一過性の強迫症状が出現し，また30代前半から軽い不安・抑うつ症状が持続したものの，40歳を過ぎるまでは大きな破綻なしにきた。この間の患者の対処は，基本的には青年期心性に根ざしたものだといえる。すなわち職場や家庭で思い通りの自己が実現できぬとき，現実を受け入れる代わりに仕事や家族から退避し，アルコールの力も借りて，どこかしら変更可能な境遇であるという幻想を保ってきたのだろう。しかしその代償に，社会的役割を確立できぬまま中年期を迎え，気がついたときは抜き差しならぬ自己の危機に陥っていたのである。この患者のように中年期の入り口で神経症的葛藤が顕在化することは，今日さほど珍しいことではない。それは現代におけるライフサイクルの変化，ことに青年期の延長という事態と深く関わっているようである。参考までに森田療法の確立した1920年代と現在の平均余命を比べてみよう。40歳の時点での平均余命は1921～25年には男性25年，女性28年，1994年には男性38年，女性44年であり，15年前後延長していることがわかる。また高い乳幼児死亡率の影響で，1920年代の平均寿命は42，3歳であり，現代とは35～40年の開きがある[2]。したがって暦年齢が40歳といっても森田の時代と今日では，その心理的意味が異なっていることが推測できる。1920年代当時，40歳に達した人は既に兄弟姉妹の誰かを亡くしている場合が多く，自分も人生の3分の2近くを過ぎ，まさに"初老期"の境地に達するのが自然なことだったのではないか。それに比べて現代では30代半ば頃までは青年期，つまり社会的役割からのモラトリアムの余地が残されているといえよう。特にバブル期には「より自分を生かせる職種」への転職

が「積極的な生き方」としてもてはやされたように，自己の人生の「変更可能性」は幻想的に肥大していったのである。仕事ばかりでなく家庭においても近年の離婚率の上昇が示しているように，人生を変更する余地が「可能性」としては広がっているかのごとくである。とはいえ中年期，つまり40歳近くになれば，様々な社会的責任を引き受け，自分の人生行路を定めなくてはいけない時期が避けようもなくやってくる。こうした時期，特に潜在的に神経質傾向にあった人では，それまでのように「あるべき自己」（自我理想）と現実との落差に目を覆うことができなくなり，自分らしさをめぐって深刻な葛藤を招くことが少なくないのだろう。

一方，症例2は中年期半ばの働き盛りに，突然のリストラによる社会的地位の喪失が発症の引き金になっている。この症例に限らず，リストラ神経症とでもいうべき患者を目にすることが，ここ数年増えてきた感がある。働き盛りの年齢で，安定した雇用関係を前提に成り立っていた自分と家族の生活基盤，将来の展望が，リストラという事態によって根底から揺り動かされることは十分に了解可能である。ただでさえ終身雇用，年功序列性の解体が中高年の安全感を揺るがしている上に，リストラや失業の不安が現実化しつつある現代の状況は，中高年をして「明日がどうなるか分からない」という不安を醸成しているようである。つい最近の新聞報道によれば完全失業率は3.9%に達したということだが，これは高度経済成長がピークに達した昭和45年の1.0%から4倍近く増加したことになる[5]。しかもリストラによって早期退職を余儀なくされた後，再雇用先を見いだせない潜在失業者を含めれば，その数はさらに増加すると推定されている。それでも失業率3.9%という数値は，諸外国と比べ，あるいは1930年代の不況時と比べれば大した数ではないとの見方もある。たしかに現在は，誰もが職を求めてさまよっている状況という訳ではない。しかし少なくとも今日の中年世代は年長者をモデルにして自己の将来像を描くことが困難になっており，未来に対する閉塞感，先細り感が急速に広がってきたことは否定できない。

そもそも中年期は，かつて考えられていたほど安定した時期ではなく，「mid-life crisis」という言葉にあるように，むしろ様々な意味での転回期にあたるために心理的危機をもたらしやすいことが指摘されている[4]。例えばレヴィンソンは，40〜45歳頃に生活構造の不安的な過渡期（mid-life transition）が訪れること，この危機的な時期には若さ－老い，破壊－創造，男性性－女性性，愛着－分離という4つの両極性において，新たなバランスをはかるという課題が達成されなくてはならないと述べている[3]。とりわけ自らの限界を知ること，既に老いが始まりつつあり，やがては死に向かう存在であると認めることは中年期の全経過にわたる重要な課題であろう。本来この過程は，「子どもの成長を見ながらわが身の老化を徐々に受け入れていく」というように，ゆっくりとした内的成熟のプロセスであったはずである。「子どもたちの成長は，両親の死なのである」という生命の弁証法的なプロセス[1]をそこに見ることができる。しかし青年期の延長や現実不安の増大という現代の状況が，中年の危機を一層増幅していることは疑いない。比喩的にいえば，それは青年期の幻想からようやく醒めて現実に目を向けたとたん，つまり十分な心理的準備の行われないうちに，自己の限界が外の状況から一挙に露呈するといったものではないだろうか。自己の限界と衰退を内的な成熟のプロセスとして受容していくかわりに，あらがい難い現実がいきなり向こうから訪れるところに，今日の外在化された危機の様相があるのである。

IV. 中年期の精神療法としての森田療法

　先に述べたように，現代は中年期の危機を一層増幅しているように見える。それだけに狭義の神経症のみならず，サブクリニカルな事例も含めて広く中年期に逢着する心の危機の処方箋として，精神療法の必要性が増しているといえよう。ところでフロイトに代表されるオーソドックスな精神分析療法は青年期の患者を対象に人格構造の変化をもたらすことが目標とされる。したがって心理的可塑性が乏しい中年期以降の患者には，そもそも精神分析が適応とならないという見解さえ認められた。このように青年期をモデルにして成立した精神

療法を，そのまま中年期に当てはめようとすれば齟齬をきたすことになりかねない。中年期の症例にはもう少し間尺に合う，青年期とは自ずと力点の異なった精神療法が求められているはずである。中年期に要請される精神療法の要点を，思いつくまま列挙してみよう。

1. 過去の探索より，いま患者のおかれている状況に焦点を合わせること。

症例1は職場や家庭での役割形成の失敗が，また症例2では一層ドラスティックな社会的役割の変化が発症の引き金であった。このように中年期の危機は，現実の生活構造の行き詰まりによって顕在化することが多い。したがって中年世代に対する精神療法の出発点は，過去の対人関係に原因を遡ることではなく，いま患者が投げ出されている状況に目を向け，内的な不安や抑うつとのつながりを捉えることであろう。

2. 中年期に逢着する不安や戸惑いに共感を寄せること。

現在の状況に目を向けることは，必ずしも危機の原因を外的な出来事に帰すことではない。むしろこれまでの生活構造の行き詰まりは，それだけ多面的で一方向的な解決の難しい現実に逢着したことを意味しており，中年期には必然的にそのような課題に突き当たるものだということに他ならない。そしてこうした新しい現実に直面し，不安や時には無力感を覚えることもまた人間的な自然というよりほかない。一般に中年期は揺るぎないアイデンティティが確立し，"不惑"であるかのようにいわれ，またそうあるべきだと信じられている。しかし実際には，人生の移行期に際して少なからず心揺らぎ，変化に戸惑う存在であることは既に述べた。そうであれば，このように不安を抱えた自己をそのまま認め，引き受けることによって初めて現実の困難に立ち向かうこともできるのである。このとき治療者に必要な作業は，中年期の不安や迷いを人間性の事実としてよく了解し，共感を寄せることであろう。こうした治療的関わりによって，患者自身もまた自己の感情に向き合うことが可能になるからである。

3. 患者の自己受容を支持していくこと。

中年期の危機を乗り越えるプロセスは，必然的に青年期心性から脱却することを意味している。つまり青年期特有の万能感や「かくあるべし」の理想から

醒め，現実や自己の限界を受け入れていくことが不可欠となる。もちろんこのことは状況の変化を図る営みを放棄せよということではない。しかしいかに努めても，易々と動かすことのできない現実というものがある。自己の身体的老化はその一例である。このような限界から眼をそらさず，自らの境遇としてその現実を受け入れることがどうしても避けられない課題なのである。時として治療者は患者の幻想に水をかけ，直面化をはかることが必要な場合がある。しかし多くの場合，患者はうすうす自己の限界に気づき始めているのであって，それに伴う苦痛が患者を治療者の下へ運ばせたのかも知れない。したがって治療者は，患者自身の痛みや無念の心情を汲みながら，自らの境遇を引き受けていくという課題への取り組みを支持することが重要である。特に抑うつ的な患者に対しては，早期の直面化はむしろ禁忌であり，先ず患者の苦闘をねぎらい，絶望を癒す作業が必要になる。

4. 自分らしい生き方の再発見を援助すること。

　自己の限界を受容することは，単なる諦念に留まるものではない。むしろ現実の変更可能性が限られていると知ったときに内的な成熟が促され，心の奥行きが深まるのではないか。それは中年期に相応しい生き方を見いだす契機でもあるのである。等身大の自分が見えてくると，例えば自分が担っている役割の偏りに気づいてバランスを取り直したり，あるいは新しい役割に適応することが容易になろう。今まで閉め出してきた領域に，新たな関心や喜びが見いだされるかも知れない。あるいは他者との関係がより安定化することもあろう。中年期の精神療法の最終的な目標は，このようにして青年期とはまた違った自己を見い出し，生かしていくこと（自己の実現）だといえる。残念ながらこのプロセスは，認知行動療法のようにマニュアル化することができない。治療者は個々の患者が抱える生活状況を心に描き，患者の苦痛の所在を知り，その裏にある生の希求がどのようにして現実に生かされるのか，共に悩んだり助言したりする存在であろう。

5. それまでの患者の経験や資源をできるだけ活用し，自己治癒的契機を最大限に引き出すこと。

先に述べたように中年期の精神療法の目標は，自己の限界を受け入れつつ，自分らしい生き方を再発見していくことであった。言い換えれば，それまでに患者が蓄えてきた経験や資源を動員し，治療関係をも新たな資源として活用しながら，中年期の課題に患者自身が取り組むことである。そうであれば，青年期以上に治療の主体は患者自身にあるというスタンスが大切になるだろう。実際，中年期の患者は青年期ほど長期の治療が必要となることは少なく，数回の面接後は患者自身が自己治療的な歩みを進めることも稀ではない。

　上述のように中年期の危機とは単なる病理を越えて，中年期を生きること自体に内在する困難を意味している。したがって，それを乗り越えることに人間の成熟というポジティブな意味を認めることが精神療法の基本的な立脚点であるはずだ。このようにみると，中年期に要請される精神療法の条件は，森田療法本来の特徴と重なり合う部分が大きいように思われる。牛島も中年期の世代心理に結びついた「上昇停止症候群」に森田機制を見いだし，この時期のライフクライシスに対して森田療法の有用性をいち早く指摘している[6]。実際，症例1は自己の変革を目指して入院森田療法を希望したのだが，そこでなされたのは結局の所，思うようにいかない現実を引き受け，不確かなまま取り組むことに他ならなかった。しかしそのような現実と格闘していくうちに，職場でも家庭でも新たにやるべきことが見えてきたのだという。また症例2は，内面の不安に気づいた後は自己治療的に行動を広げ，最終的には地位が下がり収入が減っても，仕事を続け家族を支えていくことを自ら選び取ったのである。つまり彼らは森田療法的実践を通して，中年期を生きることそのものへと踏み込んでいったとはいえないだろうか。

V．おわりに

　森田療法を施行した中年期の2症例を示し，中年期危機を増幅する現代の様相について言及した。また中年期に要請される精神療法の条件を検討し，森田

療法がこれらの条件に適合するものであることを論じた。今後，中年期の危機の様態を一層つまびらかにし，具体的な問題に即して森田療法の応用を試みることが私たちの課題であろう。例えば仕事上の問題のみならず，中年期の女性が抱える葛藤や子どもとの関係における困難，あるいは自殺念慮に対するカウンセリングなど，早急に取り上げるべきテーマは山積しているのである。

　症例の記述に際しては，プライバシーを保護するため生活歴を若干改変してある。

文　　献

1) Hyppolite, J.：Genese et Structure de la Phenomenologie de L'esprit de Hegel. (市倉宏祐訳：ヘーゲル精神現象学の生成と構造，岩波書店，東京，1972.)
2) 厚生省大臣官房統計情報部管理企画課：生命表
3) Levinson, D.J.；The Seasons of a Man's Life. Alfred A Knopf Inc, New York, 1978.(南博訳：人生の四季，講談社，東京，1980.)
4) 佐藤哲哉，茂野良一，滝沢謙二他：中年期の発達課題と精神障害－ライフサイクル論の観点から－．精神医学，28；732-742, 980-991, 1208-1217, 1986.
5) 総務庁統計局統計調査部労働力統計課：労働力調査年報
6) 牛島定信：森田神経質とライフ・クライシス．九州神経精神医学，31；122-126, 1985.

高齢者心気障害の臨床

I. はじめに

　心気症（ヒポコンドリー）の概念は疾患単位なのか，それとも症状（状態像）かといった議論を経て，現代の診断分類では心気症 hypochondriasis（DSM-IV-TR）あるいは心気障害 hypochondriacal disorder（ICD-10）という独立したカテゴリーとして診断基準が定められ，身体表現性障害の一型に位置づけられるようになった。

　ところで一般に老年期には心気傾向が強まると考えられてきたが，精神科を訪れる心気的な高齢者とはいかなるものだろうか。それは DSM 分類や ICD-10 に記述されたような心気障害に等しいものだろうか。本稿ではこうした問題意識に沿って，心気症状を主訴とする高齢者の症例を提示し，その臨床像を改めて検討することにした。またこうした症例に対する治療，特に精神療法の適用可能性も併せて考察した。

II. 心気障害と老年期

　はじめに，今日の心気症（心気障害）の診断基準を一瞥することにする。DSM-IV-TR によれば，心気症は身体症状に対するその人の誤った解釈に基づき，自分が重篤な病気にかかる恐怖，または病気にかかっているという観念へのとらわれが基本特徴であり，そのとらわれは適切な医学的評価や保証にもかかわらず持続するが，妄想的な確信にまではいたらないものである。少なくとも6ヶ月間の持続という条件が付けられている[2]。同様に ICD-10 においても，心気障害の本質的な病像は進行性の身体的障害に罹患している可能性への頑固

なとらわれである。DSM 分類と異なり醜形恐怖（身体醜形障害）もこのカテゴリーに含められているためか，「数人の医師の忠告や保証を受け入れることへの頑固な拒否」といった，より強い表現がなされている。また ICD-10 の診断基準では持続期間は特に規定されていないが，その経過は DSM-IV-TR のマニュアルと同じく慢性かつ動揺性だとしている[16]。

ところで精神病理学の立場から吉松は，①心身の些細な不調，②病的なとらわれ，③疾病恐怖，④他者への訴えという心気症の4つの本質的要素を取り出した。真性の心気症はこの4つの要素を備えていることが条件であり，それぞれの要素が突出すれば他の病態へと接近することになる。例えば心身の些細な不調の面が際立って体感異常の様相を呈してくればセネストパチーに，病的なとらわれが甚だしくなれば心気妄想に，疾病恐怖の面が浮き彫りにされれば疾病恐怖的不安状態に，また他者への訴えが前面に出ればヒステリー的様相を呈することになるという[17]。このように心気症という診断カテゴリーの周辺にはセネストパチーや精神病性障害，うつ病，恐怖症やその他の不安障害，身体化障害や解離性（転換性）障害が位置しており，辺縁的な心気状態はゆるやかに他の病態へ移行していくと考えられる。したがって操作的診断を実施すれば，心気症は他の疾患（特に不安障害，うつ病，他の身体表現性障害）とのコモビディティが高率に認められることになる[5, 12, 13]。

それでは老年期における心気症の実態とはどのようなものであろうか。老年期には一般に心気的傾向が強まり，若年者に比して自己の健康状態を悲観的にとらえやすいともいわれていた。事実わが国の受療者統計によれば，高齢者の神経症の頻度は抑うつ神経症，不安神経症，心気神経症の順で，高齢者では全年齢の頻度と比べて心気神経症が比較的多い結果であった。ただし心気神経症は高齢者神経症中 3.7% に過ぎず，抑うつ神経症 37.4% に比べてはるかに少ない[8]。また詳細不明とされる数が多く，診断の信頼性には疑問の余地が残る。他方 DSM-IV-TR のマニュアルによれば，心気症はどの年齢でも始まりうるが，最も一般的な発症年齢は成人期早期だという[2]。さらに ICD-10 では，50歳以降にこの障害が初めて現れることは稀だと明記されてもいる[16]。これらの記載

は欧米の疫学調査に基づいているようである。木戸によると，英国の地域調査では中等度以上の心気症の有病率は正常老人では1%以下であり，遅発神経症群では7%，慢性神経症，人格障害群では17%であった。このことから心気症は正常な老人では稀であり，中等度以上の状態は主として長年の神経症や人格障害を有する人たちに起こるとしている[9]。またBarskyらは，一般のクリニックに通院中の患者からDSM-Ⅲ-Rの心気症に該当する群を抽出し，対照群と比較検討した。その結果，心気症群は対照群より年長というわけではなく，65歳以上の心気症群が若年の心気症群に比べてとりわけ心気的態度が強いわけでもなかった。さらに対照群の中でも，65歳以上の人々が若年者より心気的だというのでもなかった。Barskyらはこれらの結果から，心気症は年齢とは無関係だと結論している[4]。

　このように近年，高齢者に心気症が多いという従来の見解には否定的なデータが多い。しかしその理由の一端は心気症の診断概念自体によるのであり，厳密に診断基準を満たす症例がさほど多くはないにしても，その外延に位置する「心気的」な老年期の患者が数多く存在するという印象を，わが国の多くの精神科医は共有しているのではないか。実際の症例を通してこの問題をもう少し考えていくことにしたい。

Ⅲ．症例提示

　症例の記述に際しては患者のプライバシーを保護するため，病歴や生活歴に若干の改変を施したことをお断りしておく。

症例1　初診時67歳，女性
［主訴］　週に1，2度下痢が出現するため，大腸の癌ではないかと不安。
［現病歴］　初診から2年前の春，大腿骨の人工関節置換手術を受けた。また同じ年の夏には子宮癌が発見され，手術後6週間放射線の照射を受けた。翌年の夏頃から月に1，2度下痢するようになり，近医より整腸剤などの処方を受けて

いたが，2カ月ほど前から下痢の頻度が増加。それを機に大腸に癌が原発したか転移したのではないかと不安がつのり，胸部絞扼感，入眠障害，抑うつ気分も出現したため当科を紹介された。
［生活歴］　元来，几帳面，神経質，心配性の性格。高校卒。21歳のときに結婚の後は専業主婦。夫，娘との3人暮らし。
［治療経過］　初診時は不安な面持ちで，訴えは細部にわたる。大腸癌への懸念を中心に軽度の不安，抑うつを伴うため，スルピリド75mg，アルプラゾラム0.6mg／日を投与。併せて消化器内科に精査を依頼した。2週間後の診察時には，下痢が減って食欲も改善傾向にあった。1カ月後には大腸の検査で問題がなかったこともあり，癌への恐れはかなり軽快した。その後はたまに下痢した際に不安が頭をもたげるが一過性で，前ほど癌の可能性にとらわれなくなっている。

症例2　初診時69歳，女性

［主訴］　頻脈，胸部圧迫感，心臓病の恐れ。
［現病歴］　5～6年前から高血圧のため近医にて投薬を受けていたが，そのころから首筋の重だるさ，胸部圧迫感を自覚していた。1年ほど前からは息切れ，呼吸困難感も出現。心臓病ではないかという不安が続き近医および大学病院内科で精査したが器質的異常は認められなかった。3カ月前から特に誘因なく血圧が不安定になり，それと共に胸部圧迫感が増悪。近医よりスルピリド，エチゾラム，トフィソパム，酒石酸ゾルピデムなどを処方されたが著効ないため当科を紹介された。
［生活歴］　元来内向的，心配性，他者の言動に敏感。高校卒業の数年後，上京していくつかの職に就いたが30歳のとき母親の看病のため帰省。半年後に母は他界した。38歳のとき再び上京し65歳まで職場を変えながら断続的に働いた。未婚で一人暮らし。
［治療経過］　初診時，自律神経症状，心気的不安のほかに抑うつ感，意欲低下，食思不振，入眠障害，早朝覚醒を認めたため，いったんはうつ病を疑いエチゾ

ラム1.5mgに加えてミアンセリン30mg, スルピリド60mg, フルニトラゼパム1mg/日を投与した。初診翌日から不眠, 不安は軽減し気力も回復。2週後, エチゾラムは不規則に内服しているとのことだったので頓用に切り替えたところ, 再び胸部圧迫感, 疾病不安が再燃したというため, 本人の希望で再開した。この頃から処方の変更をたびたび希望。頻脈や血圧の変動にとらわれた状態が続いた。初診から3カ月ほどして, 実は抗うつ薬は副作用が心配でほとんど服薬していなかったことを主治医に告げた。主治医は, よく伝えてくれたと支持した上で, 病気や副作用への不安をただちに排除しようとする患者の姿勢が, かえって不安をつのらせ症状を増強しているという悪循環を説明したのだった。治療経過からうつ病は否定的だったこともあり, 「病気を恐れて病人の生活に陥っている」現状を指摘し, 不安のまま健康な生活の形を整えるよう助言していった。こうした説明はある程度納得がいったようだったが, それでも症状が気になり遠出は避けているということだった。その後改めて循環器内科を受診。負荷心電図, アイソトープ検査を受けたが, 結果ははっきり正常とも言い切れないと言われ, 動悸, 胸内苦悶が一時増悪。さらにカテーテル検査を勧められたが, ごくまれに事故が起こりうるという説明を受けて恐ろしくなり, 検査をためらっていた。このころ老人ホームに入居を希望し自ら見学した上で申し込みを行った。結局内科医と相談してカテーテル検査はやめることにしたところ, かえって心臓の苦しさはなくなってきたという。主治医が「老人ホームへの申し込みをしてから, 腹が座ったように見える」という印象を伝えると, 否定も肯定もせず微笑んでいた。その後は時に動悸を覚えるものの, 以前のように不安に駆られることがなくなり, エチゾラムも休薬した。

症例3　初診時65歳, 男性

[主訴]　10年以上にわたって体重減少が続く。胃癌ではないかと不安。
[現病歴]　55歳の時, 特にきっかけなく胃膨満感, 食思不振, 体重減少が出現。胃内視鏡などの精査を受けたが特に異常は認められなかった。その後も徐々にやせが進み, 10年間で10数kg体重が減少した。胃癌が心配でこれまでに度々

内視鏡検査を受けたが異常は見出されず，2カ月前に検査を受けたときは，医師から"内視鏡マニア"といわれたという。3年前に心療内科を受診したが，"気持ちを楽にしなさい"といわれただけだった。1年前には別の心療内科を受診しスルピリドなどを投与されたが，自己判断で断薬。その後は漢方医にかかる傍ら，健康食品の摂取に努めてきた。たまたま森田療法の本を読んだことから，治療を希望して当科を受診した。

　なお7～8年前に電車内でたびたびパニック発作様の不安感が出現したことがある。また4年前に一度，軽い脳梗塞の既往がある。

[生活歴]　出生時は未熟児。小学生のとき胸部疾患のため約半年学校を休んだことがある。性格は内向的，几帳面，整頓癖があり，些事にこだわりやすい。大卒後メーカーに入社。定年退職後，関連会社に出向し63歳まで勤めた。子供は独立し，妻との2人暮し。

[治療経過]　中背の身長に比し体重42kgとかなりのやせを認める。胃がんの可能性に対するこだわりは発症当時よりは軽減したというものの，潜在的な恐れは持続している。病気でないとすれば体重減少の原因は何か，それを明らかにしたいと訴え，自ら「とらわれ」という。初診の際，主治医は患者の疾病恐怖を，よりよく健康に生きていきたいという欲求の裏返しと説明し，その欲求を病気との闘いに浪費せず，日々の生活の充実へと向けるよう助言したところ，次の診察では，病気へのとらわれを自覚できたという。この1年間，漢方医から"あまり食べないように"いわれ体重が4～5kg減ったというため，食生活の改善を勧めた。その後しばらくは来院せず。相変わらず漢方と真昆布などの健康食品の摂取に努めていたというが，ますます体重が減少したため3カ月ぶりに受診した。そこでスルピリド75mg/日を処方するとともに，今一度患者の体重へのとらわれを取り上げた。患者は何もしないときが一番病気の考えにとらわれやすいというため，改めて不安のまま行動を充実させるよう促していった。それから患者は毎日の体重測定を止め，ウォーキングを始めるなど少しずつ行動を広げていった。通常の食生活に戻したところ体重も漸増。以後，胃がもたれると病気についてくよくよ考えるというものの，以前よりも不安を

受容する姿勢に変化していった。

症例4　初診時64歳，女性

[主訴]　後頭部の奥歯の上から発するしめつけ，ひきつれ，圧迫感。口内で筋肉が緩む瞬間，ぷっと空気が出る。緊張が影響して食道がねじれ，腸が引っ張られる。

[現病歴]　20年前（44歳時），仕事が多忙を極めていたころ，会社を出ると頭の中に鉛が入ったような重みを覚えるようになった。1年後斜頸が出現し激痛で動けなくなった。整形外科では頸椎変形，肩関節炎と診断され，牽引などの治療を受けたが頭部の重圧感は続き，口内で空気がプクッと移動する感覚を伴うようになった。47歳のとき，焦燥感や不眠が出現。某大学病院精神科で「軽症うつ病」と診断，投薬を受けそれらは軽快した。しかし頭部の症状は著変なく，思考が困難に感じたため薬の副作用と判断して減薬。同年，他大学整形外科を改めて受診したところ，頸椎の変形はあるが主訴の原因ではないといわれた。その後受診した心療内科では，仕事を直ちに辞めるよう助言されたが，経済的な事情や職場への愛着から退職はしなかった。50歳のとき，別の大学病院整形外科にて頸椎椎弓拡大形成手術を受けた。手術は成功といわれ入院中は症状も軽快していたが，帰宅したところ症状が元に戻り，さらに進行性に悪化していくようだった。54歳時には歯科で矯正治療を受けたが，マウスピースへの違和感が強く中断。翌年には神経内科で検査したが結局原因不明。いく種かの薬物を試みた末，もとの処方に戻した。退職後は幾度か温泉病院に入院したりカイロプラクティスを受けているが症状の本質的な改善は得られていない。今回他院を受診したところ入院森田療法を勧められ，当科受診にいたった。なお59歳時，乳がんの手術を受けており，初診の前年には脳動脈瘤を指摘されたが，主訴との因果関係はないというため手術は躊躇している。

[生活歴]　元来几帳面，徹底的，心配性の性格。30歳を過ぎてから大学（夜間部）に通い卒業。コンピュータープログラマーの仕事に60歳まで従事した。未婚で52歳のとき母が急死してからは単身生活。

［治療経過］　初診時，15枚にわたりこれまでの症状と治療歴を綴った便箋を持参。対症療法ではなく症状の真の原因を見極め，それを取り除く治療をしてほしいという。不安は否定し，抑うつ症状も特に認められない。初診医が，森田療法に即して「とらわれの機制」（身体感覚と注意の悪循環）について説明すると，「症状があるのだから当然」といって納得しない。このため補助的に投薬を必要とすること，直ちに入院森田療法は適応にならないことを伝えたところ，次回の診察で「森田療法が合わないなら，自分に合う病院を改めて探したい」と申し出，以後来院していない。

III. 考　察

　先ず提示した症例の特徴を要約しておく。症例1は比較的急性に出現した心気的不安を主訴とした患者であり，経過や不安・抑うつ症状の混在からICD-10では心気障害ではなく，混合性不安抑うつ反応（障害）に該当することになる。子宮癌の治療後，下痢をきっかけに腸への転移や新たな癌の可能性への恐れがつのった経過は正常心理学的に了解できるものであり，Ladeeのいう「健康」な心気症的反応[10]，あるいはBarskyらのいう一過性心気症[3]と見なすことができる[15]。少量の向精神薬の投与と身体的精査の結果を改めてよく説明してもらうことによって軽快した。

　症例2も厳密には心気障害の診断に該当しない。もともと高血圧があり，1年前から心臓への心気的不安が出現した，いわゆる心臓神経症のタイプである。ICD-10では「心臓神経症」は身体表現性自律神経機能不全に含まれている[16]。初診時はうつ病が疑われたものの抑うつ症状は軽度で一過性であり，むしろ目についたのは疾病不安と同時に薬や検査の副作用への不安も強く，そのような医療へのアンビバレンスがさらなる不安をもたらしていた点である。全般性不安障害やパニック障害の患者によく見られる反応パターンであろう。薬物に加えて森田療法的アプローチを行い症状に対する姿勢には変化の兆しが認められたが，回復の大きな転機になったのは，老人ホームに入居を申し込む決心を自

らつけたことでであった。

　症例3は壮年期から始まった体重減少のため胃癌の可能性にとらわれ検査を繰り返してきた患者であり，心気障害と診断される。前2例に比べ強迫的な性格傾向が目立ち，原因を究明しようとする能動的な構えが認められ，それが度重なる検査，受療行動に帰結したと思われる。ただし，病初期よりも疾病の確信は薄らぎ，自ら「とらわれ」と称するように，心理的影響についても多少の洞察があって，自発的に精神科を受診している。パニック様発作の既往もあり，もともと不安感受性の高い神経症的傾向を有していたと推測される。治療には森田療法的アプローチが有効であった。

　これに対して症例4は趣をやや異にする。病気の存在する可能性に強くとらわれ，「症状の真の原因である病気を見極め，それを除去しよう」とする頑なな姿勢が一層際立っている点で，いわゆる疾病確信型の心気障害[6]に相当する。元来の精力的，徹底的な性格傾向もあって長年にわたり数多くの医療機関を受診し多様な治療を受けており，それらの経験が患者の心気的態勢を強化してきた節もある。医療に対する不信感も潜在しており，治療関係の結びにくいケースであった。ただし，「奥歯の上から発する圧迫感。食道がねじれる」などの独特の体感を詳細に訴えるという特徴は，ただちに性格要因や医原性要因のみに帰すことのできないものである。ICD-10の心気障害の基準には合致するものの，伝統的にはセネストパチーと診断されうる症例であった。心理的な説明を拒絶し，「納得のいく」治療に固執する姿勢が目立っていた。

　見てきたように臨床場面で遭遇する高齢者の心気的不安には，正常心理学的な反応から，不安障害と移行的な症例，さらに比較的典型的な心気障害やセネストパチー的な症例まで多様な症例が存在するのである。

　では上記の症例には老年期心性がいかに影響しているだろうか。症例1は人工関節置換手術と子宮癌の手術が発症に前駆し，症例2でも高血圧が認められていたように，老年期には身体疾患への罹患と医療を受ける機会が増し，疾患のために生活が現実に制限されることも多い。それが身体へ注意を向けるきっかけになり，心気的不安をもたらすことは想像に難くない。厳密に診断基準を

満たすような心気障害が高齢者に多いわけではないとしても，実際の身体疾患を契機とした一過性の心気反応はやはり高齢者に起こりがちではないだろうか。さらに症例2は，退職後の孤独な生活状況と将来への不安が心気症状の背景要因に窺われた。老人ホームに入居する決心をつけてから症状が改善したこともそれを示唆している。他方症例3，4はともに中年期に発症し慢性の経過を辿って老年期を迎えた症例であり，発症と老年期心性との直接の結びつきは見られない。とはいえ症例3は定年退職後，四六時中体重減少の原因にとらわれ，不適切な自己治療を行うことによって一層の体重減少に結果しており，老年期の生活状況の変化が症状やそれに対する患者の態度に影響を及ぼし得ることを示している。このように，従来からいわれてきた身体疾患への罹患，孤独，定年退職などの老年期に生じる状況因子[1]が発症や経過に影響を及ぼしていることが，改めて今回の症例にも見出された。

　最後に心気的な高齢者に対する治療について論じておきたい。先に見たように「健康」な，あるいは一過性の心気反応と呼ぶべき状態には，医学的所見を改めて分かりやすく伝えると共に，抗不安薬や抗うつ薬を投与するといった常識的な対応で改善する例が少なくないはずである。不安が軽減するにつれて，一時的な疾病恐怖から脱することは比較的容易である。しかし疾病へのとらわれが強い典型的な心気障害に近づくと，そのような対応がはかばかしい効果を挙げることは望み薄になる。特に心気症状そのものを除去する目的で次々に向精神薬を投与することは，患者の不安を一層倍加する結果を招きかねない。宮岡らが指摘するように，向精神薬は一次性心気症に有効だとはいえず，かえって副作用が新たな心気症状を形成する可能性があるからである[11]。こうした症例には，薬物療法のみならず森田療法のような精神療法的アプローチが重要になる。疾病恐怖に駆られた患者は自己の身体感覚に注意を集中させ，それが病覚を高めて一層の不安を呼ぶという悪循環に陥りやすい。また疾病不安を解消するはずの身体医学的検索は，それが満足のいく効果を挙げ得ないために一層の心気的固着をもたらし，二重の悪循環が形成されることになる。そこで，これらのとらわれ（悪循環）から脱するためには，疾病不安に対する患者の態度

を取り上げ，不安との闘いに専心して本来の生活がなおざりにされている構図に患者自身が気づくことが重要である。可塑性の乏しい高齢者には精神療法の効果が望めないという偏見があるが，それは誤りである。自我が成熟し，ある時期まで適応的な生活を送っていた高齢者には，過去に遡って原因を探索するのではなく，患者の現在の生活に焦点をおいた精神療法的アプローチが効果を挙げることは多い[14]。そのようなひとびとが，ひとたび自己のとらわれに気づいたとき，健康な生活への復元力が現れることは決して少なくないのである。ただし症例4のように心気的確信が強い場合，心理的要因に対する早すぎる言及は治療継続を困難にする場合があるので注意を要する。このような症例には市橋が提案するように，病気の存在を否定せず，患者の現在の苦痛の意を汲むことに努め，治療関係を構築することが先決であろう[7]。そして徐々に，面接の話題を症状から日々の生活へと広げていかれるよう，治療者は腰を据えて取り組まなくてはならない。

V．おわりに

心気障害の診断および老年期との関係について最近の見解を概観した。次いで心気症状を主訴にした4症例を提示し，それぞれの特徴を検討すると共に老年期の生活状況との関連について考察した。最後に高齢者の心気不安に対し，森田療法などの精神療法の適用可能性を論じた。

繰り返し述べてきたように高齢者の心気症状は多様な病態に出現し得るものである。したがって症例ごとの特徴をよく弁え，それに応じた治療を構想することが肝要なのである。

文　献

1) 藍澤鎮雄：神経症・心身症・人格障害. 長谷川和夫監修, 老年期精神疾患治療のためのストラテジー, p.285-304, ワールドプランニング, 東京, 1994.
2) American Psychiatric Association: Diagnostic and Statistical Manual of Mental Disorders, Fourth Edition, Text Revision. American Psychiatric Association, Washington,D.C., 2001.（高橋三郎, 大野裕, 染矢俊幸訳：DSM-IV-TR 精神疾患の診断・統計マニュアル. 医学書院, 東京, 2002.）
3) Barsky AJ, Wyshak G, Klerman GL, et al.: Transient hypochondriasis. Arch Gen Psychiatry, 47:746-752, 1990.
4) Barsky AJ, Frank CB, Cleary PD, Wyshak G, et al.: The relation between hypochondriasis and age. Am J Psychiatry, 148:923-928, 1991.
5) Barsky AJ, Wyshak G, Klerman GL, et al.:Psychiatric comorbidity in DSM-III-R hypochondriasis. Arch Gen Psychiatry, 49:101-108, 1992.
6) Bianchi GN: Patterns of hypochondriasis: a principal components analysis. Br J Psychiatry, 122:541-548, 1973.
7) 市橋秀夫：ヒポコンドリーの治療.（高橋徹編）精神医学レビュー, 11；45-49, ライフサイエンス, 東京, 1994.
8) 加藤正明：老年期神経症の特徴. 老年精神医学雑誌, 2；145-152, 1991.
9) 木戸又三：老年期の心気症.（高橋徹編）精神医学レビュー, 11:59-67, ライフサイエンス, 東京, 1994.
10) Ladee GA: Hypochondriacal Syndromes. Elsevier Publishing Company, Amsterdam, 1966.（藤田千尋, 近藤喬一訳：心気症候群. 医学書院, 東京, 1970.）
11) 宮岡等, 吉善孝：老年期にみられる心気症状の治療と家族支援. 精神科治療学, 18；639-644, 2003.
12) Noyes R: The relationship of hypochondriasis to anxiety disorders. Gen Hospital Psychiatry, 21:8-17, 1999.
13) Noyes R, Kathol R, Fisher M, et al.: Psychiatric comorbidity among patients with hypochondriasis. Gen Hospital Psychiatry, 16:78-87, 1994.

14) Shulte W: Studen zur Heutigen Psychotherapie. Quelle & Meyer, Heiderberg, 1964.（飯田眞，中井久夫訳：老年精神障害の交通的精神療法．精神療法研究, p.86-110, 岩崎学術出版社，東京，1994.）
15) 高橋徹：健康な心気症をめぐって．（高橋徹編）精神医学レビュー，11；38-44, ライフサイエンス，東京，1994.
16) World Health Organization: The ICD-10 Classification of Mental and Behavioural Disorders, Clinical descriptions and diagnostic guidelines.（融道男，中根允文，小宮山実監訳：ICD-10 精神および行動の障害，臨床記述と診断ガイドライン．医学書院，東京，1993）．
17) 吉松和哉：心気症．（土居健郎，笠原嘉，宮本忠雄，木村敏編），異常心理学講座 4，神経症と精神病 1, p.161-211, みすず書房，東京，1987.

心身医学と森田療法

I. はじめに

　森田療法とは，1920年頃に精神科医，森田正馬によって創始されたわが国独自の精神療法である。森田療法は元来，神経質性格を基盤に発展する神経症の一群を対象にしたものであるが，この療法の確立後，比較的早い時期から心身症とその周辺領域にも応用されてきた[47]。本稿ではこれまで心身医学領域に適用されてきた森田療法について概観し，今後の方向性を検討することにしたい。

II. 森田理論と心身医学的観点

　いわゆる森田神経質は強迫観念症，普通神経質，発作性神経症の三類型に分類される。今日のICD-10分類では強迫性障害，恐怖症性不安障害，心気障害，全般性不安障害，パニック障害などに該当する病態である。つまり森田神経質は解離性障害（ヒステリー）を除き，かなり広い範囲の神経症を内包した概念ということになる[48]。特に森田が着目したのは，これらの神経症患者に認められる共通の性格素質（神経質性格）であった。神経質性格の特徴は，第1に内向的，自己内省的であること，第2に心配性，小心，敏感，些事にこだわりやすいなどの弱力的要素（ヒポコンドリー性基調），第3に完全主義，理想主義，負けず嫌いなど強い「生の欲望」を示す傾向にまとめられる。このような性格素質を基盤に，特有のメカニズムによって発展する神経症が，森田療法の対象とされてきたのである。

　さて神経症の発症に関与するメカニズムを森田学説では「とらわれの機制」と呼び，以下の2つが含意される。1つは精神交互作用と呼ばれる機制である。

たとえば偶然の機会に心悸亢進が起こると，ことにヒポコンドリー性基調を有する人は容易に不安を感ずるため，心臓部に注意が集中して益々感覚は鋭敏になり，さらに不安がつのって一層の心悸亢進をもたらす。このような注意と感覚の悪循環が精神交互作用の意味である。いま1つの機制は思想の矛盾と呼ばれる。元来神経質性格の人は実際の感情を「こうあるべきだ」「こうあってはいけない」という知性でもって解決しようとする構えが強く，特に不安や恐怖など自己にとって不快，不利益な感情を排除しようとする傾向が目立つ。たとえば書痙恐怖の患者は，何かの折に人前で緊張して手がふるえると，それ自体は自然な感情や生理反応をあってはならないことと考え，ふるえないようにと努める結果，かえって自分の緊張やふるえにとらわれてしまうのである。思想の矛盾は，より性格特異的なメカニズムであり，強迫心性との関連が深いと考えられる。

　上記のように，神経質の患者が不安や恐怖を排除しようとするところにとらわれの根源が見出された。こうした神経症論の根底には，次のような人間理解がある。すなわち不安あるいは死の恐怖とは，有限の生を受けた人間にとって避けることのできない普遍的な感情であり，その裏にはよりよく生きようとする人間本来の欲望（生の欲望）が存在するのである。病気に対する恐れの裏には健康でありたいという欲求があるように，不安や死の恐怖と生の欲望は表裏一体のものである。そうであるならば，どちらも心の事実としてそのまま受容することが自然なあり方に他ならない。

　このような人間理解に立つ森田療法の要諦は，端的に「あるがまま」という言葉に示されるように，症状へのとらわれから離脱し，自然に従った心のあり方を養うことにある。それはまず，不安や症状を排除しようとするはからいをやめ，そのままにおく態度を醸成することである。たとえばパニック発作のさなかで，無理に脱出しようとせずに不安を抱えていると，不安はやがてピークを越えて鎮まっていくものである。さらに「あるがまま」の態度には，単なる諦めとは異なる積極的な意味がある。それは不安をそのままにおくと同時に，不安の裏にある生の欲望を建設的な行動に発揮していくことも意味する。そう

することによって本来の自己が現実に生かされていくのである[48]。

こうした治療の核心は単に知的理解から導かれるものではない。自らの体験を通した会得が重要であることから，森田療法は入院治療をその基本形としてきた。入院療法は絶対臥褥期，軽作業期，（重い）作業期，社会生活への復帰期（複雑な実際生活期）の4期から構成される。森田原法では40日間とされたが，今日では標準的な入院治療でおよそ3カ月間程度を要する。なお最近では外来での森田療法も広く普及し，さらに森田療法を基盤にした自助グループも活発に活動を続けており，入院・外来・自助グループの連携体制が整いつつある。

さて森田療法は神経症の治療法として成立したことは既述のとおりであるが，当初から心身症に対してもその応用がなされてきた。森田自身，不眠[41]，書痙[42]，頭痛[46]，めまい[44]，耳鳴り[43]などの「身体」症状に森田療法を適用して効果を挙げたほか，糖尿病の増悪因子としての心理的要因にも着目して精神療法の必要を論じている。「糖尿病が成立した場合，この患者が神経質でその病を気にし，これを苦にすることが甚だしい場合，その血糖値の上昇なり糖尿排泄なりの条件は二重になるとも云へる」。「患者は糖尿病を恐れ，不安すまじと工夫，努力しているので，余は機会あるごとに当然不安すべきものなるが故に，不安してよしと説得し，かく教ふることによって不安すまじと不安する二重の苦悶を消失せしむることができた」（「糖尿病の精神療法」[45]）。こうした森田の観点は心身医学的見地の先駆といってもよい。さらに森田の直弟子である古閑は，いわゆる胃アトニーの本質を神経質性格と精神交互作用によって症状の固着発展した胃腸神経症と理解し，森田療法の有効性を示した[35]。その後も樋口，伊藤らの手によって森田療法は心身医学の分野に積極的に導入されてきたのである[10,11,24,25]。

III. 心身症とその周辺領域への森田療法

ここでは心身症とその周辺領域に対する近年の森田療法の報告を概観することにしたい。主として森田療法学会雑誌が刊行された1990年以降の論文を対

象にしたことをお断りしておく。

　まず消化器系症状については，古閑以来胃腸神経症の森田療法がよく知られているが，近年では久保田らが嘔気を主訴とする神経症例への森田療法を呈示している[32]。また樋口は森田療法的アプローチを行った神経質性格素質を有する消化性潰瘍の症例を報告している。この症例は潰瘍に基づく身体症状と同時に不安，焦燥，不眠などを合併しており，日記指導と読書療法を中心とした森田療法的アプローチによって病気に対する認識の誤りを修正し，病気の発生の仕組みと心の法則を理解し，自己の性格への洞察が得られたという[11]。金沢らは過敏性腸症候群，ことに難治性とされるガス症状優位型に対して絶食療法と併用した森田療法を実施し，11例中8例に改善が得られたこと示した[29,30]。絶食・森田併用療法とは絶対臥褥期と絶食期，軽作業期と副食期，重作業期および社会生活の準備期と普通食期という組み合わせによって構成された入院療法である[28,30]。金沢らは絶食療法が脱条件付けを可能ならしめ，症状をめぐる悪循環を断ち切る素地を生み出すといい[30]，また安田らは絶食による腸管機能の正常化，絶食をやり通すことによる達成感，食欲や行動意欲の改善が治癒機転として働いているという[62]。同様に市川は上部消化管の機能異常に基づくNon Ulcer Dyspepsia (NUD) に半夏厚朴湯を投与しながら絶食・森田併用療法を行い，症状へのとらわれから脱出させることができたと報告している[14]。

　ところで近年森田療法が積極的に適用されているのが摂食障害である。Goldnerらは摂食障害と診断された136例のカナダ人女性を対象にThe Dimensional Assessment of Personality Pathology-Basic Questionnaire (DAPP-BQ) を用いて調査した結果，約半数は神経質類似の強迫的パーソナリティであったと報告し，森田療法が有効である可能性を示唆した[7]。Le Vineは5例の神経性過食症例に5セッションの個人森田療法を実施し，治療前に比べてEating Disorder Inventory (EDI) の得点が下降したことを示した[38]。太田らは摂食障害への入院森田療法の結果，8例中5例が改善を見たことを報告し[51]，内山らもアルコール依存を合併した過食症例に，やせ願望を不問に付して入院森田療法を行い改善したとしている[55]。また林らは日記を用いた外来森田療法

的アプローチにより改善した過食症例を[8]，畔柳ら[34]，小池ら[36]は医師の投薬と平行して学生相談室で森田療法的カウンセリングを行い改善した過食症例をそれぞれ報告している。このように摂食障害，ことに神経性過食症に対しては森田療法の有効性を示す報告が相次いでいる。その一方，摂食障害に森田療法を適用する場合，技法の修正や他の療法との統合が必要とする見解も認められる。井出は強迫症状を伴う拒食症例に入院森田療法を行い中途脱落に至った経験から，治療の場の保護的受容的機能を強化する必要があることを論じた[15]。また渡辺は，神経症圏の過食症の患者には体重や体形へのとらわれの底に強い依存欲求や愛情欲求が存在するという理解に立って[57,58]，より身体感覚への働きかけの強い絶食療法を中心として，後期に森田療法的な作業療法へ結びつけるアプローチを提唱している[57]。傳田は摂食障害への森田療法に際して修正すべき点として，症状不問ではなく症状の意味を積極的に考え確認していくこと，過食，嘔吐，衝動性に対しては具体的な対処策を呈示すること，さらに家族療法的アプローチを取り入れることなどを挙げている[5]。

　次に神経質性不眠については，以前から森田療法がよく適用されてきた[9,37]。森田はこのタイプの不眠が不眠恐怖による睡眠への過度のとらわれに因ることを看破し，恐怖を恐怖したままにおくこと，すなわちあるがままの態度を基本に，臥床時間を7～8時間に制限すること，(寝不足で)頭が重くとも日中は必ず何かと立ち働いていることなどの簡単な指示によって治療効果を挙げたのである[41]。山寺ら[60]，Itohら[22]によればこのような森田の観点は不眠の中でももっとも広く認められる精神生理性不眠に対する精神衛生と共通する点が多いという。そこで最近，神経質性不眠に対して森田療法を基盤に据えた精神療法がガイドライン化された[23,61]。それによれば，不眠を恐れる心理の底に，たとえば睡眠を十分取ることによって仕事の能率を高めたいといった向上発展の希求を認め，その希求を不眠との闘いにではなく，実際の仕事への取り組みに生かすよう方向付けることが重視されている。

　森田は頭痛を訴える神経質患者に対しても，あれこれ原因を詮索することをやめ，苦痛は苦痛としてなすべきことに打ち込むよう助言した[46]。森田の症例

の中には臥褥中に頭痛への「こだわり」を自覚してから，症状が改善に向かったケースが見られる[40]。神谷らは心因性に片頭痛が増悪し適応不全を来たした症例に入院森田療法を実施し改善したことを報告している。彼らは，とらわれの打破と共に入院によるストレス状況からの離脱と休息が治療的であったと考察した[27]。ところで芦沢らは頭痛ばかりでなく身体各部の慢性的な痛みを主徴とする慢性疼痛障害に対して，森田療法的アプローチを積極的に導入して成果を挙げている。芦沢らによれば，慢性疼痛の症状形成には精神交互作用が関与しており，疼痛のある部分に原因を求め，その原因を取り除こうとする努力が，逆に疼痛の慢性化を助長しているという。そこで疼痛そのものを治療対象とする代わりに疼痛へのとらわれを治療対象とした森田療法的アプローチを進め，奏功した経験を報告した[1]。彼らはこうした経験を基に腰痛や頚部痛，帯状疱疹後神経痛，カウザルギーなど種々の疾患の患者を対象に森田療法的な「慢性疼痛集団療法」を実施し，疼痛性疾患の受容と人間性の回復を目指して治療を継続している[2,3]。ほかに梅野らも頭痛，頚部痛，咽頭痛など多彩な慢性疼痛を呈した症例に森田療法的アプローチが有効であったことを報告している[56]。慢性疼痛は身体的器質的要因と心理的要因が相互に影響し合って発展する心身症状だといえる。今日では慢性疼痛にSSRIやSNRIなどの抗うつ薬が有効だとされるが，薬物を投与するだけでは患者の痛みに固着した姿勢が変わらないままにおかれ，損なわれた生活の再建が不十分なことも多い。したがって薬物療法と同時に疼痛の心理的側面からの治療が重要であり，森田療法の活用が期待される領域のひとつである。なお疼痛とは異なるが筋の不随意的な緊張によって生じる書痙や痙性斜頚に対しても，森田療法による有効例の報告がある。

　次に皮膚科領域では，細谷がアトピー性皮膚炎に対して日記を用いた森田療法的アプローチを精力的に実施している。細谷によれば，アトピー性皮膚炎を増悪させる掻破行動には単に「痒いから掻く」という以外に「掻かないでいると不安で，落ち着かない」「かさぶたは最後までとらないと気がすまない」といった強迫類似の心理機制が介在しており，そのために一種の悪循環が成立している。そこで掻破行動を脱習慣化するための具体的助言を行うと共に，アト

ピーがあっても目前の行動に目的本位に取り組んでいかれるよう指導することによって悪循環から離脱させる方法が有効であるという[12,13]。また飯田らは汎発型脱毛症治療の後期に森田療法的アプローチを実施した症例を報告した[16]。

以上のように,心身症とその周辺領域に対する森田療法は,神経質的性格傾向を有する患者が身体症状にとらわれ悪循環的に増悪するパターンに着目し,とらわれからの離脱を図るという点で概ね共通していた。ところで神経質性格以外に心身症に親和的なパーソナリティ特徴として知られるalexithymiaについて森田理論の見地から検討した報告がある。Semyonovaによればalexithymicな患者は自らの内なる自然を無視して外的現実のみを基準に過剰な行動を続ける。その結果彼らの生活は益々無理の多い不自然なものになり症状を招来することになるという。Semyonovaは気管支喘息患者の集団療法の経験から,彼らが自らの情緒的体験をあるがままに受容することが回復過程において不可欠だとしている[52]。また玉井はタイプA行動特性を呈する人々と森田神経質がその強迫性と自己愛性において共通していることを指摘した。玉井によれば,森田神経質の自己意識や強迫性はひたすら内的な不具合に向けられるのに対してタイプAのそれらは仕事や対社会的な達成に向けられるという方向性の相違があるものの,自己実現を完結させる手段としての強迫性と動力源としての自己愛が介在しているところは共通であるという[54]。このようにAlexithymiaにせよタイプA行動パターンにせよ,従来森田療法の適応の埒外にあると考えられてきた性格・行動特性に森田神経質との類似や森田療法の可能性が認められるとすれば興味深い。しかしこのようなタイプに森田療法を応用するのであれば,いつ,いかにして治療に導入するのか,また技法のどのような部分を修正する必要があるのか,さらに具体的な方法論を吟味する必要があるだろう。

IV. 身体疾患の患者に対するメンタルケア

前節では心身症とその周辺領域への森田療法の実践を俯瞰した。しかし森田

療法の心身医学への寄与は，この領域に限られたものではない。もっと広く身体疾患に罹患した患者の不安と苦悩を癒し，メンタルヘルスの向上を図るアプローチとして森田療法の応用がなされてきた。中でも癌の患者に対するアプローチは広く知られている。伊丹らは癌や難治疾患の患者を対象に，森田療法をベースにした「生きがい療法」を実践してきた[17,18,19,20,21]。その基本的指針は1）自分が自分の主治医のつもりで，積極的に闘病に取り組むこと，2）今日一日の生きる目標に打ち込むこと，3）人のためになることをすること，4）死の恐怖と共存する方法を訓練すること，5）死を自然界の事実として理解し，今できる建設的準備をしておくこと，の5つに要約される。癌の患者には共通して死の恐怖が存在するが，彼らは「死を心安らかに受け入れなければならない」と考えれば考えるほど自らの感情との葛藤を強め，苦悩を深くしている。そこで「死の恐怖はあってよい。あるがままに今日一日を建設的に生きる」という森田療法的な視点への転換が葛藤解決的に働くという[18]。伊丹らの方法はこうした視点をグループによって実践するところに特徴があり，癌患者のモンブラン登頂などの活動として知られている。米国ではLiebenbergがスロンケタリング癌センターでの長年のソーシャルワークの実践を通して，森田療法を悪性腫瘍の患者のメンタルケアに応用してきた。彼女によれば今日では治療法の進歩によって多くの癌が急速に死に至る病である代わりに緩徐に進行する慢性疾患という性格に変化してきた。その結果，患者は絶えず病気の進行に予期不安を抱き，また完全に健康でもなければ終末期でもないというあいまいな心理状態に置かれている。欧米で広く用いられている認知行動療法などの心理的ケアの手段がたいていは疾患に伴う心理的苦痛と死の恐怖を緩和することに主眼がおかれているため，急性期の危機介入の手段としては有効であるものの，長期の心理的援助法としては必ずしも十分ではない。他方，森田療法は本来患者の生存欲と自己発展の欲求との調和をもたらすものである。そこで森田療法的な面接を通して，患者が病気との闘いに終始し忘却していた自己発展の欲求に改めて気づき，その実現に歩み出すことによって，彼らの生をより充実したものにしていくことができるのだという[39]。Liebenbergの視点は森田療法を実存

的な見地から捉え返したものであり，そのきめ細やかな実践報告からは学ぶべき点が多い．他に Bogart [4]，Dmoch [6]，南條ら [49, 50] も癌の患者のメンタルケアに森田療法を導入した経験を報告している．

癌以外には HIV 感染症 [59]，くも膜下出血 [33]，SLE [33]，ターナー症候群 [53] などの難治性疾患患者のメンタルケアに森田療法的アプローチが導入されている．この中で黒木らは，くも膜下出血の術後に頭痛，めまいが慢性的に持続した症例の治療経験から，医原性に精神交互作用を強化するような事態が今日少なくないことに注意を促した．その一方発熱と不眠が続くSLEの症例を通し，仮に症状の発展に森田機制が認められたとしても，基礎にある身体疾患自体がもたらす苦痛が患者自身に受容できる程度にコントロールされていないと，森田療法的な指導は困難であると述べている [33]．森田療法に限らず身体疾患の患者に対する精神療法に際して，忘れてはならない点であろう．

V．心身医学における森田療法の意義と問題点

見てきたとおり，心身症と近縁領域に対する森田療法の応用は，主として神経質性格（ヒポドンドリー性基調）を有する患者が身体病変に際し，自己の症状に注意がとらわれ，そのために一層症状が増悪するという悪循環（精神交互作用）に焦点を当て，このとらわれを打破することに主眼をおいていた．しかし様々な心身医学領域への報告を通覧すると，そればかりでなく以下のような視点も内在していることが見て取れる．それは第1に，個人の内に生起する心身相互作用のみならず個人と環境との相関関係という枠組みからも，とらわれが理解され得るという点である．こうした視点は樋口の症例報告 [11] や，Semyonova [52]，玉井 [54] らの考察にも垣間見えるが，神経質のひとが（alexithymia やタイプA行動特性を有する人にもある程度共通する）強迫的，完全主義的な生活姿勢から過剰な負担を抱え込んだり，思うようにいかない現実に苛立ち，心身の絶えざる緊張がもたらされているという理解である．そこで森田療法的アプローチにより症状へのとらわればかりでなく，「かくあるべ

し」に支配されたライフスタイルを改めることによって，心身のストレスを低下させ，またストレス状況に臨機応変に対処していく能力の向上をもたらすことができる。つまり長期的な予防的観点にも帰結するということである。第2は伊丹やLiebenbergらの実践が示しているように，森田療法が神経質を越えて身体疾患の患者のメンタルケアに広く応用できるという点である。病前性格の如何にかかわらず，人は病に罹患したとき，自己の人生が閉ざされ，死に向かうことへの恐れから免れることはできない。それは私たちのよりよく，より健康に生きていきたいという切実な希求（生の欲望）の裏返しに他ならないからである。だが多くの患者は回復困難な慢性疾患のさなかで，死の恐怖を排除しようとして感情の事実と果てしなく葛藤を続けている。森田療法はそのような自家撞着から離れ，死の恐怖を自然な心情として受容しながら生の欲望を生かすという方向に視点の転換をもたらすものである。第3には，そもそも森田療法が統合的心身療法といわれるように，狭義の心理的手段のみならず身体への働きかけを内包しているということがある。特に入院療法では，臥褥や身を動かしての作業が重要であり，このことによっておのずから心身の調節がなされ，自然治癒力が促されるという側面がある[47]。たとえば精神生理学的研究から7日間の臥褥によって生体リズムがリセットされることが報告されており，臥褥の治療的な意味が示唆されている[31]。絶食療法などの併用も，この次元で理解されるべきことがらであろう。

　以上の諸点から見ても，森田療法が心身医学に応用可能な範囲は広く，一層の発展が期待される。ただし1種類の薬が万能でないのと同様，森田療法はいかなる人にも適用可能な治療というわけではない。神経質以外のパーソナリティに応用可能だとしても，やはりその限界は見定める必要があるだろう。また樋口，伊藤が強調するように，心身症の場合は神経症と異なり器質的障害に由来することが多いだけに，症状をよく吟味し患者自身にその病態を正しく理解させることが不可欠である[11,26]。この点ではオーソドックスな森田療法における治療者の症状不問の姿勢は一時棚上げされなくてはならないということである。他の治療者たちも，治療初期には患者がよく症状を観察し，症状と感情

や生活とのつながりを見出せるよう援助することを重要視している。それがなされてこそ，患者自身が自己の症状や感情に対してそれまでとは異なる態度をとることができるようになるからである。さらに心身症の患者の中には，心理的要因を否認し，精神療法的アプローチに抵抗を抱く人も見受けられる。そのような場合，いかにして治療に対する患者自身の自発的な取り組みを引き出していくのかという点に，一層の技法的工夫が必要とされる。たとえば器質的障害の可能性に固執する症例には，少なくとも初期には心理的要因を強調するような対応は望ましくない。そのような場合は，たとえば逆説志向的に徹底した「病人の生活」を送るよう助言し，そのことから患者自らが内なる活動欲，向上発展欲に気づくという方法もあり得るのである。

VI. おわりに

森田理論の概要を説明し，その心身医学的視点について論じた。次に心身症とその近縁領域の治療法，および癌などの身体疾患を有する患者のメンタルケアの手段としての森田療法の実践を概観した。最後に心身医学における森田療法の意義と問題点について考察を加えた。この療法は症状にとらわれた患者の意識を脱焦点化し，症状との闘いに向けられたエネルギーを自己本来の生の実現へと方向転換させる手立てであることを今一度記して，結語としたい。

文　献

1) 芦沢健，穴澤龍治，本間真理：慢性疼痛に対する森田療法的アプローチ(その1)．森田療法学会雑誌，9；155-163, 1998.
2) 芦沢健，穴澤龍治，本間真理：慢性疼痛に対する森田療法的アプローチ(その2)．森田療法学会雑誌，9；165-170, 1998.

3) Ashizawa K, Anazawa T, Honma M: Morita therapeutic approach to chronic pain in combination with group psychotherapy. Journal of Morita Therapy 11: 233-235, 2000.
4) Bogart BR, Hillman RG: An analysis of Morita therapy in comparison to competing alternative adjunctive therapies in the treatment of cancer and mentally ill patients. Journal of Morita Therapy 1: 220-223, 1990.
5) 傳田健三：摂食障害と森田療法．森田療法学会雑誌，12；73-77, 2001.
6) Dmoch W: How group psychotherapy for cancer-patients found parallels to Morita-therapy. Journal of Morita Therapy 11: 77-83, 2000.
7) Goldner EM, Ishiyama FI, Nakamura K et al.: Shinkeishitsu personality characteristics in women with eating disorders. Journal of Morita Therapy 5: 167-169, 1994.
8) 林吉夫，斉藤麻里子，村手恵子，他：森田療法的外来指導が有効であった神経性過食症の1例．心身医学，42；144-145, 2002.
9) 樋口正元，古閑義之：神経性不眠の治療．診断と治療，42；481-485, 1954.
10) 樋口正元：森田療法と心身症．精神療法研究，3；10-19, 1971.
11) 樋口正元：心身症－森田療法の適応拡大－．大原健士郎（編）：精神科MOOK 19 森田療法－理論と実際－，p.126-132，金原出版，1987.
12) 細谷律子：心理的要因．アレルギー・免疫，8；65-73, 2001.
13) 細谷律子：皮膚科領域における森田療法－アトピー性皮膚炎を中心に－．心身医学，41；153, 2001.
14) 市川俊夫：森田療法と半夏厚朴湯の併用が奏功したNUDの1症例．日本東洋心身医学研究，12；51-54, 1997.
15) 井出恵，金子公子，北西憲二：拒食を伴った森田神経質非定型例の治療経験．森田療法学会雑誌，2；157-160, 1991.
16) 飯田良弘，久保田幹子，北西憲二：汎発型脱毛症治療後期における森田療法的アプローチの試み．森田療法学会雑誌，13；105, 2002.
17) Itami J: Application of Morita therapy for cancer and intractable disease. Journal of Morita Therapy 1: 239-241, 1990.
18) 伊丹仁朗：ガン症例への森田療法的援助－有用であった特徴的5症例－．森田療

法学会雑誌，3；157-161, 1992.
19) 伊丹仁朗：ガン・難治疾患と不安・死の恐怖．森田療法学会雑誌，4；185-188, 1993.
20) Itami J: Morita concept and the treatment of cancer in foreign countries. Journal of Morita Therapy 5: 157-161, 1994.
21) Itami J: An application of Morita therapy in psycho-oncology. Journal of Morita Therapy 11: 75-76, 2000.
22) Itoh H, Yamadera W, Sasaki M et al.: Morita therapy and sleep hygiene. Journal of Morita Therapy 11: 172-175, 2000.
23) 伊藤洋：精神療法．内山真（編）：睡眠障害の対応と治療ガイドライン，p.134-137, じほう出版，2002.
24) 伊藤克人：心身症の患者．心身医療，9；1523-1525, 1997.
25) 伊藤克人：心身症の治療 7．森田療法．心療内科，2；319-322, 1998.
26) 伊藤克人：外来森田療法と「不問」．心療内科，6；174-178, 2002.
27) 神谷純，鈴木典子，大原健士郎：青年期の片頭痛患者に対する入院森田療法の試み．森田療法学会雑誌，3；163-166, 1992.
28) Kanazawa F, Mine K, Andoh K: Application of the Morita therapy to the irritable bowel syndrome of gas type. Journal of Morita Therapy 5: 171-174, 1994.
29) Kanazawa F, Mine K, Kubo C: A new combination therapy of Morita therapy and fasting therapy for refrectory irritable bowel syndrome. Journal of Morita Therapy 8: 169-180, 1997.
30) 金沢文高，美根和典，小牧元，他：消化器系心身症に対する絶食・森田療法．日本絶食療法学会会報，18；26-28, 1998.
31) 川口浩司：森田療法における絶対臥褥期の精神生理学的意義．精神経誌，88；57-80, 1986.
32) 久保田幹子：嘔気を主訴とする神経症例への森田療法－日記を用いた関わりの可能性．心身医学，41；151, 2001.
33) 黒木俊秀，楢林英晴，田代信維：身体疾患に重層する森田神経質症状．森田療法学会雑誌，9；191-196, 1998
34) 畔柳園子，中村敬：森田療法的接近（カウンセリング）により寛解した摂食障害

の 1 例．第 20 回日本森田療法学会プログラム・抄録集，42, 2002.
35) 古閑義之：胃アトニー症に対する疑義と胃腸神経症の本態及び其療法．森田正馬教授退任記念論文集．p38-82, 1938.
36) 小池澄子，北西憲二：過食を主訴とする一女子学生への森田療法的アプローチ－共感しながら傾聴するという観点から－．第 20 回日本森田療法学会プログラム・抄録集，51, 2002
37) 高良武久：慢性神経性不眠症の本態及び治療．高良武久著作集 I, p.185-191, 白揚社，1988.
38) LeVine P: The effects of Morita therapy and rational-emotive therapy treatments on eating-disorder perceptions and locus of control in mature-age women. Journal of Morita Therapy 1: 198-219, 1990.
39) Liebenberg J: Morita-based therapy for people with incurable cancer. Journal of Morita Therapy 11: 71-74, 2000.
40) 森田正馬：神経衰弱及強迫観念の根治法．森田正馬全集第 2 巻，p.67-278, 白揚社，1974.
41) 森田正馬：不眠は如何に癒すべきか－不眠恐怖の患者のために．森田正馬全集第 3 巻，p.96-101, 白揚社，1974.
42) 森田正馬：書字痙攣が治る．森田正馬全集第 3 巻，p.137-159, 白揚社，1974.
43) 森田正馬：奇妙な耳鳴症．森田正馬全集第 3 巻，p.124-130, 白揚社，1974.
44) 森田正馬：神経質における眩暈症に就て．森田正馬全集第 3 巻，p.182-184, 白揚社，1974.
45) 森田正馬：糖尿病の精神療法．森田正馬全集第 3 巻，p.228-233, 白揚社，1974.
46) 森田正馬：頭痛・疲労・劣等感・其他．森田正馬全集第 4 巻，p.529-535, 白揚社，1974.
47) 中村敬：森田療法と心身医療．心身医，41；150, 2001.
48) 中村敬：森田療法．岩崎徹也，小出浩之 (編)：精神医学講座 15 精神療法，p.117-134, 中山書店，1999.
49) 南條幸弘，西本雅彦，渥美智子，他：森田療法が奏功した癌告知の一例．森田療法学会雑誌，3；29-32, 1992.
50) 南條幸弘：ガン患者とネオ・モリタセラピー．森田療法学会雑誌，8；225-228,

1997.
51) 太田大介, 寺田浩, 落合雅人, 他：摂食障害患者に対する入院森田療法の応用. 森田療法学会雑誌, 11；331-338, 2000.
52) Semyonova ND: Morita therapy and psychosomatic patient: Dealing with alexithymia. Journal of Morita Therapy 5: 163-165, 1994.
53) 田部田功：一般内科における森田療法の意義. 森田療法学会雑誌, 10；157-160, 1999.
54) 玉井光：身体化とパーソナリティ. 日本職業・災害医学会会誌 48: 220-226, 2000.
55) 内山彰, 谷邦彦, 石垣達也, 他：摂食障害とアルコール依存症を合併した1例に対する森田療法の試み. 森田療法学会雑誌, 4；155-159, 1993.
56) 梅野一男, 倉光正春, 波呂正明, 他：森田療法的アプローチが奏功した慢性疼痛の1症例. 森田療法学会雑誌, 10；141-145, 1999.
57) 渡辺直樹：摂食障害と森田療法. 森田療法学会雑誌, 5；271-274, 1994.
58) 渡辺直樹：摂食障害と家族. 森田療法学会雑誌, 6；63-66, 1995.
59) Willms G: The application of Morita's principle to work with HIV-infected clients. Journal of Morita Therapy 1: 233-235, 1990.
60) 山寺亘, 伊藤洋, 小曽根基裕, 他：森田療法と睡眠衛生. 森田療法学会雑誌, 10；107-115, 1999.
61) 山寺亘, 小曽根基裕, 伊藤洋, 他：携帯型活動計を用いた森田療法に関する精神生理学的検討－神経質性不眠症に対する入院治療経験を通して－. メンタルヘルス岡本記念財団研究助成報告集, 13；123-131, 2001.
62) 安田広樹, 安藤勝巳, 美根和典, 他：森田療法を適応した過敏性腸症候群の1例. 心身医学, 41；69, 2001.

うつ病の森田療法

I. はじめに

　周知のように森田療法は，神経質性格を基盤に発展する神経症の一群を対象にした精神療法である。したがって「うつ病の森田療法」というタイトルそれ自体が，些かの困惑を招いたとしても不思議ではない。当然のことながら，この療法をうつ病の治療に応用する根拠（rationale）を示す必要があり，もっとも「正当」な手立ては，有効性を裏付ける実証的なデータを示すことであろう。だが今のところ，客観的な方法（たとえば無作為割り付けなど）に基づくデータを呈示する準備がない。そこで今回は，筆者のうつ病に対する精神療法の限られた経験を振り返ることから論を起こすことにしたい。

II. うつ病の精神療法の経験から

　精神科病棟に入院してきたうつ病の患者の多くは，既に外来で複数の抗うつ薬によって治療されてきたにもかかわらず，はかばかしい改善のなかった人々である。そこで初心の医師ほど，薬物療法ばかりでなく，患者の心理を了解し，精神療法的な援助を併せて行なわなければと，はやり立つものかも知れない。そうした例にもれず，筆者も研修医の時代，うつ病の入院例に「精神療法」を試みたことがある。当然，適切な指導もないままの試みが功を奏することはなかった。当時，我が国で知られていたうつ病の精神療法といえば，力動的精神療法を除くと，矢崎の提唱する人間学的精神療法などに限られており，Tellenbachのメランコリー親和型性格－発病状況論を踏まえて，病者の状況，

性格を分析し，人格構造を止揚するような方向性が論じられていた[21]。しかし実際には，うつ病期のさなかにあっては発病状況や性格傾向の病因的意味に関する洞察は進まず，仮に洞察めいたものが得られてもそれが抑うつ症状からの解放に結びつくことはなかった。また本来このようなアプローチがなされるべき中間期の再発予防についても，いったん症状が改善したうつ病者はインテンシブな精神療法へのモチベーションが乏しく，あまり継続性がなかった。

その後，筆者は森田療法病棟へ転勤になったため，うつ病のなかでも，いわゆる二次的神経症化を来した症例を扱うようになった。これらの症例に対する入院森田療法は割合効果的であった。北西と筆者は役割理論などを援用して理論化を試みたこともある[4,5,6]。他方，外来では笠原の提唱する小精神療法を丹念に実施するよう心がけた[2]。こちらの方も，病初期のうつ病者にはそれなりの手ごたえがあったと思う。とはいえ慢性化したうつ病に対しては，笠原自身がその限界を認めているように，病気の認識と休息を強調する小精神療法のみでは太刀打ちできない感があった。ちょうどその頃，近藤喬一の提唱によってうつ病者のセルフヘルプグループが発足することになり，筆者も創生期から関与することになった。このグループは小規模ながら現在まで約15年間継続している[11]。このグループに参加を続けたことによって，うつ病を「疾患」それ自体として見なす医学的観点とは別に，病者の生の体験として，うつ病に陥るとはどのような事態であり，そこで彼らはどのように悩み，また対処しているのかということを学ぶことができた。

当時は，Beckの認知療法が我が国にもぼつぼつ紹介され始めた頃である。米国では1970年代後半から認知療法や対人関係療法，問題解決療法などうつ病を対象にした精神療法が相次いで開発され，80年代を通してそれらの臨床効果が実証されてきた[12]。なかでも認知療法は，それまでうつ病に対する我が国の精神療法にもっとも不足していた具体的，実践的技法に富んでいて，新鮮な印象があった。しばらくの間，筆者の認知療法に対する関心は持続し，いずれ何らかの形でこの療法を導入しようと考え，留学の帰途ペンシルヴァニア大学の認知療法センターに滞在し見学をしてきた。

さて帰国後，久しぶりに大学の一般精神科病棟に勤務することになり，そこでうつ病の入院患者を対象にした心理教育的グループを立ち上げた。このグループは週1回約1時間，レクチャーと質疑応答という構成で，平均7〜8名のうつ病患者を対象に実施した。テーマには「うつ病とはどんな病気か」「抗うつ薬とその副作用」「症状」「経過」「性格と発病状況」「認知の偏りについて」「療養のこつ」「社会復帰の仕方」「回復した人の体験談」などを取り上げ，病気と治療に関する知識の伝達を図ると共に，療養生活や社会復帰，再発予防に関する具体的な指針を示すように努めた。その後町田市民病院に所を移して数年間継続するうちに，10回程度を1クールにしたプログラムに形をなしていった[13,14]。こうした心理教育的方法には「常識的に過ぎる」との批判もあったが，思いのほか患者たちには評判がよかった。少なくとも病棟内で孤立し停滞していたうつ病者を賦活し，病の体験をグループとして共有し，回復過程を支える機能は果たしたと思うのである。特に療養のコツや社会復帰の仕方については，セルフヘルプグループで聞いた患者たちの経験が指針として大変役に立った。

　だがそれと同時に次のような問題にも直面することになった。それは心理教育の一部に組み入れた「認知の偏り」に関するセッションでのことである。もちろん2〜3回のセッションで本格的な認知療法を企図したわけではなく，多少なりとも患者が自らの否定的な認知に気づき，できることなら記録などを通じて自己治療的に取り組んでもらうことを期待したのである。その結果，過度に悲観的になってしまうという認知のパターンは，レクチャーとグループのプロセスを通して多少とも認識が共有されたといえる。その一方，参加者はおしなべて記録をつけること，ことに認知（思考）と感情を分離して記載することが困難だったのである（例外的に記録に積極的であったのは，性格因性のうつ状態の人やほとんど回復していた人だった）。どうにかして参加者の出来事と認知のパターンを取り上げ，その認知に合理的な根拠があるかどうかを吟味してみても，参加者の反応はいたって乏しいものであった。かくして心理教育のこの部分は，参加者にとっても治療者にとってもストレスの高まるセッションになっていったのである。

こうした結果の一因は，治療者の認知療法に関する技術や経験不足にある。また入院患者（彼らの多くは思考制止症状を有している）が対象であったこと，グループの枠組みで実施したため個々の症例のコンテクストに沿って読み換えることが充分できなかったことなども影響しているだろう。しかしこれらの要因をおいても，認知療法の基本的アプローチ，すなわち治療者と患者があたかも「科学者のチーム」のように患者の抱く認知（仮説）の合理性を検証するという方法が，期待したほどには我が国の患者の心の底に届かないという印象を拭えなかったのである。これには北米と我が国の文化的差異も関係していることだろう。とはいえ筆者は文化差に還元しきれぬ要因，すなわち認知療法で扱う認知の水準の問題が関与していると考えるのであるが，この点の詳論は別の機会に譲ることにする。いずれにせよ，これらの経験が筆者をして森田療法の観点に回帰することを促がしたのである。

III. うつ病の「養生」－森田療法の立脚点－

　認知療法は，患者の基本的信念（スキーマ）に基づく認知の歪みが，感情，行動と悪循環をなしてうつ病を発展させるという心理学的仮説に基づいている。このような心理学的モデルがもっとも妥当するのは，いわゆる反応性うつ病であろう。よく指摘されるように，DSM の major depression は従来の内因性うつ病よりも拡大された概念であり，認知モデルの妥当するのは major depression の中核部分というよりは拡大された辺縁領域ということになろうか。けれども我が国の精神科医が抗うつ薬を投与しながら治療にあたるうつ病は，笠原の指摘するように，軽症といえども内因性のうつ病が主である[3]。したがって，うつ病の精神療法を再考するにも，心因的モデルに限定せず，内因性うつ病の概念に立ち戻る必要があると思うのである。

　そもそも内因性（躁）うつ病は，Kraepelin が着目したように時間が経てば元の状態に回復するという経過を辿ることによって統合失調症（早発性痴呆）と区別された[8]。抗うつ薬が開発されるはるか前から，ひとりでに回復すると

いう自然経過が認められていたのである。

　また K. Schneider は，内因性うつ病の重要な表徴に「気分変調の生気的性格」を挙げている。「生気感情（vitales Gefühl）の抑うつ，すなわち身体と関係の深い，しばしば明らかに局在する憂うつが，多くは他の身体違和感情とともに循環性抑うつのきわめて重要な型だということは，確かに看過できない」[18]と。このように身体に根ざした気分変調に着目した点で，Schneider の内因性うつ病（循環病）の概念は，DSM の major depression とは強調点が異なるのである。DSM-IV の診断基準においては抑うつ気分やアンヘドニアのような心的感情（seelisches Gefühl）に優先順位がおかれていることは周知の通りである[1]。ところで Schneider とは別の意味で，心身の両面を視野に収めて内因性（躁）うつ病を理解したのは我が国の下田である。下田は「ある期間の過労事情によって睡眠障害，疲労性亢進を初め各種の神経衰弱症候を発する。…正常人ではこの際情緒興奮性減退，活動欲消失が起こっておのずから休養状態に入るのであるが，執着性格者にあってはその標識たる感情興奮性の異常により，休養生活に入ることが妨げられ，疲憊に抵抗して活動を続け，したがってますます過労に陥る。この疲憊の頂点において多くはかなり突然に発揚症候群または抑うつ症候群を発する」[20]と述べている。下田の仮説は，Tellenbach の性格－状況論を先取りして病者の性格気質に根ざした生き方の特徴を記述した卓見であるが，そればかりでなく心身の過労に着目したことによって治療や予防的観点にも貢献するものであった。笠原の提唱する小精神療法をはじめ，休息の必要を強調する我が国のうつ病臨床の常識には，下田説の影響が認められよう。

　上記のように，i）自然回復を辿る経過，ii）心身にまたがる生気的気分の変調，iii）過労→疲憊に抗した活動→さらなる過労→うつ病の発症，という内因性うつ病の特徴を踏まえることから，心因モデルとは異なる精神療法（あるいは心身療法）的観点が導かれる。端的に言えばそれは「養生」の視点である[15]。中井久夫は養生を指して「自然回復力のある疾患において，できるだけ有害な要素を除き，疾病過程および回復過程自体から悪循環を発生しないようにしつつ，その疾患をベストフォームにおいて経過させること」[10]だとしている。うつ

病が自然回復力のある疾患であることは，既に繰り返し述べたとおりである。「養生」の視点に立ったうつ病の精神療法には以下のことが含意される。その第1は，疾患そのものの治療ということから，うつ病という病を抱えた主体の側に視点を移してみるということである。つまり「うつから早く脱け出すには，どのような生活姿勢が望ましいか」ということを患者の日々の暮らしに即して考え，そこから回復の道筋を探ることである。ちょうど糖尿病の患者が適正な食事と運動を生活に内在化することによって，治療と予防を可能とするように，である。第2に，病因に働きかける治療ではなく，生体の非特異的な健康修復過程を促進するという観点である。「病気に〔なる（陥る）Hineingeraten〕際の問題と，病気から〔なおる（ぬけでる）Herausgeraten〕際の問題とは同じであってもかまわないだろうが同じでなければならないということではない（W. Schulte）」[19]。言い換えるなら，ひとには本来うつ病からの自然回復力が備わっており，それ妨げさえしなければ（悪循環を来たさなければ），回復の力はおのずから発揮されるという観点である。「凡そ病の療法は此自然良能を幇助して，之を発揮増進せしめ，以って常態に復せしめ，更に進んで病に対する抵抗力を益々増進せしむるにある（森田）」[9]。

筆者はうつ病の患者に，森田の次のようなエピソードをよく紹介する。「（森田）先生は，病気で寝ているときでも，平熱の時には一番精力のいる，ものを書く仕事をされた。…しかし37度以上になるときは，本を読むぐらいのことをやる。そしてそれ以上のときには，本を人に読ませて聞いている。その熱の状態によって，無駄にならないように相応しくやる（高良武久，「森田先生の思い出」）」[7]。熱が何度あろうと「ものを書こう」とする姿勢がいいのではない。それは「かくあるべし」に他ならない。そうではなく，熱に応じて臨機応変に行動を切り替えていくことが重要だということである。同様に，うつ病にやみくもに抗うのではなく，病気を受け入れ，うつの程度に相応しく行動を調節することが，養生の要諦になるのである。

このように，「養生」ということからうつ病の回復過程を捉えなおすとき，「あるがまま」という森田療法の立脚点が基本的な指針として役に立つ。「あるがま

まの養生法」とは，先ず病に罹っているという現実を受け入れることである。そして回復期には徐々に休息から活動に移行し，「生の欲望」を無理なく発揮して心身の健康な働きを助長していくことである。そのような活動はさらなる自然回復を促す契機になるからである[15]。

IV. うつ病の養生のポイント

以下，回復の時期に沿って具体的な養生のポイントを述べることにする[16,17]。

[極期の過ごし方]
1)「果報は寝て待て」
　何をする気力もわかず，どん底の気分状態にあっては，何かをすることによって状態の改善を図ろうとしてもうまくいかない。こんなときは，ごろごろしながら回復期が始まるのをじっと待つことが得策である。単身赴任者なら自宅に戻る，家庭でなかなか休息できない場合は入院も考えるなど，休息のための具体的な環境作りが重要である。
2)「通院，服薬は欠かさない」
　うつ病からの回復には，全経過を通して通院，服薬が欠かせない。養生の実践は，薬に頼らず自力で回復を図るという意味ではないし，自力で克服しなければ，という発想は「かくあるべし」になって，自分を追い込むことになりやすい。薬は自然回復の力を後押しする働きを持つものであることを忘れずに。

[回復前期の養生]
3)「三寒四温は春の便り」
　冬の後には必ず春が来るように，どん底を過ぎれば必ず回復期が訪れるものである。
　回復期の始まりには，日毎の状態変動が目立つ，いわゆる「三寒四温」の時期がよく見られる。この頃からぼつぼつ，養生の実践を心がければよい。

4)「臨機応変」

　森田が発熱の程度に応じて行動を切り替えたように，うつの状態に応じて活動と休息のバランスをはかることは，養生の基本である。とはいえ体温計で測ることのできる発熱と違って，うつの症状は目に見えないだけに自己判断が難しい。そこでひとつの手がかりとして，うつ特有の「疲労感」を目安においてはどうだろうか。疲労感が強いときは休息を主とし，それが軽いときは手のつけやすいことから行動してみる，といように。疲労感の代わりに「おっくう感」でも構わない。この場合，おっくうさと「やってみようかな」という気持ちが五分五分なら，とりあえずやってみる。それ以下ならやめておくのである。要するに「臨機応変」の姿勢で，動きやすい時に無理なく行動すればいいのである。

5)「感じから出発する」

　うつ病の回復期は極期と違って何もしないで寝ていればいいというわけでもない。そうかといって一足飛びに仕事への復帰を焦ると，回復に必要なエネルギーを消耗してしまう。この時期には徐々に健康なエネルギー（生の欲望）が回復してくるものの，まだその力は弱くもろい。したがって芽生えたばかりの欲求（「〜したい」という感じ）をうまくキャッチして，「かくあるべし」に絡め取られずに自然に発揮していくことが大切である。たとえば「外の空気をちょっと吸いたいな」といった気持ちが芽生えたら，外をぶらぶら歩いてみる。くれぐれも一日一万歩といったノルマを自分に課さないこと。外を散歩して「もうちょっと足を伸ばしてみようかな」という気になったら，その「感じ」に身を委ねてみる。久しぶりに喫茶店に立ち寄ってコーヒーを飲んでみたっていい。「ゆったりした感じ」を覚えることができたら，しめたものである。それ自体が回復してきたことの証拠だし，またそのようなささやかな体験が，さらに健康な欲求や感覚を呼び覚ます契機にもなるからである。

[回復後期の養生]

　本来の状態の60〜70%くらいまで回復したころの心得である。気分は以前に比べると大分楽になっているが，まだ意欲，根気が不十分な時期であろう。

6)「生活の形を整える」(「外相整えば内相自ずから熟す」)

　ここまで回復してきたら，生活は規則的に整えた方がよい。起床，就寝，食事の時間は大体一定にして，心身のリズムを整えることである。徐々に建設的な行動を増やしていくことも大切である。たとえば掃除，洗濯などを少しずつ手がけてみる。近所まで買い物に行く。風呂掃除や洗車，庭木いじりなども気が向いたらやってみる。外相（生活の形）を整えることによって，内相（気分や気力）はあとから徐々についてくるものである。ただし特別新しいことに挑戦する必要はなく，やりなれたことから再開する方が無理がない。

7)「前を謀らず，後ろを慮らず」

　これは達磨大師の言葉であるという。「今を生きる姿勢」ということであろう。うつのときは，過去の後悔にとらわれ，また未来への憂慮に引かれて，宙吊りのような心理状態にある。それだけに今できること，目前にあることをひとつひとつ実行し，現実に着地することが重要なのである。60%の回復状態なら60%の状態なりに，今日一日の充実を心がける。小さな目標（部屋の片づけをする，美容院に行く，衣替えをするなど）を設定し，実行していくのもいい。

8)「朝雨に傘いらず」

　社会復帰が近づいてくるに従い，先を考えての不安を抱きやすい。しかしこの不安感は病初期の不安焦燥感とは性質が違う。「無事復職を果たしたい」「順調に回復したい」という願いの裏返しであり，むしろいくばくかの不安を感じるのが自然な心情である。したがってこうした不安は無理に排除する必要はなく，一時の雨模様と考え，そのままにおく。朝雨がいずれ上がるように，たいていは社会生活に戻り，日が経つにつれて自然に消褪するものである。

9)「かくあるべしにとらわれず，かくある事実を受け入れる」

　自然な欲求や感覚が戻ってきたら，それに照らして自分に無理を強いるような「かくあるべし」を見直してみることが再発再燃の防止に役立つ。たとえば「仕事に戻るからには，今まで迷惑かけた分を取り戻さなくてはいけない」といった「かくあるべし」を自分に課している人は多い。だが「かくある事実」はどうか。病み上がりの状態でいきなり普段通り働こうとするのは，骨折のギ

プスが取れた途端に走り出すようなものである。負担軽減勤務など，軟着陸のために具体的な手立てを講じることが事実に即した態度である。

[回復の後に―再発予防の心得]
10)「一病息災」「禍転じて福」
　病気をきっかけに以前の生活を振り返り，過労を避ける，自分自身の時間を確保するなどの無理のない生活態度に修正できれば，その後の健康の礎になる。また自らが病んだことによって，他人の病や苦悩に共感することも前より容易になるだろう。まことに病むという体験を通して人は成熟する。「禍転じて福」ということである。

11)「喉もと過ぎても熱さ忘れず」
　再発を防ぐためには，病気に対する恐れを心のどこかに残しておいた方がよい。ことに自らのうつ病の初期症状がどのようなものであったのかを覚えておくことが役に立つ。もしもそのような初期症状を告げる黄色信号がともったら，まず思い切って2～3日休む，予定を繰り上げて受診するなど早めの対処が有効である。

12)「急がば回れ」
　一般にうつ病親和的な性格の人は，慣れ親しんだ環境では人一倍力を発揮する。ただ，新しい状況に慣れるまでには時間がかかる傾向にある。そこで，異動，転職，転居など生活状況が大きく変化する際には，始めから「完全」を求めず，ゆっくり時間をかけて適応していくことを心がける。

13)「病は癒ゆるに怠る」
　病から回復すると，とかく服薬，通院を止めることを急ぎがちである。しかし早すぎる休薬は再発の危険を高めることが知られている。回復後少なくとも半年，なるべくなら1年くらいの時間をかけて減量中止したほうがいい。

　以上，森田療法を応用した養生のこつを解説してきた。これらの点は，あえて森田療法と銘打たずとも，通常の外来治療でワンポイントアドバイスとして

利用することができるはずである。ところで養生法を語るのに隠喩やことわざを多用し，時には勝手な修正を加えたことには，多少の意図がある。たとえば気分や病状を示すのに天候を隠喩に用いることは，それが時間と共に自然に変化するというイメージを引き寄せる。またことわざは，私たち（と私たちの祖先）の日々の暮らしの体験から紡ぎだされたことばであり，描写された具体的情景は人間に関する一般的な経験知に通底する。つまり，ことわざとは私たちの生活世界，身体的社会的経験になじみ，そこに根拠をおいた一種の隠喩に他ならない。隠喩やことわざを用いることによって，うつ病という患者にとって理解し対処することの困難な事態を，それまでの患者の身体的社会的経験や病気に対する一般知に結びつけ，そこから意味づけることは，一種の認知的アプローチといえなくもない。ただし認知療法の扱うロゴス的，合理的認知の水準よりも基層にある認知，身体や生気的感情に近接した認知の水準に届くこと，要するに「身にしみる」ことを企図したものである。

V．遷延したうつ病に対する入院森田療法

　前節では，うつ病の養生のポイントを森田療法の見地から述べた。それは一般外来で助言可能なものであるが，入院という治療環境を用い，作業を活動の軸に据えて，養生の姿勢を実践によって身に付けていくことには一層直接的な効果がある。ここでは経過の遷延したある種のうつ病に対する特殊療法として，入院森田療法を紹介しておくことにする。

　うつ病の遷延化には様々な要因があるが，本人の性格的要因が与っていることも少なくない。たとえば次のような人。元来の性格は几帳面で完全主義，自分に対する要求水準が高く，神経質に似て「かくあるべし」の構えが強い（執着性格やメランコリー親和型性格の一部に見られる）。このような人は，そもそもうつ病という「病気」に罹ったことをなかなか受容できない。また回復期のならし運転が苦手で，職場に戻るからには100の仕事をしなければと焦り，疲憊しやすい。下田は執着気質に「休養生活にはいらず，疲憊に抵抗して活動

を続ける」傾向を指摘したが，心的エネルギーの不十分な回復期においても，この傾向は焦りと無理を招来して，自然な回復の妨げになりやすいのである。さらに発病後の心身の調子にとらわれ，二次的に神経症的な症状を発展させる場合もある。要するに「かくあるべし」へのこだわりが自然な回復を妨げ，悪循環を招来しているといえる。このよう人に対しては，以前から薬物療法を併用しつつ入院森田療法を実施することによって，効果を挙げてきた。

　ここでは簡単にうつ病者の入院治療をスケッチしておく。入院第1期の臥褥期はうつ病者にとっては心身の休息の意味が大きい。第2期の軽作業期は，休息を重視しながら，自然な活動欲の出現に応じて比較的単純な作業（木彫りなど）を手がけてみる。そこでは回復途上にある自己の状態をそのまま認め，臨機応変に行動を調節することが要諦になる。一般にうつ病の場合，回復状態に即して各治療期の移行を弾力的に設定し，特に軽作業期は長めにとることが多い。心的エネルギーの回復を見ながら，第3期の作業期へ移行するタイミングをはかるのである。作業期にはいると，作業の内容は多様になり，他の患者と協働して行動する場面が増えていく。この頃には日中は活動し夜間休息するという通常の生活リズムを整えながら，「今を生きる姿勢」，すなわち先々の不安に流されず目前の作業に取り組む姿勢を養っていく。なお第2期以降の面接や日記指導においては，養生のポイントを指導すると共に，患者の生活の中に散見される「かくあるべし」を取り上げ，自然に従う姿勢に修正を図ることに焦点がおかれる。これまで慈恵医大第三病院で入院森田療法を実施したうつ病（遷延例）50例の治療成績は，高度改善14例（28%），軽度改善25例（50%），不変6例（12%），治療中断5例（10%）であった。症状自体については，軽度改善以上の効果が81.3%に認められた（柳澤真希の集計による）[15]。もちろんすべてのうつ病に入院森田療法が有効なわけではなく，適しているのは上記のように神経質類似の性格傾向が遷延化に関わっているようなタイプである。自殺の考えを有していたり意欲低下の著しい重症うつ状態には適切でない。また原則として抗うつ薬を併用して治療を行なっている。

VI. おわりに

うつ病に対する筆者の精神療法の経験を辿り，森田療法の観点に回帰した所以を述べた。次いで，うつ病に対する「養生法」として森田療法を位置づけ，その要点を示した。さらに特殊療法として，神経質類似の性格傾向が遷延化につながるような症例に対する入院森田療法に言及した。

文　献

1) American Psychiatric Association. Diagnostic and Statistical Manual of Mental Disorders, 4th edition. American Psychiatric Association, Washington, D.C., 1994.
2) 笠原嘉：うつ病（病相期）の小精神療法．精神療法，4；118-124, 1978.
3) 笠原嘉，山下格，広瀬徹也：うつ病(気分障害)．精神科選書 8, 診療新社，大阪，1992.
4) 北西憲二，中村敬：遷延性うつ病者に対する精神療法－森田療法を起点として－．精神医学，31；255-262, 1989.
5) 北西憲二，近藤喬一，中村敬：遷延性うつ病に対する認知行動療法－森田療法的接近の立場から－．精神科治療学，4；53-61, 1989.
6) 北西憲二，中村敬：遷延性うつ病者に対する森田療法的接近－役割理論からの検討－．臨床精神病理，11；127-139, 1990.
7) 高良武久：森田先生の思い出（座談会）．森田療法学会雑誌，5；312-322, 1994.
8) Kraepelin, E. Psychiatrie, Ein Lehrbuch für Studierende und Ärzte. Verlag von Johann Ambrosius Barth, Leipzig, 1913. （西丸四方ほか訳：躁うつ病とてんかん．みすず書房，東京，1986.）
9) 森田正馬：精神療法の基礎．森田正馬全集 1, p.152-171, 白揚社，東京，1974.
10) 中井久夫，永安朋子．養生を念頭においた精神科治療．精神科治療学，9；799-

807, 1994.
11) 中村敬, 北西憲二, 近藤喬一：うつ病者のセルフヘルプグループ. 社会精神医学, 14；99-104, 1991.
12) 中村敬：うつ病の精神療法. 日本臨床, 52；1226-1231, 1994.
13) 中村敬, 北西憲二, 近藤喬一：うつ病の入院集団精神療法－心理教育的グループを中心に－. 山口隆ほか編, 集団精神療法的アプローチ, 治療集団と学習集団の続け方, p.390-400, 集団精神療法叢書, 1994.
14) 中村敬, 北西憲二, 近藤喬一：うつ病者のグループの特徴. 近藤喬一ほか編. 集団精神療法ハンドブック, p.249-262, 金剛出版, 東京, 1999.
15) 中村敬：森田療法によるうつ病の養生と治療. こころの科学, 97；67-71, 2001.
16) 中村敬：「うつ」はがんばらないで治す. マガジンハウス, 東京, 2001.
17) 中村敬：うつ病の「養生訓」. 教育と医学, 50;；464-470, 2002.
18) Schneider, K. Klinische Psychopathologie. Georg Thieme Verlag, Stuttgart, 1954.（平井静也ほか訳：臨床精神病理学, 文光堂, 東京, 1957.）
19) Schulte, W. Studien zur Heutigen Psychotherapie. Quelle & Meyer, Heiderberg, 1964.（飯田眞ほか訳：精神療法研究. 岩崎学術出版社, 東京, 1994.）
20) 下田光造：躁うつ病の病前性格について. 精神経誌, 45-101, 1941.
21) 矢崎妙子：躁うつ病の精神療法－特に中間期精神療法を通してみた病者の価値構造について－. 躁うつ病の精神病理1（笠原嘉編）, p.221-239, 弘文堂, 東京, 1976.

■初出一覧

第1章　不安障害に対する治療の視座

精神療法の基本とは何だろうか　中村敬
　　（臨床精神医学，34（12）；1645-1650，2005）
服薬の心理を考慮した薬物療法・投薬を踏まえた精神療法　中村敬
　　（こころのりんしょう a・la・carte，25(3)；357-362，2006）
神経症圏障害の森田療法の原則　中村敬
　　（臨床精神医学，35（6）；709-714，2006）
長期休業者への精神医学的な理解と戦略―神経症の視点から―　中村敬
　　（産業精神保健，13（4）；221-226，2005）

第2章　社会恐怖（社会不安障害）と対人恐怖症

対人恐怖症／社会恐怖の精神病理―多次元的モデルによる検討―　中村敬
　　（臨床精神医学，29（9）；1093-1098，2000）
今日の対人恐怖症の臨床特徴について　中村敬，山寺亘，塩路理恵子，舘野歩，岩木久満子，久保田幹子
　　（臨床精神医学，30（1）；59-66，2001）
Social phobia と対人恐怖症―文献およびカナダ人自験例についての予備的考察　中村敬
　　（精神医学，36（2）；131-139，1994）
社会恐怖と対人恐怖症の比較―森田療法の視点から―　中村敬，久保田幹子，塩路理恵子
　　（精神科治療学，18（3）；271-278，2003）
社会不安障害／対人恐怖症の治療戦略　中村敬
　　（「森田療法で読む社会不安障害とひきこもり」白揚社）

第3章　対人恐怖症からひきこもりへ

回避・ひきこもりを特徴とする対人恐怖症について　中村敬，北西憲二，増茂尚志，牛島定信
　　（臨床精神病理，16（3）；249-259, 1995）

森田療法の立場から―長期にひきこもりを続けた対人恐怖症の1例―　中村敬
　　（精神分析研究，45（2）；113-119, 2001）

回避性人格障害再考　中村敬
　　（精神医療，29（1）；50-61, 2003）

ひきこもりの森田療法を考える　中村敬
　　（森田療法室紀要，20；2-11, 2001）

第4章　強迫性障害

強迫行為　中村敬
　　（臨床精神医学，25（7）；881-888, 1996）

AIDS恐怖―社会・文化精神医学的観点から―　中村敬，西村浩，北西憲二，森温理
　　（社会精神医学，12（3）；65-68, 1989）

強迫性障害に対する森田療法の進め方　中村敬
　　（精神科治療学，15（10）；1099-1104, 2000）

第5章　全般性不安障害，パニック障害

全般性不安障害をめぐって―森田神経質との比較から―　中村敬
　　（書き下ろし）

パニック障害の精神療法　中村敬
　　（「パニック障害治療のストラテジー」先端医学社）

第6章　不安障害近縁の病態

中年期の危機と森田療法　中村敬，水野久満子，山根茂雄，牛島定信
　　（森田療法学会雑誌，9（2）；113-119, 1998）
高齢者心気障害の臨床　中村敬，樋之口潤一郎
　　（老年精神医学雑誌，15（4）；415-422, 2004）
心身医学と森田療法　中村敬
　　（心身医学，43（10）；663-670, 2003）
うつ病の森田療法　中村敬
　　（福岡行動医学雑誌，9（1）；9-15, 2002）

■著者略歴

中村　敬（なかむら　けい）
　1955年，東京生まれ。
　東京慈恵会医科大学卒業，同大学院修了。ブリティッシュ・コロンビア大学客員助教授を経て現在，東京慈恵会医科大学附属第三病院副院長，精神神経科診療部長・准教授，同大学森田療法センター長。また，日本森田療法学会常任理事，多文化間精神医学会，日本サイコセラピー学会各理事，日本精神病理・精神療法学会，日本心身医学会，日本うつ病学会各評議員などを務める。
　専門領域は不安障害・うつ病の臨床，森田療法。
　主な著書（共編著）に「森田療法で読むうつ」「森田療法で読む社会不安障害とひきこもり」（白揚社），「心理療法プリマーズ　森田療法」（ミネルヴァ書房）など。

不安障害―精神療法の視点から―

2007年10月2日　初版第1刷発行

著　　　者　中村　敬
発　行　者　石澤雄司
発　行　所　㈱星和書店
　　　　　　東京都杉並区上高井戸1-2-5　〒168-0074
　　　　　　電話　03(3329)0031（営業部）／03(3329)0033（編集部）
　　　　　　FAX　03(5374)7186
　　　　　　http://www.seiwa-pb.co.jp

Ⓒ2007　星和書店　　　　Printed in Japan　　　　ISBN978-4-7911-0642-4

月光のプリズム
〈心理療法からみた心の諸相〉

石坂好樹 著

A5判
236p
3,800円

スキゾフレニア論考
病理と回復へのまなざし

内海健 著

A5判
212p
3,800円

精神科臨床とは何か
日々新たなる経験のために

内海健 著

A5判
232p
2,500円

クレランボー精神自動症
精神自動症理論

クレランボー 著
針間博彦 訳

A5判
368p
6,800円

臨床の記述と「義」
―樽味伸論文集―

樽味伸 著

A5判
384p
3,900円

発行：星和書店　http://www.seiwa-pb.co.jp　価格は本体(税別)です

精神科急性期治療病棟
急性期からリハビリまで

前田久雄 編

B5判
288p
7,800円

統合失調症の早期発見と認知療法
発症リスクの高い状態への治療的アプローチ

P.French、A.P.Morrison 著
松本和紀、宮腰哲生 訳

A5判
196p
2,600円

分裂病／強迫症／精神病院
中井久夫共著論集

高、住野、高谷、内藤、中井、永安 著

A5判
216p
3,300円

自分自身をみる能力の喪失について
統合失調症と自閉症の発達心理学による説明

R.レンプ 著
高梨愛子、山本晃 訳

A5判
232p
2,900円

不潔が怖い
強迫性障害者の手記

花木葉子 著

四六判
216p
1,600円

発行：星和書店　http://www.seiwa-pb.co.jp　価格は本体(税別)です

不安障害の認知行動療法(1)
パニック障害と広場恐怖
〈治療者向けガイドと患者さん向けマニュアル〉

アンドリュース 他著
古川壽亮 監訳

A5判
292p
2,600円

不安障害の認知行動療法(2)
社会恐怖
〈治療者向けガイドと患者さん向けマニュアル〉

アンドリュース 他著
古川壽亮 監訳

A5判
192p
2,500円

不安障害の認知行動療法(3)
強迫性障害とPTSD
〈治療者向けガイドと患者さん向けマニュアル〉

アンドリュース 他著
古川壽亮 監訳

A5判
240p
2,600円

不安からあなたを解放する10の簡単な方法
―不安と悩みへのコーピング―

ボーン、ガラノ 著
野村総一郎、林建郎 訳

四六判
248p
1,800円

パニック・ディスオーダー入門
不安を克服するために

B.フォクス 著
上島国利、樋口輝彦 訳

四六判
208p
1,800円

発行：星和書店　http://www.seiwa-pb.co.jp　　価格は本体(税別)です